全国医药类高职高专护理专业"十二五"规划教材

供护理、涉外护理、助产等专业用

老年护理学

第 2 版

主　编　范荣兰

副主编　桂翠华　赵秀玲　黄韶兰

编　者　(以姓氏笔画为序)

　　　　张　琼 (湖北医药学院护理学院)

　　　　张绍敏 (黔东南民族职业技术学院)

　　　　陈　芳 (湖北医药学院附属太和医院)

　　　　陈小菊 (成都医学院护理学院)

　　　　范荣兰 (湖北医药学院护理学院)

　　　　赵秀玲 (平凉医学高等专科学校)

　　　　桂翠华 (昆明学院医学院)

　　　　黄韶兰 (江西护理职业技术学院)

U0341929

第四军医大学出版社·西安

图书在版编目（CIP）数据

老年护理学/范荣兰主编. —2 版. —西安：第四军医大学出版社，2012.6
（2013.5 重印）

ISBN 978 - 7 - 5662 - 0172 - 0

Ⅰ. ①老… Ⅱ. ①范… Ⅲ. ①老年医学 – 护理学 Ⅳ. ①R473

中国版本图书馆 CIP 数据核字（2012）第 136962 号

laonianhulixue

老年护理学

出版人：富 明 责任编辑：朱德强 王 雯

出版发行：第四军医大学出版社
地址：西安市长乐西路 17 号 邮编：710032
电话：029 – 84776765 传真：029 – 84776764
网址：http：//press. fmmu. sn. cn

制版：绝色设计
印刷：西安永惠印务有限公司
版次：2012 年 6 月第 2 版 2013 年 5 月第 5 次印刷
开本：787 × 1092 1/16 印张：12.5 字数：290 千字
书号：ISBN 978 - 7 - 5662 - 0172 - 0/R · 1045
定价：26.00 元

出 版 说 明

为全面贯彻教育部颁布的《国家中长期教育改革和发展规划纲要》等文件精神，适应我国高职高专护理专业教材建设及教学改革的需要，第四军医大学出版社于2011年6月全面启动全国医药类高职高专护理专业"十二五"规划教材第二轮编写工作。

本轮教材编写着力构建具有护理专业特色和专科层次特点的课程体系，以职业技能的培养为根本，与护士执业资格考试新大纲紧密结合，力求满足学科、教学和社会三方面的需求。全套教材包括基础课程、专业课程两大板块。其中，基础课程以应用为目的，以必需、够用为度，构建传授知识、培养能力、提高素质三位一体的基础理论教学体系。专业课围绕技术应用型人才的培养目标，强调突出护理、注重整体、体现社区、加强人文的原则，构建以护理技术应用能力为主线的、相对独立的实践教学体系。充分体现理论与实践的结合，知识传授与能力、素质培养的结合。注重全套教材的整体优化，处理好不同教材内容的联系与衔接，避免遗漏和不必要的重复。

为更好地体现上述编写思想，本套教材对编写内容进行模块化设计，每个模块基于利"教"、利"学"、利"考"的理念，进行创新及优化：新增"考点链接"模块，以提高学生解决难点问题的综合能力；每章后附有适量综合测试题，全书末附有1~2套模拟测试卷，题型设计尽量贴近护士执业资格考试新大纲内容，使学生能更准确地把握护士执业考试新大纲的变化。

全套教材包括护理专业基础及临床27门科目，主要供三年制高职高专护理、涉外护理、助产专业及其他医学相关专业参考使用。

全国医药类高职高专护理专业
"十二五"规划教材（第2版）编审委员会

前　言

进入 21 世纪，经济快速发展，人们的生活水平不断提高，各级医疗保障落实到位，人类平均寿命日趋延长，人口老龄化已成为全社会发展的必然趋势。我国的老年人口规模巨大，发展迅速，然而老年护理教育却刚刚开始。研究老年人的健康问题，满足老年人的健康需求，维护、增进老年人身心健康，提高其生活质量，逐步实现健康老龄化，是老年护理面临的重要课题。

本教材以培养实用型人才为目标，以老年人为中心，以护理程序为框架，突出老年护理的特点，充分反映老年护理领域的新知识、新技术、新方法；突出职业教育的特色，以学生为主体，注重学生综合素质、创新能力和动手能力的培养；着力提高护理学专业学生的老年护理理论和实践能力。教材重点突出了老年人的常见安全问题与护理，老年保健与照护，老年人的社区家庭护理，对老年人各系统疾病的护理，着重强调了老年疾病的临床特点和常用诊疗技术操作的护理，与其他学科交叉的内容进行了优化、整合，对于国家护士执业考试的相关内容以考点链接和综合测试的形式给予了体现，适时穿插了课堂互动，以帮助学生加强记忆。书中提供了大量可操作性强的评估量表，文末附有参考文献，方便读者理解、应用和查阅资料。

本书共十五章，内容包括：绪论，老年人的生理特点及心理变化，老年人的健康评估，老年人保健与照护，老年人的社区家庭护理，老年人的日常生活护理，老年人的安全防护，老年人各系统常见疾病的护理等。

本教材主要供本专科护理、助产专业学生使用。此外，也可作为医疗卫生单位护理人员继续医学教育以及岗位培训的参考书。

本教材在编写过程中得到了所有参编单位的大力支持，同时得到湖北医药学院附属太和医院、第四军医大学出版社有关领导和工作人员的具体指导与支持，在此表示衷心的感谢！并对提供文献参考的有关专家学者，一一表示诚挚的谢意！但因时间仓促和水平有限，内容不当之处在所难免，恳请读者批评指正。

范荣兰

2012 年 2 月

目　　录

第一章 绪 论

【学习目标】

掌握：老年期的年龄划分；人口老化的标准；我国人口老化的特点。

熟悉：人口老化的相关概念；老年护理学的研究内容及发展趋势；老龄化社会伴随的问题；老年护理人员的素质要求。

了解：老化机制及相关学说；老年护理的发展；护理专业在老龄事业中的作用。

第一节 概 述

进入 21 世纪，经济快速发展，人们的生活水平不断提高，各级医疗保障落实到位，人类平均寿命日趋延长，人口老化已成为全社会发展的必然趋势。因此，研究老年人的健康问题，学习老年护理的知识、技能，满足老年人的健康需求，维护、增进老年人身心健康，提高其生活质量，逐步实现健康老龄化，是老年护理面临的重要课题。

一、老年护理学及相关概念

老年护理学源于老年学，它既是老年学的一个分支，又是临床护理学的一个专科，是一门跨学科、多领域，又有其独特性的综合性交叉学科。它与老年学、老年医学有密切的关系。

1. 老年学（gerontology） 是既包括自然科学又包括社会科学的新兴综合性交叉学科，是老年医学、老年生物学、老年社会学、老年心理学和老年护理学的总称。

2. 老年医学（geriatrics） 是研究人类衰老的机制、人体的老年性变化和老年病防治的科学，是医学的分支学科，也是老年学中历史最长的学科，包括老年基础医学、临床医学、康复医学、流行病学、预防保健医学和老年社会医学。

3. 老年护理学（gerontological nursing） 是以现代护理观为指导，从老年人的健康需求出发，研究老年人群的身心变化及健康问题的特殊性，进而处理其健康问题的一门学科。

二、老年护理学的研究内容和发展趋势

老年护理学起源于现有的护理理论和社会学、生物学、心理学、健康政策等学科理论。其服务对象不仅包括老年患者，也包括整个老年群体及其照顾者。由于老年人群的特殊性，决定了老年疾病的特殊性，因此老年护理也有其特殊规律。经过多年的发展，老年护理学逐步走向成熟，其研究内容由传统的延长生命，发展到通过护理促使老年人重新燃起对生活的热爱，最大限度地激发老年人的独立性，训练老年人独立生活的信心和能力，重返家庭和社会。

（一）老年护理学的研究内容

1. 老化机制及抗衰老的研究，通过护理干预延缓老年期的衰老性变化。
2. 身心、社会、文化、自然、环境等因素对老年人健康的影响及护理的研究。
3. 老年人的社区护理、家庭护理和临终关怀研究。
4. 老年人的康复护理研究。
5. 老年保健和老年人健康教育的研究。

重点是探讨用护理手段或措施解决老年人的健康问题，加强老年人的安全防护，提高其生命质量。

（二）老年护理学的发展趋势

经过多年的发展，老年护理建立了独特的理论依据和指导方法，其未来的发展趋势主要体现在以下几方面。

1. 观念转变　过去人们认为老年护理主要就是生活上的照顾，不需要专门的知识、技能，更不会注重老年人的心理健康和生活质量的提高。随着老龄人口的增多，人们的观念发生了很大的转变，认识到了老年护理的特殊性和专业性，要求从事老年护理的人员必须经过专业教育或规范培训，熟悉老年护理的基本知识，熟练掌握老年护理的各种技能、知识和态度，并且通过健康教育促使老年人发挥残存功能，增强自我照顾能力，提高生活质量。

2. 护理人才需求发生改变　老龄化社会需要大量的专门人才为老年人提供科学、规范、优质的护理服务，因此必须加快培养具有高水平和老年护理专长，能独立解决专科疑难问题，并可以指导其他专业护士的老年护理专业人才，老年护理教育将越来越受到重视。

3. 护理人员的角色功能会发生转变　老年人的养老需求越来越多，越来越个性化，老年护理的服务对象也扩展为整个老年人群及其照顾者。因此护理人员的角色功能由"护理者"转变成为医疗保健者、护理职业者、老年人的代言者、社会活动者、研究者、咨询者、教育者等，以研究解决老年人群及其照顾者的压力和需要等为主要职能。

4. 学科间的合作加强　对老年人的护理服务除了医院，社区也将是一个越来越重要的服务场所。由于老年人问题的复杂性、多样性，为更好解决老年人的问题，需要与其他学科人员如精神心理工作者、社会工作者、康复理疗师等相互合作、相互支持与理解。

三、护理专业在老龄事业中的作用

老龄人口迅速增加，老年护理和慢性病护理社会需求日益增长，伴随而来的问题是一个综合性的社会问题，涉及面广而且复杂。因此，发展老龄事业，应对人口老化带来的一系列挑战，需要政府、社会、各行各业积极参与。老年护理事业是老龄事业的重要组成部分，护理专业应在发展老龄事业中发挥积极作用。

（一）提供优质、规范、专业的老年护理服务

1. 树立老年护理的专业理念　老年护理应以支持老年人自理为基本理念，以人为本，贯穿生物 - 心理 - 社会医学模式和以老年人健康为中心的现代整体护理观，强调老年护理的服务对象是老年群体及照顾者而不仅是老年患者，强调帮助老年人恢复、

保持和促进健康、预防疾病和残疾、实现机体最佳功能的护理服务，护理实践的范围从医院内的患者护理，向各种老年人养护机构、社区和家庭延伸。同时，老年护理的专业理念注重尊老、爱老、助老，用爱心、耐心、责任心做好老年护理工作。为老年人创造一个良好的生活环境和社会环境，使他们能够延年益寿，安享晚年。

2. 明确老年护理的任务和目标

（1）广泛开展健康教育，帮助老年人不断学习保健知识，建立健康的生活方式和行为，以维持和增进身心健康。

（2）帮助老年人熟悉老年病的常识，做到早发现、早诊断、早治疗，对疾病早期干预，防止恶化，预防并发症和残疾，以减轻痛苦。

（3）促进老年人康复，减少功能的损失，提高生命质量。

（4）帮助老年人适应疾病和功能缺失，最大限度地发挥残存功能，提高日常生活自理能力，增强生活信心，保持自尊。

（5）关心老年人的心理健康，对老年期出现的影响心理健康的事件和行为，及时给予帮助和心理支持，帮助临终老人舒适、安宁地度过人生最后一程。

3. 掌握和应用老年护理的知识和技能　老年人的身心状况和社会活动有着不同于青壮年的特殊性。作为护理人员，要事先了解老年人的特点，掌握老年护理的基本知识和技能，才能更好地为老年人提供高质量的护理服务。因此，老年护理人员除了学习护理基本技能以外，还需要学习应用老年心理学、老年社会学、人际沟通学、护理伦理学、护理急救技能等。

4. 加快老年专科护理的发展　要提高老年护理的专业水平和质量，必须加快老年专科护理的发展。包括培养老年专科护理人才；培训现有的老年护理人员；研究老年人的身心状况、常见问题及护理，探索老年人的个性化需求等；积极开展学术交流；建立专科学术团队和专科护士的资格认定等。

（二）积极参与老年照护和保障体系的构建

目前，我国的老年照护工作主要采取在养老机构集中养老或聘请保姆、护工照料居家养老的形式。与发达国家相比，我国老年人的照护状况较为落后。各种老年人养护机构的建设刚刚起步，家庭和社区护理服务覆盖面较小，服务内容和方式也与老年人的需求不一致。因此，护理人员应充分认识老年照护事业的重要性，积极参与我国老年照护体系的规划、建设、管理、运行和实施，使老年照护有计划、有目标，有规范的质量评价标准和实施措施，从而为老年照护体系的建设献计献策。

面对迅猛到来的人口老化，必须大力发展老年护理事业。作为护理人员应充分认识和理解老年人的身心特点，以广博的知识、扎实的理论基础和精湛的业务技术，为老年人提供优质、规范、专业的护理服务，为建立健全老年人社会保障体系，为逐步实现健康老龄化而积极服务。

四、老化机制及相关学说

老化（又称衰老），是指进行性、全身性的形态结构与功能发生退化。这是一个复杂的过程，因遗传、生物、心理、社会、环境等因素而存在个体差异。老化是每个人必经的历程，它有生理性和病理性之分。生理性老化是每个老人都存在的，它具有累积性、普遍性、渐进性、内生性和危害性特点，这就是所谓的丘比特（Cupid）特征。在生理性老化的基础上，由于疾病会加速机体老化。

关于老化的理论有很多，观点各异，早期的老化理论大多只注重生物学观点的研究，直到20世纪初，才逐渐出现较完善的老化理论发展。近年来因全球性人口老化，关于老化的研究迅速发展，主要包含生物学观点、心理学观点和社会学观点三方面的理论。但是各理论仅仅只从不同层面而不能完整解释所有老化现象。为了帮助护理人员正确评估老年人的健康状况，了解其需求，并实施护理，对目前普遍接受的老化理论简单做一介绍。

1. 老化的生物学理论　这一理论主要用于解释老化的生理变化。代表理论有：基因理论、免疫理论、神经内分泌理论、自由基理论、细胞损耗理论、分子串联理论、脂褐质和游离放射理论、长寿和衰老理论等。其中基因理论是老化生物学理论的主支，这一理论的代表学说有细胞定时老化论和基因突变论，主要强调基因在老化过程中的重要作用。

老化的生物学理论观点，有助于护士正确认识老化机制，正确区分影响老年人的"生理老化的改变"与"疾病病理过程"二者之间的不同之处，指导护士的健康评估和健康教育。在护理工作中，护士除了了解老化的生物学理论外，更主要是用整体观来考虑老年护理工作中的相关问题，有针对性地进行指导，协助老年人建立健康的生活方式，从而提高生命质量。

2. 老化的心理学理论　老化的心理学理论主要解释老化过程对老年人的认知思考、智力行为和学习动机的影响。这一理论与老化的生物学理论和社会学理论密切相关，也涉及应用适应能力来进行行为控制或自我调节。老年护理在关注人体生理功能的同时，也关注心理因素对个体的影响，因此老化的心理学理论对老年护理学特别重要。相关的主要理论有：人的需求层次理论、自我概念理论、人格发展理论和人格模式理论。

老化的心理学理论，可以指导护理人员不仅要关心老年人生理功能的退行性改变，而且要注意老年人的心理健康问题。这些理论可以帮助护理人员进行老年人心理健康的评估，理解老年人的特殊行为表现，处理老年人的某些心理问题，指导老年人保持心理健康，安度晚年。

3. 老化的社会学理论　这一理论主要解释社会互动、社会期待、社会制度和社会价值对老化过程适应的影响。

出现在20世纪60年代的老化的社会学理论，集中研究老年人失去自己原来的角色和社会群体后，重新适应调整的过程。此阶段社会学观点的老化理论有：隐退理论、次文化理论、活跃理论、持续理论、角色理论和年龄阶层理论等。20世纪70年代，理论研究范围渐渐扩大，集中研究社会和社会结构大环境对老化过程的影响，代表理论有年龄阶层理论。近年来，主要是以探索老年人与其生理、政治及社会经济环境之间的相互关系，以及个体的生命过程对老化的影响为主。

老化的社会学理论可以帮助护士将老人看成一个完整的"生活在社会环境中的人"，有助于了解社会对老年人的影响，帮助老人适应社会，适应晚年的生活状态。

在临床实践中，护理人员不仅要了解、研究、应用老化的各种理论，而且要清楚

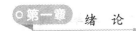

各种理论的适用范围和局限性，要注意各种理论的时代意义、文化差异以及它的学术发展。针对不同的老人，有选择地应用不同的老化理论，并且不断地通过实践来验证理论的实用性，使理论进一步充实、完善。

第二节 老年期与人口老龄化

一、人的寿命与老年期的年龄划分

（一）人的寿命

衡量人类寿命的指标主要有两种，一是平均寿命，二是最大或最高寿命。

1. 平均期望寿命（average life expectancy） 简称平均寿命，是指通过回顾性死因统计和其他统计学方法，计算出一定年龄组的人群能生存的平均年数。它代表一个国家或地区人口的平均存活年龄，一般常用 0 岁人口的平均期望寿命，作为衡量人口老化程度的重要指标。这里所说的平均期望寿命强调的是从出生时所存在的生存概率，并未考虑人的实际生活质量，因此需将平均期望寿命和健康期望寿命进行区别。

2. 最高寿命（maximum life - span of human）指在没有外因干扰的条件下，从遗传学角度推算出的人类可能存活的最大年龄。科学家们采用各种方法来推测人的最高寿命，如按性成熟期的 8 ~ 10 倍，生长期的 5 ~ 7 倍，按二倍体细胞的分裂次数的 2.4 倍等方法，推算出人的最高寿命应该是 110 ~ 175 岁。但是由于受到环境、疾病等因素的影响，人的最高寿命与现实生活有一定的差距。

> **课堂互动**
>
> 健康期望寿命与平均期望寿命有什么区别？

（二）老年期的年龄划分

影响老化的因素有很多，老化速度也有较大的个体差异，即便是同一个人，其各器官的老化程度也不是完全一致的。因此，"老年"只能是个概括的含义，人们很难准确界定个体进入老年的时间，但是为了便于进行科学研究和医疗护理工作，常以大多数人的变化时期为准。

1. 世界卫生组织（WHO）的划分标准 在欧美及发达国家，将 65 岁以上的人群定义为老年人，而发展中国家（特别是亚太地区）则将 60 岁以上的人群定义为老年人。

1991 年 WHO 根据现代人生理、心理结构的变化，将人的年龄界限又做了如下新的划分：18 ~ 44 岁为青年人；45 ~ 59 岁为中年人；60 ~ 74 岁为年轻老人（the young old）；75 ~ 89 岁为老老年人（the old old）；90 岁以上为非常老的老年人（the very old）或长寿老年人（the longevous）。

2. 我国对老年期的年龄划分标准 我国民间常有"年过半百"的说法，并以此作为进入老年的标志，而且还习惯以六十花甲、七十古稀、八十为耋、九十为耄代表老年不同的时期。

中华医学会老年医学学会于 1982 年 4 月建议：将我国 60 岁以上人群定义为老年人；老年分期标准为：45 ~ 59 岁为老年前期（中老年人）；60 ~ 89 岁为老年期（老年

人）；90 岁以上为长寿期（长寿老人）。

3. 其他划分标准

（1）年代年龄　为出生后按日历计算的年龄，也叫实足年龄，年代年龄相同的老年个体其身体老化的程度是不相同的，差异较大。

（2）生物学年龄　即生理学年龄，这是根据正常人体的发育状态所推算出来的年龄，表示个体组织结构和生理功能的实际老化程度，可用来预计某一个体未来的健康状况，估计其寿命。目前尚无公认的评价指标。

（3）心理年龄　是心理学"智力测验"中的术语，是个体适应环境变化的心理能力，常用作精神和心理状态的评价指标。

（4）社会年龄　是指为社会做贡献的年龄时限，这与个体的社会经验、知识和才能积累有关。老年人退休后仍参加社会活动或继续工作时，则仍存在社会年龄。

二、人口老龄化的现状与趋势

（一）人口老龄化

简称人口老化，它是指社会人口年龄结构中，老年人口占总人口的比例相应增长的动态过程，评价人口老龄化的主要指标是老年人口系数，即老年人口比例。

（二）老龄化社会和老龄社会

通常，一个社会 65 岁以上的人口比率超过总人口的 7%，就被称为"老龄化社会"，而超过了 14% 就被称为"老龄社会"。我国第六次人口普查显示 65 岁及以上人口为 1.188 亿，占 8.87%。

（三）人口老化的标准

WHO 对老龄化社会的划分有两个标准，也就是发达国家 65 岁及以上人口达到或超过总人口的 7%，发展中国家 60 岁及以上人口达到或超过总人口的 10%，那么该国家或地区就为老龄化国家或地区。达到此标准的社会也成为老龄化社会。衡量人口老化的指标除了老年人口系数外，常用的还有以下几个指标（表 1-1）：

表 1-1　人口老龄化的划分标准

指标名称		青年型	成年型	老年型
老年人口系数	发达国家	<4%	4%~7%	>7%
	发展中国家	<8%	8%~10%	>10%
年龄中位数		<20 岁	20~30 岁	>30 岁
老龄化指数		<15%	15%~30%	>30%
少年儿童系数		>40%	30%~40%	<30%

1. 老年人口负担系数（老年人口指数）　老年人口数占劳动人口数的百分比。

老年人口指数（%）=（60 或 65 岁以上人口数/15~59 岁或 15~64 岁人口数）×100

2. 老龄化指数　又称老少比，是指老年人口数与少年人口数的比例，此指标也可

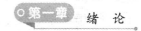

反映人口老龄化的程度。

老龄化指数（％）＝（60 或 65 岁以上人口数/0~14 岁人口数）×100

3. 年龄中位数　一个国家或地区的人群中，某个年龄上下的人口各占50%的那个年龄。

4. 少年儿童系数　又称少年儿童人口比重。是指少年儿童（或 0~14 周岁）人口占总人口的百分比。

少年儿童系数 ＝（0~14 周岁人口数/总人口数）×100%

（四）人口老化的现状与趋势

目前全世界人口达到了 70 亿，其中 65 岁及以上老年人口总数为 5.2 亿，占总人口的 7.6%，人口老化成为世界人口发展的普遍趋势。

1. 世界人口老化的现状与特点

（1）老年人口数量增多，增长速度加快　近几年，世界人口老龄化日趋严重。1950 年全世界大约有 60 岁以上的老年人 2.0 亿，1975 年上升到 3.5 亿，2000 年增加至 5.9 亿，目前，全世界 60 岁及以上老年人口总数为 7.6 亿，占总人口的 11%，预计到 2025 年可达 11 亿，2050 年可达 19.64 亿，那时，全世界的老年人口将占总人口的 21%。据分析，从 1950 到 2025 年全世界总人口将增加 2 倍多，从 25 亿上升到 82 亿，而老年人口却要增加 4 倍多，从 2 亿增加到 11 亿。

（2）老年人口重心向发展中国家转移　发展中国家老年人口增长始于 20 世纪 60 年代初，2000 年发展中国家的老年人口数占全世界老年人口数的 60%。目前全球 65 岁以上的老年人以每月 80 万的速度增长，其中 66% 在发展中国家，发展中国家的老年人口增长率是发达国家的 2 倍，也是全世界总人口增长率的 2 倍。预计 2050 年，世界老年人口的 82% 将生活在发展中国家。

（3）人口平均预期寿命不断延长　人口平均预期寿命是衡量一个社会的经济发展水平及医疗卫生服务水平的指标。随着经济的发展和医疗保健知识的普及，人口平均预期寿命不断延长。发达国家的增长速度明显高于发展中国家。从 20 世纪初到 1990 年的 90 年时间，发达国家男性平均预期寿命增长 66%，女性平均增长 71%；目前，全世界平均预期寿命最长的国家是日本，其中男性为 80 岁，女性为 86 岁，平均寿命接近 83 岁，至今仍保留着世界第一长寿国的地位。中国的平均预期寿命达到 73.8 岁，达到了中等发达国家水平。

（4）女性老年人增长速度快　一般而言，老年女性死亡率低于男性，性别间的死亡差异使女性老年人占老年群体的绝大多数。如法国女性老年人的平均预期寿命比男性老年人高 8.4 岁，美国为 6.9 岁，日本为 5.9 岁，中国为 3.4 岁。

（5）高龄老年人（80 岁以上的老年人）增长速度快　高龄老年人是老年人口中增长最快的群体。全世界的高龄老人占老年人口的 16%，其中发达国家占 22%，发展中国家占 12%。1950—2050 年间，高龄老人以平均每年 3.8% 的速度增长，大大超过 60 岁以上人口的平均增长速度。1998 年，全球年龄在 80 岁及以上的老年人共计 0.66 亿，占世界总人口的 1.1%，2000 年全球高龄老人达 0.69 亿，大约占老年总人口的 1/3，未来高龄老人的增长速率将更快，预计到 2050 年，高龄老人达 3.8 亿，占老年总人口的 1/5。

（6）人口老龄化的区域分布不平衡　几十年来，欧洲一直是老年人口比例最高的地区。据联合国统计，世界上人口老龄化问题最严重的国家是西班牙、意大利和日本。西班牙老人占总人口的比例 2050 年将由目前的 22% 增长到 44%，意大利老人比例将增长到 42%，而日本将增长到 60%。此外，俄罗斯、瑞典、瑞士、德国和比利时等国也将是人口老龄化严重的国家。赤道几内亚、洪都拉斯、玻利维亚和巴拉圭等国家老龄化问题最轻。

2. 我国人口老化的特点　我国已于 1999 年进入老龄化社会，人口平均期望寿命从新中国成立前的 35 岁上升到 2008 年的 73.8 岁。2001 年 60 岁及以上人口达 1.32 亿，第六次人口普查结果显示，我国 60 岁以上老年人口达 1.776 亿，占 13.26%。目前是世界上老年人口最多的国家。

《中国人口老龄化发展趋势预测研究报告》指出，21 世纪的中国将是一个不可逆转的老龄社会。从 2001 年至 2100 年，中国的人口老龄化可以分为三个阶段：

第一阶段（快速老龄化阶段）：从 2001 年到 2020 年。这一阶段，中国将平均每年新增 596 万老年人口，年均增长速度达到 3.28%，到 2020 年，老年人口将达到 2.48 亿，老龄化水平将达到 17.17%，其中，80 岁及以上老年人口将达 3067 万人，占老年人口的 12.37%。

第二阶段（加速老龄化阶段）：从 2021 年到 2050 年。伴随着 20 世纪 60 年代到 70 年代中期第二次生育高峰人群进入老年，中国老年人口数量开始加速增长，平均每年增加 620 万人。到 2023 年，老年人口数量将增加到 2.7 亿，与 0～14 岁少儿人口数量相等。到 2050 年，老年人口总量将超过 4 亿，老龄化水平推进到 30% 以上，其中，80 岁及以上老年人口将达到 9448 万，占老年人口的 21.78%。

第三阶段（稳定的重度老龄化阶段）：从 2051 年到 2100 年。2051 年，中国老年人口规模将达到峰值 4.37 亿，约为少儿人口数量的 2 倍。这一阶段，老年人口规模将稳定在 3 亿～4 亿，老龄化水平基本稳定在 31% 左右，80 岁及以上高龄老人占老年总人口的比重将保持在 25%～30%，进入一个高度老龄化的平台期。

与其他国家相比，我国人口老化具有以下特点：

（1）老龄化超前于现代化　我国人口老龄化过程是在经济尚不发达的条件下发生的，是在综合国力有限、人均收入水平较低、社会保障体系尚不健全的情况下提前进入老龄化社会的，属于"未富先老"。而欧美等发达国家的老龄化是在国民经济相当发达的情况下，逐步发展起来的，属于富老同步或先富后老。瑞典、日本、英国、德国、法国等发达国家在进入老龄化时，人均国民生产总值（GNP）已达 1 万～3 万美元，而我国在进入老龄化社会时，人均国民生产总值尚不足 1000 美元，说明我国经济发展水平尚处于世界中下水平时，老龄化程度却已进入了发达国家的行列。老龄化的加速对经济、社会都将产生巨大的压力。

（2）我国老年人口规模巨大　中国是世界上人口最多的国家，因此也是老年人口最多的国家。2001 年 60 岁及以上人口已达 1.32 亿，占亚洲老年人口的 50%，占世界人口的 20%，2004 年底，中国 60 岁及以上老年人口为 1.43 亿，占总人口的 11%。有关方面预计，"十二五"期间，全国老年人口将突破 2 个亿，老年人口占总人口比例将超过 15%。到 2025 年我国老年人口将达到世界人口的 24%，届时世界上每 4~5 个老年人中，就有一个是中国人。据联合国预测，21 世纪上半叶，中国一直是世界上老年人口最多的国家，占世界老年人口的 20%。21 世纪下半叶，中国也还是仅次于印度的第二老年人口大国。

（3）老龄化发展迅速　发达国家老龄化进程长达几十年至 100 多年，从老龄化社会进入老龄社会，发达国家也大多用了 45 年以上的时间，而日本只用了 24 年。根据联合国的人口统计数据，中国将在 2024 年至 2026 年前后进入老龄社会，速度与日本大体相同，并且将长时期保持很高的递增速度，属于老龄化速度最快国家之列。

（4）女性老年人居多，高龄化趋势十分明显　目前全国老龄委公布的一组数据显示，我国女性老年人口比男性老年人口多出 464 万人，而且多出的女性老年人中 50%~70% 是 80 岁以上的高龄老年人。据统计，在 80 岁及以上的高龄老年人中，有 63% 是女性，百岁老年人中，女性比例更是高达 77%。我国高龄老人以每年 5.4% 的速度增长，高龄老人在 1990—2000 年 10 年时间内，由 800 万增长到 1100 万，2009 年，我国 80 岁以上高龄老年人口达到 1899 万，今后每年以 100 万速度增加，"十二五"期间将超过 2600 万。

（5）城乡倒置显著，老年人口中农业人口比重大　发达国家的人口老化历程中，城市人口老化水平高于农村。而我国目前农村的老龄化水平高于城镇 1.24%，这种状况将一直持续到 2040 年。到 21 世纪后半叶，城镇的老龄化水平才将超过农村，并逐渐拉开差距。全国有 70% 的老龄人口分布在农村，所以农村老龄化问题比较突出。导致这种状况的主要原因，首先是在城市化和工业化过程中，大批农村青壮年由农村向城市迁移，使得农村青壮年劳动力减少，老年人口在总人口中的比例相对上升。其次，进城务工的农村青壮年子女外迁，更加重了农村人口老龄化。所以农村出现大量的"留守老人"。农村老年人养老问题日益加重。

（6）区域分布不平衡　人口老龄化的发展速度与区域经济发展状况是基本一致的。目前我国各地经济发展不平衡，东部沿海经济发达地区的人口老化明显快于西部经济欠发达地区，具有明显的由东向西的区域递次特征。上海早在 1979 年就已经进入老龄化，而宁夏、青海等西部地区 2009—2010 年才进入人口老年型行列，时间跨度长达 30 余年。

（7）空巢老人迅速增多　随着人口政策的影响和跨地域社会流动的加剧，"三代同堂"式的传统家庭越来越少，"四二一"的人口结构愈加明显。相当数量的子女在自身条件的限制和压力下，没有时间或者没有能力照顾老人，空巢老人越来越多，空巢期也越来越长。预计到 2015 年 65 岁以上的空巢老人逾 5100 万，约占老年人口的 25%。"空巢老人"的日常生活缺少照料，有的地方甚至出现老年人在家中死亡多日才被发现的悲剧；而且"空巢老人"的心理健康问题非常多，在一些人口高龄化国家，老年人自杀现象较为普遍。空巢老年人照料问题日益突出。

（8）主要依靠家庭养老方式　在目前经济水平不高，社会福利和社会保障制度不完善以及部分人的传统观念下，大多数老人仍然依靠家庭养老模式，尤其是在占人口大多数的农村更是如此。据统计，有 57.1% 的老人需要在家中依靠子女亲属提供经济帮助度过晚年。我国目前共有各类老年社会福利机构 3.8 万个，养老床位 120.5 万张，平均每千名老人占有床位仅有 8.6 张，与发达国家平均每千名老人占有养老床位数 50~70 张的水平相差甚远。

三、老龄化社会伴随的问题

人口老龄化、高龄化、空巢化加速的现象，将会带来一系列问题，它不仅涉及老年群体自身，而且牵涉到政治、经济、法律、文化和社会发展等各个方面。人口老龄化对社会发展有积极的一面，如在"人口红利"时期的经济将呈现出投资活跃、市场规模持续扩大、劳动生产率不断提高、经济持续高速发展的局面；一定程度上有利于增加人力资本的投入，提高劳动力的素质（因人口老化与低出生率有关）；有利于老年市场的形成和老年产业的发展。但是也带来了一系列的问题。

1. 社会负担加重　人口老化使劳动力资源相对减少，必然影响到劳动生产率的提高；老年人增多使劳动人口减少，单纯消费人口增加，税收和储蓄减少；人口老化使老年人口负担系数加大，社会经济负担加重。未来我国家庭的普遍模式是 4∶2∶1，一个成年孩子将负担 6 个长辈。虽然个人养老金制度的实行有助于缓解家庭负担，但来自于社会保障体系的支出仍是主要的；另外国家支付的医药费用和退休金、养老金也逐年增加。

2. 家庭养老功能减弱　随着跨地域人口流动的加剧和人口老龄化、高龄化、家庭小型化、家庭少子化的出现，传统家庭养老已面临挑战，代际之间的孝道、赡养、照料老人的观念日益淡化，家庭的养老功能不断弱化，养老负担将越来越多地依赖于社会。因此能否解决好老年人的养老保障和服务问题，关系到整个社会的发展和稳定。

3. 对老龄工作的影响　人口老龄化的加快，对老龄工作提出了更多更新的要求。尤其是发展中国家，经济基础薄弱、社区服务体制不健全、专业人员和服务资源匮乏，服务水平较低、服务项目少、覆盖面窄，不能及时满足老年人的需求。

4. 医疗护理服务亟待加强　老年人 60%~70% 患有慢性病，不论是在生理上还是在心理上，都存在着各种各样的问题，老年人自杀和自杀企图有 50%~70% 继发于抑郁症。目前我国已有 500 多万老年性痴呆患者，65 岁以上老年人中痴呆患病率为 7.8%，年龄每增加 5 岁，患病几率就增长 1 倍。不少老年人生活无法自理。因此老年人对医疗、护理、保健、康复的需求大大超过其他人，所以开拓、发展老年人社区医疗服务和家庭护理具有十分重要的意义。

5. 老年社会问题　老年人离退休后，社会角色改变、经济收入下降、闲暇时间增多，有时会面临丧偶再婚、家庭赡养、房产纠纷等问题，如果得不到及时、合理的解决，将会影响老年人的身心健康。

四、我国人口老龄化问题的解决途径

为了解决人口老龄化带来的一系列问题，许多国家或地区都在积极探索和制订相应的对策。1982 年第一次专门研究老龄化问题的世界大会在维也纳召开，大会通过了关于老龄工作的第一个指导性文件《老龄问题国际行动计划》，呼吁世界各国采取有效措施解决老龄化问题。以后相继成立了国际老龄问题研究所、世界老龄基金，通过了

"联合国老年人原则"等。在我国，随着经济建设的快速发展，老龄事业得到了党中央、国务院的高度重视和全社会的关心、支持和参与。各地都成立了老龄工作机构，确定了"老有所养，老有所医，老有所为，老有所乐，老有所教，老有所学"的老龄工作目标，颁布了《中华人民共和国老年人权益保障法》和《中国老龄事业发展"十五"计划纲要》，修订了《城市道路和建筑物障碍设计规范》等相关条例。探索出了具有我国特色的人口老龄化问题的解决途径。

1. **推动经济快速发展** 充分利用我国经济发展的"黄金时期"，利用我国丰富的劳动力资源，加快经济建设的步伐，为老龄化提供根本的经济保证。

2. **完善养老福利政策和社会保障制度** 加大对老年人权益保障法规的宣传和执法力度，加强尊老、爱老、养老、敬老的传统道德教育和宣传，在全社会形成尊敬老年人的良好道德风气；尽快完善有关政策，多渠道筹措资金，发展养老福利事业，进一步建立和完善以社区为中心的老年服务福利设施；改革社会保障制度，扩大社会保障的覆盖面，尽快建立农村养老制度，进一步建立和完善适合城乡老年人口的社会养老保障体系。提高老年人口的社会保障水平。

3. **健全老年人医疗保健防护体系** 加强基层服务网络建设，健全社区卫生服务体系和组织，大力培养老年保健专科护士，完善社区和家庭医疗保健与护理服务功能，在城镇职工和城镇居民医疗保障制度的基础上，指导和完善农村合作医疗制度，妥善解决老年人"看病难，看病贵"的问题。

4. **转变传统的养老观念，采取多种形式的养老服务** 积极开发老年人力资源，开拓老年人的就业市场，帮助老年人提高自我养老能力，巩固居家养老，大力发展社区养老和机构养老服务，完善社会养老服务体系，满足老年人的需求。

5. **逐步实现健康老龄化** 要逐步实现健康老龄化，在妥善解决老年人物质生活的同时，强调并重视老年人的文化素养，促使老年福利、老年教育、老年文化、老年体育等事业的发展，使老年人病而不残，残而不废，拥有较高的生活质量。

> **→ 课堂互动**
>
> 什么是健康老龄化？
> 如何达到健康老龄化？

第三节 国内外老年护理的发展

老年护理学起源于老年学，伴随着老年医学而发展，起步较晚，是相对年轻的学科。其发展大致经历了四个阶段。理论前期（1900—1955 年）：此期尚未形成用以指导护理活动的理论基础；理论基础初期阶段（1955—1965 年）：老年护理理论随着护理专业理论和学科研究的发展而形成和发展，第一本老年护理教材出版；推行老人医疗保险福利制度后期（1965—1981 年）：老年护理的专业活动与社会活动相结合的阶段；1985 年至今是全面完善和发展的时期：此期形成了较为成熟的老年护理理论，并应用于护理实践，使老年护理工作日趋完善。

1. **国外老年护理的发展** 世界各国老年护理的发展各不相同，以美国为例简单介绍如下。美国是较早步入老龄化社会的国家，所以老年护理作为一门学科最早出现于美国。1900 年确定老年护理作为一个独立的专业，1961 年美国护理协会创设老年护理专科小组，1966 年升级为"老年病护理分会"，确立了老年护理专科委员会，至此老年护理真正成为护理学中的一个独立分支，老年护理专业渐趋成熟。1970 年首次正式公布老年病护理执业标准，1975 年开始颁发老年护理专科证书，同年《老年护理杂志》创刊，"老年病护理分会"更名为"老年护理分会"，服务范围由老年患者扩展至老年人群。1976 年提出发展老年护理学，从护理的角度和范畴执行业务活动。美国的老年护理教育自 20 世纪 70 年代开始，培养高级执业护士，为老年人提供各级护理服务。在美国老年护理的影响和带动下，许多国家开设了老年护理课程，并有老年护理硕士和博士项目。

2. 我国老年护理的发展 20 世纪 50 年代中期，我国老年学及老年医学的研究起步，老年护理学应运而生。但是长期以来，老年护理学被归为成人护理学范围，严重影响了老年护理学的发展。随着老龄化社会的到来和老年医学的发展，特别是 80 年代以来，我国政府对老龄工作非常重视，建立了老年学和老年医学研究机构，同时老年护理也受到相应的重视和发展。先是在综合性医院建立老年病科，设立老年门诊和病房，继之在部分大城市建立老年病专科医院、老年护理医院、老年护理中心、护理院等，为老年人提供住院治疗、护理服务和社区、家庭护理。

我国的老年护理专业教育与国外相比明显滞后，部分院校也没有开设老年护理学课程，老年护理专门人才较少，专科护士的培养几乎是一项空白。从 20 世纪 90 年代开始，我国在专科、本科层次中开设老年护理学课程，从选修发展到必修。继曾熙媛出版的《老年护理学》之后，许多老年护理的教材和专著相继出版，各种有关老年护理的论文也陆续发表。2000 年研究生教育中设立了老年护理学研究方向。此外，近年来老年护理的国际交流逐步开展，有的院校与国外护理同行建立了科研合作关系，国内护理学会成立有老年护理专业委员会，每年进行学术交流，为老年护理的良好发展提供了有利条件。

第四节　老年护理人员的素质要求

随着老年人群的扩大和高龄老人的增多，老年护理的需求越来越大。老年人的身心特点决定了老年护理的特殊性。因而对老年护理从业人员的素质提出了更高的要求。它包括职业素质、业务素质和综合能力素质。

一、职业素质

1. 思想素质 老年人尤其是高龄老年人，自理能力下降，对护理人员的依赖性较大，增加了老年护理的复杂性和难度。所以，老年护理人员要有高度的责任心、爱心和奉献精神，用足够的耐心，一视同仁，细心对待每一位老人，尊重老年人的人格和尊严，从细节入手，满腔热情地提供护理服务。

2. 语言素质 由于老年人视、听力下降，反应迟钝，记忆力减退，有孤独、守旧、固执等心理，在与老年人进行语言交流时，须事先了解老年人的喜好与心理状态，注意语言的艺术性，语速适中，语调适度，态度诚恳，称谓恰当，特别要注意学会倾听并即时反馈，当老人表述不恰当时，不可当面反驳或与其争论，不在老年人面前谈论其他老人的事情，对交流困难者适当应用非语言或肢体语言进行交流。护士的语言素质对增进情感、促进康复有着积极的作用。

3. 心理素质　从事老年护理就可能每天面对各种各样的老年人。老人表达能力受限，生理功能下降，心理问题多，护理需求大。要做好这项工作就必须加强自身修养，时刻保持良好的精神面貌和健康的心理状态，情绪稳定、沉着冷静地应对困难和挫折，用积极向上、乐观自信的心态去感染他们、护理他们，取得他们的理解和配合。

4. "慎独"精神　"慎独"源自儒家经典《中庸》《大学》两书，它认为"君子"在独自一人、无人监督时，总是非常小心谨慎地不做任何不道德的事。护理人员单独操作的机会多，特别是老年患者护理时，有些工作是在老人无法感知或无人监督的情况下进行的，护理的正确与否，老人或家属无从知晓，很难对它进行监督和了解。能否认真负责，谨慎处置，完全是靠自己的道德修养和护士的慎独意识。老年护理人员必须时刻用医德规范审视自己的行为，用良好的慎独意识来规范和约束自己的行为，任何情况下均应自觉地对老年人的健康负责，认真履行工作职责。

5. 良好的沟通技巧、合作精神和领导才能　交流是老年护理常常采取的措施和手段。通过交流获得老人的健康信息，从而提供健康指导和心理支持；老年护理的开展需要多学科的合作，护理人员作为连接多学科人员的纽带，起到组织协调作用。这就要求我们的护理人员具备良好的沟通技巧和合作精神，促进老人、家属或照顾者、各专业人员之间的沟通与交流，共同解决老年人的健康问题。

二、业务素质

随着年龄的增长，老年人全身各系统器官的功能衰退，易患多种疾病。因此，老年护理人员要全面掌握医疗护理专业知识和急救技术，全方位地思考问题、分析问题、处理问题；其次必须不断学习老年医学、护理学发展的新观念、新方法、新技术，以便采取最好的方法及时解决老年人的健康问题。

三、综合能力素质

老年护理不仅仅是在医院中，更多的是在社区和家庭中进行，因此，护理人员必须具备独立工作能力。其次老年人的心理、社会问题较多，代偿能力差，病情复杂多变，反应不敏感，不善于表达自己的感受，所以护士除了具备准确、敏锐的观察能力、正确的分析判断能力以外，还需要学习相关学科的知识，如老年心理学、老年社会学、护理伦理学、护理人际沟通、相关法律法规等，能够及时发现老年人与健康有关的各种细微变化，并作出准确判断，以便及早采取相应的护理措施。另外信息时代的专业护士还要有获取、交流信息和处理信息的能力，能够多渠道获取有关信息，全方位分析、处理，提高信息的可信度，为老年人的诊断、治疗、护理提供依据。

综|合|测|试

A1 型题

1. 我国人口老化的标准不包括

　　A. 老年人口系数 >10%　　　　B. 年龄中位数 >30 岁　　　　C. 老龄化指数 >30%

D. 少年儿童系数 <30%　　　　　E. 老年人口系数 >7%

2. 根据世界卫生组织的规定，在发展中国家老年人的年龄起点是多少
　　A. 50 岁　　　　　B. 55 岁　　　　　C. 60 岁　　　　　D. 65 岁　　　　　E. 70 岁

3. 老化的生物学理论学说有
　　A. 基因理论　　　　　　　　B. 人格发展理论　　　　　C. 隐退理论
　　D. 持续理论　　　　　　　　E. 角色理论

4. 老年护理人员应具备的素质下列哪项不恰当
　　A. 慎独精神　　　　　　　　B. 良好的沟通技巧、合作精神和领导才能
　　C. 良好的业务素质　　　　　D. 较高的综合能力素质　　　　　E. 康复技术

5. 老年护理学的服务对象，下列哪项最全面
　　A. 老年患者　　　　　　　　B. 整个老年群体及其照顾者　　　C. 家庭照顾者
　　D. 80 岁以上的老年人　　　　E. 居家养老者

A3 型题

（6～8 题共用题干）

　　老年护理学起源于现有的护理理论和社会学、生物学、心理学、健康政策等学科理论。老年护理有其特殊规律。

6. 老年护理研究内容，下列哪项更为全面
　　A. 延长生命　　　　　　　　　　　　　　　B. 预防残疾
　　C. 老年心理　　　　　　　　　　　　　　　D. 临终关怀
　　E. 促使老年人重新燃起对生活的热爱，最大限度地激发老年人的独立性，训练老年人独立生活的信心和能力，重返家庭和社会

7. 老年护理学的发展趋势，下列哪项最恰当
　　A. 老年照顾者需求增加　　　　B. 以家庭护理为主　　　　C. 以社区护理为主
　　D. 以机构养老为主　　　　　　E. 老年护理专业人才需求增加

8. 老年护理学的发展趋势使护理人员的角色由"护理者"转变成为
　　A. 护理职业者　　　　　　　　B. 医疗保健者　　　　　　C. 老年人的代言者
　　D. 教育者　　　　　　　　　　E. 以上都是

（9～10 题共用题干）

　　我国是世界上老年人口最多的国家，因经济欠发达，人口老化带来了一系列问题。

9. 我国人口老化的特点，以下哪项不正确
　　A. 老龄化超前于现代化　　　B. 男性老年人居多，高龄化趋势明显　　　C. 城乡倒置显著
　　D. 区域分布不平衡　　　　　E. 空巢老人迅速增多

10. 我国的人口老化会导致
　　A. 社会负担加重　　　　　　B. 家庭养老功能减弱　　　　C. 医疗护理服务需求增加
　　D. 社区服务项目少、覆盖面窄，不能及时满足老年人的需求　　　E. 以上全都是

（范荣兰）

第二章　老年人的生理特点及心理变化

【学习目标】
掌握：1. 老年人常见的心理变化及其影响因素。
　　　2. 老年人常见的心理表现和心理问题的原因及护理措施。
熟悉：1. 老年人心理健康的标准。
　　　2. 维护与促进老年人心理健康的措施。
了解：老年人的生理特点和心理变化特点。

进入老年期，人体组织器官老化，各种生理功能逐渐衰退，机体调节功能减弱，加之重大生活事件（如退休、丧偶等），使老年人的适应能力和生活能力受到严重影响，从而产生一系列心理变化。了解老年人生理特点和心理变化，有的放矢地采取措施，对维护和促进老年人的身心健康有重要意义。

第一节　老年人的生理特点

随着年龄的增长，人体各器官及组织细胞逐渐发生形态、功能和代谢等一系列变化，出现退行性改变或功能衰退状态。不同个体之间或同一个体不同器官、组织、细胞之间的衰退程度是不同的。

一、老年人身体外形的变化

（一）皮肤与毛发
皮肤与毛发的改变是步入衰老过程的最初信号。

1. 毛发　随着年龄的增长，头发变成灰白、稀疏甚至脱发，发丝变细。毛发变白顺序为头发—鼻毛—睫毛。脱发一般从额头或顶部开始，逐渐扩展，最后累及枕部。

2. 皮肤　老年人由于弹性组织丧失，汗腺和皮脂腺的萎缩、分泌减少，皮肤干燥、皱纹增多、弹性降低、没有光泽，常伴有皮损，如老年色素斑、老年性白斑、老年疣等。

（二）身高、体重
老年人在增龄过程中出现身高和体重下降。由于椎间盘呈萎缩性变化，脊柱弯曲度增加，正常人从 50 岁开始，身高逐渐缩短。男性平均缩短 2.9cm，女性平均缩短 4.9cm。由于体内水分、细胞数目的减少，80～90 岁的老年人体重明显减轻。

（三）头面部
1. 眼睛　由于老年人眼窝内的脂肪组织减少，眼球凹陷，眼睑下垂；角膜周围有类脂性浸润，角膜上会出现白灰色云翳。

2. 耳　耳廓增大，皮肤干燥，失去弹性。

3. 鼻　鼻腔黏膜逐渐萎缩变薄、干燥。

4. 口　由于毛细血管血流减少，口唇周围失去红色，口腔黏膜及牙龈显得苍白；牙齿颜色逐渐变黄、变黑及不透明，多有牙齿缺失，常有义齿。

（四）胸部

老年人胸廓呈桶状改变，有慢性支气管炎、肺气肿的患者尤为严重。随着年龄的增长，女性乳房逐渐变长和平坦，乳腺组织减少。

（五）腹部

随着老年人运动量减少、皮下脂肪堆积在腹部，使得腹部隆起，腹壁肌肉松弛。

（六）脊柱四肢

老年人由于肌张力下降，腰脊变平，导致头部和颈部脊柱前倾；椎间盘退行性改变导致脊柱后凸，脊柱变短变弯曲，故老年人多有驼背。加之关节炎及累积的损伤，导致部分关节活动范围受限。

（七）泌尿生殖器

老年女性由于雌激素降低，使外阴发生一系列变化：阴毛稀疏，呈灰色，阴蒂变小，阴唇皱褶增多。老年男性由于雄激素水平下降，阴毛稀疏、灰白，阴茎、睾丸变小，阴囊无皱褶及晃动。

（八）神经系统

随着年龄的增加，神经传导速度减慢，对刺激反应的时间延长，老年人精神活动能力逐渐下降，如反应变慢、动作缓慢不协调。

二、老年人身体构成成分的变化

体内脂肪组织随着年龄增长而增加，脂肪以外的组织则随年龄的增长而减少，主要表现为以下几个方面：

1. 体内水分减少　老年人体内水分占体重的比例从成年的70%左右降至60%以下，进入高龄后降至55%以下。身体水分的减少对老年患者的临床状况产生直接的影响：一方面体内总水量减少使之易于脱水，机体对脱水的耐受性也降低；另一方面，贮存水的生理能力较小，能分布外源摄入水的容量减少，容易出现水过多。

2. 体内无机盐成分变化　老年人体内无机盐成分变化主要为钾、镁、钙、磷减少而钠、氯并不减少，特别容易发生缺钾、缺镁、缺钙。

3. 细胞量下降　老年人细胞凋亡增加等原因，常出现细胞量的下降，突出表现为肌肉组织的重量减少，从而引起肌肉萎缩。

4. 骨组织矿物质减少　老年人由于钙、磷减少常致骨组织矿物质明显减少，出现骨密度降低，至70岁时可降低20%～30%，容易发生不同程度的骨质疏松症、软骨病及骨折。

三、老年人身体各系统的变化

在生命的过程中，人体各系统的器官组织经历着发育、生长、衰老、死亡的必然进程。进入老年后，各器官生理功能衰退速度加快，使老年人容易发生疾病。

（一）呼吸系统的变化

1. 呼吸道　老年人呼吸道黏膜变薄，腺体萎缩，纤毛运动减弱，有效咳嗽反射功能减退，使呼吸道分泌物、异物的清理及抵御感染的能力降低，容易患呼吸道感染。

2. 肺　老年人肺泡数量和肺泡壁弹力纤维逐渐减少；肺毛细血管黏膜表面积减少，肺泡与血液气体交换的能力降低；加之呼吸肌和膈肌萎缩，呼吸功能减退，易引起胸闷、气短。

（二）循环系统的变化

1. 心脏　随着年龄的增长，包绕在心脏外面的间质纤维、结缔组织增多，束缚了心脏的收缩与舒张；心脏瓣膜由于硬化和纤维化而增厚，影响了瓣膜的正常开放与关闭；心脏传导系统退行性改变，容易发生传导障碍。出现心肌收缩力减弱，心排出量减少，心功能的代偿能力降低，老年人因生化环境的改变易诱发心力衰竭。

2. 血管　老年人血管壁弹性纤维减少，胶原纤维增多，动脉血管内膜逐渐发生粥样硬化，血管壁中层钙盐沉积，使血管增厚、变硬，弹性减弱，外周阻力增加，导致血压上升。老年人容易患动脉硬化、冠心病、脑血管意外等疾病。

（三）消化系统的变化

1. 老年人牙齿随年龄的增加逐渐损坏、脱落，唾液腺分泌减少，味觉减退，吞咽功能下降；消化道黏膜和肌层萎缩，胃酸及胃蛋白酶分泌减少，胰腺的外分泌腺功能下降，各种酶活性降低。胃肠消化作用减退，导致各种营养物质的吸收障碍，易发生便秘。

2. 老年人肝脏萎缩，实质细胞减少、变性，结缔组织增生。部分肝细胞酶活性、解毒功能及蛋白质合成功能降低，出现白蛋白降低、球蛋白及纤维蛋白增高。

3. 老年人胆囊、胆管壁变厚，胆囊变小，弹性降低，胆汁黏稠并含有大量胆固醇和胆红素，易淤积而发生胆结石。

（四）泌尿生殖系统的变化

1. 老年人肾实质逐渐萎缩，肾小球的数量不断减少，到 70 ～ 90 岁时只有原来的 1/3 ～ 1/2，对氨基和尿酸的清除率、肾小球滤过率、肾脏的浓缩与稀释功能均下降，容易导致水钠潴留和急性肾衰竭。红细胞生成素减少，红细胞成熟与生成障碍可引起贫血。

2. 膀胱肌肉萎缩、收缩力减弱而容量减少，容易出现尿外溢、残余尿增多、尿频、夜尿量增多等现象。老年男性常因前列腺增生而影响排尿，老年女性可因盆底肌肉松弛，引起尿失禁。

（五）内分泌系统的变化

随着年龄的增长，内分泌器官几乎都有不同程度萎缩，影响分泌出激素的质和量。男性雄激素和女性雌激素减少都会引起骨质疏松，容易骨折。老年人胰高血糖素分泌异常增加，胰岛 B 细胞减少，使糖尿病的发病率增高。

（六）运动系统的变化

老年人骨骼中的有机物质如骨胶原、骨黏蛋白质含量减少或逐渐消失，骨质疏松，容易发生变形和骨折。椎间盘呈退行性变，关节软骨变性，滑囊变僵硬及骨赘的生成，常使关节活动不灵活。

（七）神经系统的变化

1. 脑细胞减少与脑萎缩。老年人脑的体积逐渐缩小，重量逐渐减轻，出现脑萎缩；轴突和树突也伴随神经元的变性而减少，使运动和感觉神经纤维传导速度减慢，可出现步态不稳，蹒跚步态，容易发生跌倒。

2. 随着脑血管的退行性变、脑血流量的减少及耗氧量的降低，老年人常出现记忆力减退、思维判断能力降低、反应迟钝等。

（八）感觉器官

1. 视觉　一般在 40～50 岁，晶状体调节功能和聚焦功能逐渐减退，视近物能力下降，出现"老视"。瞳孔括约肌的硬化及瞳孔逐渐缩小，对光反应迟钝，同时老年人的感应阈值增加，导致暗适应能力明显减退，夜间视物不清，视野范围随年龄而缩小。

2. 听觉　由于耳蜗与听神经的变性，随年龄的增加，出现老年性耳聋，对高音量及噪音易产生焦虑、耳鸣。

3. 味觉、嗅觉　老年人的味觉会因功能性味蕾的减少而逐渐减退，嗅觉也因嗅球纤维的减少而减弱，造成食欲缺乏，从而影响机体对营养物质的摄取。

4. 触觉　老年人对压力、疼痛及温度的感受力也降低，会造成对环境的误认而危及个人安全。

第二节　老年人的心理变化特点

进入老年期，人的各种生理功能逐渐进入衰退阶段，并面临社会角色的改变、丧偶等生活事件，在面对和适应过程中，老年人常会出现一些特殊的心理变化，影响其老化过程、健康状况、老年病的防治和预后。

一、老年人心理变化的特点

1. 身心变化不同步进行　生理变化主要由生物学自然法则所决定，而心理变化却较为复杂，主要受社会文化的影响。伴随着老年期的进程，生理功能逐渐衰退，但并非心理状态也必然走向紊乱和衰退。

2. 心理发展具有潜能和可塑性　社会地位更迭、生活方式改变、经济状况下降、疾病困扰等，对这些问题的良好适应本身就意味着心理发展具有潜能和可塑性。

3. 心理变化体现出获得与丧失的统一　老年期的心理发展会因增龄而受到诸多制约，但健康老人一般均有选择性地发展替代和优化能力，以补偿逐渐下降的能力，适应新的生活。

4. 心理变化存在着较大的个体差异　受遗传、社会环境和个体生活经历的影响，老年人的心理变化必然会存在较大的个体差异。

二、老年人的心理变化

老年期的心理变化伴随生理功能的减退而出现老化，使某些心理功能或心理功能的某些方面出现下降、衰退。

1. 智力的变化　智力是学习能力或实践经验获得的能力。老年人在限定时间内学习速度比年轻人慢，学习新东西、新事物不如年轻人，其学习也易受干扰。

2. 记忆的变化　随年龄增长，老年人记忆能力下降，有意识记忆为主，无意识记忆为辅，再认能力尚好，回忆能力较差。老年人意义记忆完好，但机械记忆不如年轻人。

3. 思维的变化　由于老年人记忆力的减退，无论在概念形成，解决问题的思维过程还是创造性思维和逻辑推理方面都受到影响，而且个体差异很大。

4. 人格的变化　老年期的人格也相应有些变化，如对健康和经济的过分关注与担心所产生的不安与焦虑，因交往减少而产生的孤独感等。

5. 情感与意志的变化　老年人的情感和意志过程因社会地位、生活环境、文化素质的不同而存在较大差异。

三、老年人心理变化的影响因素

1. 各种生理功能减退　随着年龄的增长，各种生理功能明显减退，并出现一些老化现象，如脑细胞萎缩，导致反应迟钝，记忆力减退，这些正常的衰老变化使老年人产生"力不从心"的感受。

2. 社会角色的变化　由于离退休而导致社会地位、社会角色、社会关系的改变，使一些老年人难以适应，进而产生孤独、失落、无用、抑郁、烦躁等心理，这些不良心理又会加速身体的老化。

3. 家庭人际关系和经济状况的改变　离退休后，家庭成为老年人主要的生活环境。家庭成员之间的关系，会对老年人的心理产生影响。退休后经济收入的减少，也常使老年人产生失落感、焦虑不安和自卑心理。

4. 丧偶　夫妻恩爱是老年人心情愉快的重要条件，丧偶是一个重大的精神刺激，对于老年人来说，丧偶后极度的悲哀对身心健康可造成严重的损害。

5. 疾病　疾病会对老年人的心理状态直接或间接产生影响。如缺血性脑血管疾病，导致脑组织供血不足，引起脑功能减退，直接影响老年人的心理状态；脑梗死等慢性疾病，使老年人长期卧床，生活不能自理，产生悲观、绝望等心理状态。

6. 文化程度　由于文化程度的不同，老年人在社会、心理需求和价值观念等方面存在差异。一般来说文化程度较高的老年人对生活质量的期望值较高，面对各种应激事件容易受挫，进而产生消极情绪，对身心健康极为不利。

第三节　老年人常见的心理表现和心理问题

一、孤独

孤独（loneliness）是一种心灵的隔膜，是一种被疏远、被抛弃和不被他人接纳的情绪体验。孤独感在老年人中常见，解除老年人孤独感是个不容忽视的社会问题。

（一）原因

1. 离退休后远离社会生活。
2. 子女独立成家后成为空巢家庭或体弱多病、行动不便，减少了与亲朋的来往。

3. 丧偶。

4. 性格孤僻、过度内向。

（二）主要表现

1. 精神症状　精神萎靡不振，常偷偷哭泣，顾影自怜，如体弱多病、行动不便时，上述消极感会更加严重。

2. 行为改变　孤独会使老年人选择更多的不良生活方式，如吸烟、酗酒等，不良的生活方式与心脑血管疾病等慢性疾病的发生和发展密切相关。

（三）护理措施

1. 教育老年人不脱离社会，积极而适量地参加各种力所能及的有益于社会和家人的活动，做到老有所为，既可消除孤独与寂寞，更从心理上获得生活价值感的满足。

2. 鼓励子女与老年人同住，子女不仅要在生活上给老人以照顾，同时要在精神上给予关心。对丧偶的老年人，子女应该支持其求偶需求。

3. 社区和老年护理机构等要创造条件，让老年人互相交往和参加一些集体活动，并为离退而尚有工作能力和学习要求的老人，创造工作和学习的机会。

二、抑郁

抑郁（depression）是个体失去某种其重视或追求的东西时产生的态度体验，是一种常见的情绪反应。抑郁情绪在老年人中常见，老年人的自杀通常与抑郁有关。

（一）原因

病因不明，可能与以下因素有关。

1. 生理因素　老化造成中枢神经递质改变，对老年抑郁症起着重要作用。

2. 病理因素　老年人常因疾病导致的躯体功能障碍或残疾使其自理能力下降或丧失。病症的压力是常见的诱因。

3. 心理、社会因素　老年人遭受的心理、社会应激事件较多，如退休、丧偶、子女分居、经济窘迫等，造成老年人空虚、寂寞、孤独以致发生苦闷、抑郁。

（二）主要表现

1. 精神症状　主要包括情绪低落、思维迟缓和行动减少三个主要方面，以情绪低落最为常见。

2. 躯体症状　常见有头痛、心悸、胸闷、失眠、食欲下降、腹胀、便秘等。其中最常见的是睡眠障碍，表现为入睡困难、早醒、易醒多梦，严重抑郁症出现自杀行为。

（三）护理措施

老年抑郁的防护原则是：减轻抑郁症状，减少复发，提高生活质量和健康水平，降低医疗费用和死亡率。

1. 加强心理护理　多陪伴老人，引导老人适时表达自己的内心想法，并加以疏导，为老人创造条件，增加人际交往，学习社交技巧，改变应对方式。

2. 严防自杀　自杀观念与行为是抑郁最严重的危险症状，必须尽早识别自杀动向，对有强烈自杀企图者，要专人24小时看护，必要时适当约束，并加强物品及药品的管理，凡能成为自杀、自伤的工具都要妥善保管，药物看服到口，以免患者一次大量吞服。

3. 培养兴趣爱好　鼓励子女多关心老人，培养老人新的兴趣爱好，转移注意力。

三、自卑

自卑（inferiority）即自我评价偏低，就是自己瞧不起自己，它是一种消极的情感体验。一个人的自尊需要得不到满足，又不能客观的分析自己，就容易产生自卑心理。

（一）原因

1. 老化引起的生活能力下降，体弱多病，行动不便。

2. 疾病引起的部分或全部生活自理能力和环境适应能力的丧失。

3. 各种应激事件，如离退休、丧偶、丧子、经济窘迫、家庭关系不和、角色转换障碍。

（二）主要表现

自卑心理形成后，往往怀疑自己的能力，从而怯于与人交往，直至孤独地自我封闭。本来经过努力可以达到的目标，也会认为不行而放弃。自卑心理不但影响自信心，严重者还会损害老年人的身心健康，加速衰老，增加失控感。

（三）护理措施

1. 为老年人创造健康的社会心理环境　尊老敬老，鼓励老年人参与社会活动，做力所能及的事情，增加生活的价值感和自尊。

2. 协助老年人生活所需　对生活完全不能自理的老人，在不影响健康的前提下，尊重并协助他们原来的生活习惯，使老年人的需要得到满足。

3. 心理疏导　帮助老年人及其家属分析自卑原因，指导老年人保持良好的心态，学会自我疏导和自我放松；帮助老人的子女学会谦让和尊重老人，鼓励和倾听老人的内心宣泄，真正从身心上去关心体贴老人。

四、离退休综合征

所谓离退休综合征是指老年人由于离退休而产生的一种适应性心理障碍。这种心理障碍往往还会引发其他生理疾病，影响身体健康。

（一）原因

1. 心理准备不足　离退休前没有计划和设想，离退休后缺乏足够的心理准备，失去精神寄托，心理上无法适应。

2. 角色改变　离退休后权力影响力下降，经济收入降低，社会活动减少，前后生活反差较大，自我调整不及时。

3. 个性特点　本身性格缺陷，不善交际，固执内向，适应能力较差。

4. 价值感丧失　离开原来的工作岗位，自感"无社会价值"，产生不良的负性情绪。

5. 缺乏社会支持　离退休后，单位领导、同事及亲朋好友对老年人关心不够，老人易产生孤独、失落等心态。

（二）主要表现

离退休综合征是一种复杂的心理异常反应。主要表现为情绪异常和躯体方面的症状。

1. 情绪异常　患者心烦意乱，坐卧不安，行为反复或无所适从，做事犹豫不决、注意力不集中，急躁易怒，敏感多疑，精神不振，忧郁沮丧，有强烈的孤独、失落和无用感，对未来悲观失望，对一切事物兴趣索然，严重者生活需他人协助。

2. 躯体症状　头痛、头晕、失眠多梦、胸闷、心悸、腹痛、乏力、多汗、阵发性全身燥热等。

当然，离退休综合征的形成因素比较复杂，与人的个性特点、生活方式和人生观有着密切关系，所以并非每一个离退休的老人都会出现。

（三）护理措施

离退休是人生的一个重要转折，要预防和治疗离退休综合征，就要协助老年人努力适应离退休所带来的各种变化，即实现离退休社会角色的转换。

1. 理解、尊重老年人　主动关心、陪伴老年人，遇事主动与老人商量，尊重其成就感和权威感。

2. 心理指导　指导老年人正确认识角色转换与过度的必然性，以一颗平常心对待，并将离退休视为另一种绚丽人生的开始。

3. 指导老人重新规划离退休后生活　指导老年人根据自身状况重新安排离退休后的生活。可以继续发挥专长，做一些力所能及的工作；积极主动地去建立新的人际网络；妥善处理离退休后工作、学习和家庭生活的关系。

4. 培养有益于身心健康的兴趣爱好　如学习书法、绘画、园艺、烹调等，以丰富和充实自己的生活，保持身心健康。

5. 养成良好的生活方式　生活规律，睡眠充足，适度运动，合理饮食，戒除不良嗜好，采取适合自己的休息、运动和娱乐方式，以保持健康的生活状态。

6. 必要的药物和心理治疗　对于患有严重的焦躁不安和失眠的离退休综合征的老人，可在医生的指导下适当服用药物，以及接受心理治疗。

五、空巢综合征

所谓空巢，是指子女长大成人后相继离开家庭，形成老年人独自生活，独守老巢的情况。空巢综合征是指老年人生活在"空巢"环境中，由于人际关系疏远而产生被分离、舍弃的感觉，出现孤独、寂寞、空虚、精神萎靡、情绪低落等一系列心理失调症状。

（一）原因

1. 老人独居时间增多　部分老年人希望自己有更多的自由空间或不愿意离开熟悉的环境而选择与子女分开居住；年轻人因外出务工、出国等无法与老年人居住在一起；因住房紧张或年轻人追求自由与自己的生活方式等，造成不能或不愿意与老人一起居住，各种原因导致老年人独居，形成"空巢"。

2. 传统观念受到冲击　受"养儿防老"的传统思想影响，部分老年人对子女情感依赖性强。当因衰退或疾病需要子女照顾时，子女却不在身边，或部分已婚子女家庭观念淡薄，长久不探望老人，使老年人晚年理想落空，常感心情郁闷、孤寂、沮丧。

3. 社会化养老保障机制及设施不健全。

（二）主要表现

1. 情感表现　老年人常有孤独、自怜、无助等复杂的情感体验。空巢家庭中的老年人，大都寂寞、空虚、精神萎靡和心情抑郁。

2. 认知表现　多数老年人有自责倾向，认为过去没有尽到父母应尽的责任与义务，也有部分老年人认为子女对父母的回报、孝敬、关心和照顾不够。

3. 行为表现　活动减少，兴趣减退，深居简出，闷闷不乐。常伴有睡眠障碍、食欲减退、疼痛泛化，严重时生活不能自理。

（三）护理措施

1. 指导老人正确面对现实　引导老年人调整心态，正确面对子女成家立业的现实，不过高期望和依赖子女对自身的照顾。把子女长大离家看做是自己抚养的成就，把独自生活当做锻炼社会适应能力的机会，从而战胜空巢综合征。

2. 指导老人安排合适的社会活动　鼓励老年人多参与社会活动，多与邻里和朋友交往，互相关心和帮助，消除孤寂感。

3. 鼓励表达情感　为老年人提供表达情感的机会，促进老年人与家庭成员的沟通。子女要经常看望父母，经常与父母通过各种方式进行感情和思想的交流，给老年人精神上的慰藉。

4. 帮助老年人适应老年机构的生活　经济许可时可去养老院、老年公寓居住，老年人与同龄人共处一室，有助于缓解孤独感。

六、高楼住宅综合征

高楼住宅综合征，即长期居住于城市的高层闭合式住宅里，少有外界交往，也很少到户外活动，所引起的一系列生理和心理异常反应的一系列综合征。高楼住宅综合征容易引起老年肥胖症、骨质疏松症、高血压及冠心病等疾病的发生。

（一）原因

长期居住于城市的高层闭合式住宅里，深居简出，很少到户外活动。

（二）主要表现

1. 身体方面　难以适应气候变化，体质虚弱、面色苍白、四肢乏力等。出现睡眠障碍、头昏头痛、心慌气短、食欲减退、消化不良等躯体化症状。

2. 心理、社会方面　常感无所事事，精神空虚。表现为情绪不稳、烦躁不安、悲观孤僻、户外活动减少等，严重者可因孤独、抑郁、失去生活信心而产生自杀倾向。

（三）护理措施

1. 鼓励老年人多参加社会活动，增加人际交往，邻里之间时常走动，以增加了解，增进友谊，开阔胸怀，消除孤独感。

2. 指导老年人加强运动，根据自身的健康状况和爱好，选择适宜的运动项目，以增强体质，促进身心健康。

第四节　老年人心理健康的维护与促进

老年人的心理是否健康，不仅会影响老年人对自身健康和生活质量的感受，也影响着衰老的速度。因此，维护与促进老年人的心理健康是老年护理的重要内容。

一、老年人的心理健康

（一）心理健康的定义

第三届国际心理卫生大会将心理健康（mental health）定义为："所谓心理健康，是指在身体、智能以及情感上与他人的心理健康不相矛盾的范围内，将个人心境发展成最佳状态。"也就是说，心理健康不仅是没有心理疾病，还意味着个人的良好适应和充分发展。

（二）老年人心理健康的标准

综合国内外心理学专家对老年人心理健康标准的研究，结合我国老年人的实际情况，老年人心理健康的标准可从以下几个方面进行界定。

1. 认知正常　是心理健康的首要标准。体现在：感知觉正常，判断事物基本准确；记忆清晰；思路清楚，不出现逻辑混乱；具有一定的学习能力，能适应新的生活方式。

2. 情绪健康　愉快而稳定的情绪是情绪健康的重要标志。心理健康的老年人能经常保持愉快、乐观、开朗的情绪，并能适度表达和控制自己的情绪。

3. 行为正常　能坚持正常的生活、工作、学习、娱乐等活动，其一切行为符合自己年龄特征及在各种场合的身份和角色。

4. 人格健全　主要表现为：以积极进取的人生观为人格的核心，积极的情绪多于消极的情绪；能够正确评价自己和外界事物，能够听取不同的意见，能够控制自己的行为；意志坚强，能经得起外界事物的强烈刺激，能沉着地运用自己的意志和经验去克服困难；能力、兴趣、性格与气质等各个心理特征和谐而统一。

5. 关系融洽　表现为：乐于与人交往，有知己朋友；与家人有融洽的情感交流；能客观评价他人，宽以待人；既乐于助人，也乐于接受帮助。

6. 环境适应　老年人能与外界环境保持接触，不脱离社会，正确认识社会现状，坚持学习，及时调整自己的行为，以便能更好地适应环境，适应新的生活方式。

二、老年人心理健康的维护与促进

（一）维护和增进老年人心理健康的原则

1. 适应原则　心理健康强调人与环境的和谐一致。指导老年人学会面对环境中的不良刺激并设法减轻其对身心的影响；学会协调人际关系，发挥自己的潜能，以维护和促进心理健康。

2. 整体原则　人是一个身心统一的整体，身心相互影响。只有生理健康，才有助于心理健康。

3. 系统原则　人是一个开放系统，无时无刻不与自然、社会环境相互影响、相互作用。要维护人的心理健康，需关注家庭或群体、社会对机体的影响，只有从自然、社会文化、人际关系等多方面、多角度、多层次考虑和解决问题，才能达到内外环境的协调与平衡。

4. 发展原则　人的心理健康状况是一个动态发展的过程，应充分考虑到心理状况在不同年龄阶段、不同时期、不同身体状况和不同环境中的可变性和可塑性。所以要以发展的观点动态地把握和促进其心理健康。

（二）维护和促进老年人心理健康的措施

1. 帮助老年人正确认识"生、老、病、死"

（1）树立正确的衰老观　每个物种都有其生命周期，人也不例外，承认现实并能够正确对待衰老，保持一颗健康年轻的心，可促进健康。

（2）树立正确的健康观　老年人往往对疾病过分忧虑，并对自己的健康状况持消极评价。只有正确对待疾病，才能采取适当的求医行为，积极配合治疗与护理，促进病情稳定和康复。

（3）树立正确的生死观　死亡是生命的一个自然阶段。只有树立正确的生死观，克服对死亡的恐惧，才能正确面对死亡，更好地珍惜生命，提高生存质量。

2. 指导老年人"老有所学""老有所乐"

（1）坚持适量的脑力劳动　指导老年人根据自身条件和兴趣参加一些文化活动，通过书报、电视、网络等不断获取新知识，达到丰富精神生活，减少孤独、空虚的目的。

（2）保持乐观、豁达的心态　当情绪稳定、心情愉悦时，大脑神经中枢会持续不断地分泌一种叫做"内啡肽"的激素，这种激素可提高机体免疫力，使人延年益寿。所以老年人要善于调整自身的情绪和心理状态，保持愉悦心境，培养健康向上的兴趣爱好，充分体验老有所乐的情趣。

3. 教育老年人树立"老有所用""老有所为"的观念　一个人的退休是自然的、不可避免的。为避免离退休后无所事事而产生的孤独和抑郁，应积极参加社会活动，做些力所能及的工作，继续发挥余热，实现"老有所用"。身体好、精力充沛的健康离退休老人，可积极创造条件再就业或参加社会公益活动或社会福利事业，从中感到充实、愉快，实现老有所为、老有所用，提升人生价值。

4. 指导老年人妥善处理家庭关系　家庭是老年人晚年生活的主要场所。家庭关系和睦，家庭成员互敬互爱则有利于老年人的健康长寿；相反，家庭不和，家庭成员之间关系恶劣，则对老年人的身心健康极其有害。老年人需要家庭成员的理解、支持和照料，因而搞好夫妻、子女及亲属的关系，建立和睦的家庭环境非常重要。一方面家庭成员之间要相互理解和包容，夫妻间要相互关心和宽容，注重情感交流，保持心情舒畅；另一方面要鼓励老年人与家人同住，支持丧偶老人再婚，使老年人晚年不再孤寂。

5. 指导老年人注重日常生活中的心理保健

（1）正确认识和对待心理健康，及时消除和"转化"不良心理　老年人容易受各种消极因素的影响而产生消极情绪。要指导老年人知足常乐，及时将不愉快情绪向家属、朋友或组织倾诉，解除压抑和不快。

（2）培养广泛的兴趣爱好　老年人可根据自己的情况，有意识地培养一些兴趣爱好，如养鸟、种花、烹调、旅游等，以调节情绪，充实晚年生活。

（3）培养良好的生活习惯　老年人应力求做到饮食有节，起居有常，戒烟限酒，多参与社会活动，增进人际交往，多接触大自然，以利于老年人的心理健康。

（4）坚持适量运动　"生命在于运动"，适量运动有益于老年人的身心健康。老年人可根据自己的年龄、体质、兴趣爱好及锻炼基础选择合适的运动项目，如散步、慢跑、太极拳、气功等。

6. 营造良好的社会支持系统，体现老有所养，老有所助

（1）进一步树立尊老、敬老的社会风尚　加强宣传教育，继续大力倡导尊老、敬老，为老年人心理健康营造良好的社会心理环境。

（2）维护老年人的合法权益　加强老龄化问题的科学研究，尽快完善相关法律，为老年人安度晚年提供社会保障。

（3）促进多种类型老年机构的建立　如养老院、老年公寓、托老所、老年大学、老年精神卫生中心、社区服务网络、老年人的互助组织等，帮助老年人解决实际问题，提供便利服务。

（4）建立老年人的健康档案　社区护理人员应为社区老年人建立健康档案，方便老年人接受系统化、个性化的护理服务。

综|合|测|试

A1 型题

1. 老年人的心理变化特点不包括

　　A. 身心变化不同步进行　　　　　　　　B. 心理发展具有潜能和可塑性

　　C. 心理变化体现出获得与丧失的统一　　D. 心理变化的过程趋于一致

　　E. 心理变化存在着较大的个体差异

2. 不属于老年人心理健康的标准的是

　　A. 认知正常　　B. 行为正常　　C. 人格健全　　D. 固执己见　　E. 情绪健康

3. 对孤独老年人的护理措施不恰当的是

　　A. 教育老年人逃避现实　　　　　　　　B. 鼓励子女与老年人同住

　　C. 支持丧偶老人再婚　　　　　　　　　D. 指导老人适量参加社会活动

　　E. 为尚有工作能力的老人创造工作机会

4. 维护和增进老年人心理健康的原则错误的是

　　A. 适应原则　　B. 强化原则　　C. 系统原则　　D. 发展原则　　E. 整体原则

5. 老年人身体构成成分的变化叙述不正确的是

　　A. 钙、磷减少，骨密度降低

　　B. 体内钾、钠、镁、钙、磷减少

　　C. 细胞量的减少，肌肉组织的重量减轻

　　D. 容易发生不同程度的骨质疏松症、软骨病

　　E. 体内水分明显减少，机体对脱水的耐受性也降低

A3 型题

（6～10 题共用题干）

　　张某，女，61岁，教授，退休在家，近期女儿出国留学，导致其寂寞、空虚、情绪低落，护士指导其参加英语学习班，欲了解其心理情况对学习的影响。

6. 该老年人的心理变化表现不正确的是

　　A. 意义记忆完好　　　　　　　　　　　B. 机械记忆不如年轻人

　　C. 在规定时间内速度记忆衰退　　　　　D. 记忆能力下降，以无意识记忆为主

　　E. 在限定时间内加快学习速度比年轻人难

7. 对该老年人心理变化的影响因素不包括

    A. 价值感丧失

    B. 雌激素减少

    C. 女儿外出求学，出现空巢综合征

    D. 离退休导致社会角色改变，产生失落感

    E. 随着年龄的增长，各种生理功能逐渐减退

8. 引起离退休综合征的原因不包括

    A. 价值感丧失，自感无用

    B. 离退休前心理准备不足

    C. 离退休后角色改变，社会活动增多

    D. 本身性格缺陷，固执内向，出现心理失调

    E. 缺乏社会支持，单位领导、同事及亲朋好友对老年人关心不够

9. 空巢综合征的护理措施包括

    A. 为老年人提供表达情感的机会

    B. 帮助老年人适应老年机构的生活

    C. 鼓励空巢老年人多参与社会活动

    D. 指导老年人正确面对现实，不过高期望和依赖子女对自身的照顾

    E. 以上都是

10. 促进该老人的心理健康，下列哪些措施不恰当

    A. 帮助老人树立正确的衰老观　　　　B. 帮助老人树立正确的健康观

    C. 指导老人坚持适量的脑力劳动　　　D. 教育老人树立"老有所用"的观念

    E. 答应老人强制要求女儿回国的决定

（陈小菊）

第三章　老年人的健康评估

【学习目标】

掌握：老年人躯体健康及心理健康评估的主要内容。日常生活能力量表（ADL）和日常生活功能指数评价表的使用方法及量表结果分析；汉密顿焦虑量表的使用；认知的评估内容，老年人常用的认知状态评估量表，简易智力状态检查。

熟悉：老年抑郁量表的使用；社会健康评估的内容；熟悉角色的概念及角色适应评估；老年人生活质量的评估。

了解：老年人健康评估的其他量表。

健康评估是有计划、有目的、系统地收集评估对象的健康资料，并对资料进行分析、判断、整理的过程。老年人的评估与一般成年人的评估相同，只是在评估内容和方法上注意老年人的生理改变、认知改变以及社会环境改变对老年人的影响。

第一节　老年人躯体健康的评估

一、健康史的评估

由于生理机能衰退导致老年人的视听感觉功能减退，常常因接受信息能力变差而不能明确地表达身体的不适，以致掩盖真实病情，影响对疾病的判断。因此，在收集资料的过程中，护士应安排充分的时间、选择适宜的环境，用良好的态度、和蔼清晰的语言、适度的距离，了解老年人目前的健康状况、既往史及日常生活活动和社会活动的能力。

1. **现病史**　现病史是指老年人目前的健康状况，评估老人患病后的全过程，应详细询问疾病发生的时间、原因（诱因）、发病的缓急、病程的长短、是否加重、主要症状的特点及演变过程、对日常生活产生的影响、疾病的治疗经过及疗效、目前康复的情况等。

2. **既往史**　既往史是指老年人既往的健康状况，曾经患过哪些疾病，其临床诊断、治疗及康复情况等。特别要注意与现在疾病有密切关系的病史，如风湿性心脏病有无风湿热的病史。有无传染病病史、手术、外伤及过敏史等。个人生活史主要包括老年人的经济状况、居住环境、饮食起居、个人爱好及不良嗜好、日常生活活动和社会活动能力等。

3. **家族史**　主要了解患者直系亲属的健康状况及患病情况。有无遗传性、传染性疾病，已故者询问死亡原因及年龄。

二、体格检查

体格检查是护士运用自己的感觉器官或借助简单的工具对老年人作细致的观察和检查，以了解其身体状况。体格检查时，应根据老年人生理变化和疾病特点，利用视、触、叩、听、嗅的方法，有目的、有重点、有顺序地进行。

1. 一般检查

（1）一般状态　①身高、体重。②生命体征：老年人的体温较正常成人稍低；呼吸稍增快；血压升高，收缩压在 140～160mmHg，舒张压在 70～90mmHg。③意识状态、营养、体型、体位与步态：在老年期都会有不同程度的改变，检查时注意观察。

（2）皮肤黏膜　检查时注意观察皮肤颜色、温度、弹性的变化，有无水肿、出血、皮疹和破损等。老年人皮肤变薄，弹性差，出现皱纹，并可有色素沉着形成老年斑，分布于颜面、手背、前臂、小腿及足背等处，边界清晰，圆形或椭圆形、稍隆起似扁豆大小，淡褐色或黑色疣状物。由于汗腺和皮脂腺萎缩，分泌减少，皮肤粗糙、干燥。指甲变黄、变厚、变硬，灰甲在足趾部明显。

（3）全身浅表淋巴结　特别是颈部、锁骨上和腋下淋巴结有无肿大，并注意其数目、质地、表面是否光滑、是否粘连、有无触痛等。

2. 头颈部检查

3. 胸部检查

4. 腹部检查

5. 运动系统

6. 神经系统

7. 会阴部检查

（2~7部分详见第二章老年人的生理特点）

三、功能状态评估

通过对老年人功能状态的评估了解老年人的功能状态、生活状况，判断早期功能缺失，制订相应的护理计划，帮助老年人完善功能以满足老年人独立生活的需要，继而提高老年人的自理能力、生活独立性，提高生活质量。

（一）日常生活功能状态评估

包括基本的日常生活活动能力，工具性日常生活活动能力及高级日常生活活动能力三个层次。

1. 基本的日常生活活动（activities of daily life，ADL）　主要评定被试者的日常生活能力，包含正常人日常生活中所必须完成的活动，如穿衣、洗澡、进食、大小便的控制、个人卫生等，此层次的功能受限，将影响老年人基本生活满足。

2. 工具使用的日常生活活动（instrumental activities of daily life，IADL）　又称独居生活能力，反映老年人社会适应能力，包括购物、使用电话、处理金钱、使用大众交通工具、做饭、家庭清洁整理、经济理财等内容，此层次的功能受限，不能进行正常的社会生活（表3-1）。

表3-1 工具使用的日常生活活动量表

（在选择的项目序号上划"√"，每一条的项目序号表示分数，越低说明能力越强）

1. 使用电话 (1)能自己打电话,(2)能拨熟悉的电话,(3)能接但不能打电话,(4)不能使用电话

2. 购物 (1)能购买所需之物,(2)能独立买小东西,(3)购物时需陪伴,(4)不能自行购物

3. 食物准备 (1)能独立烹调,(2)有原料则能烹调,(3)对做熟的食物能加热,(4)需要别人提供食物

4. 家务料理 (1)能独自完成全部家务,(2)完成较轻的家务,(3)完成部分较轻的家务,(4)所有家务均需帮助

5. 洗衣 (1)能洗自己所有衣物,(2)能洗小衣物,如短袜、长袜等,(3)不能洗衣

6. 交通方式 (1)能独自使用交通工具,(2)在别人帮助下能乘出租车或公车,(3)不能出外旅行

7. 服药能力 (1)能主动准确服药,(2)能服用事先准备的药物,(3)不能正确服药

8. 经济理财 (1)能自行理财,(2)能计划日常购物,储蓄及消费时需要帮助,(3)不能自行理财

总分：评价标准：好 = 8 分，一般 = 10～19 分，差 ≥20 分

3. 高级日常生活活动 （advanced activities of daily life，AADL） 是评价一些与生活质量相关的活动，如娱乐、职业工作、社会活动等，而不包括满足个体保持独立生活的活动。高级日常生活能力的缺失一般比基本的日常生活活动和工具使用的日常生活活动能力的缺失出现得早，一旦出现，就预示着更严重的功能下降。

（二）常用的功能状态评估工具

1. 美国的 Lawton 和 Brody 制订的 ADL 量表 共有 14 个项目，其中上厕所、进食、穿衣、梳洗、行走和洗澡这 6 项反映的是基本生活自理能力，打电话、购物、备餐、做家务、洗衣、使用交通工具、服药和自理经济这 8 项反映的是工具使用的日常生活活动能力 （表3-2）。

表3-2 日常生活活动能力量表

圈上最适合的情况		圈上最适合的情况	
项目	评分	项目	评分
1. 使用公共车辆	1 2 3 4	8. 梳洗	1 2 3 4
2. 行走	1 2 3 4	9. 洗衣	1 2 3 4
3. 备餐	1 2 3 4	10. 洗澡	1 2 3 4
4. 做家务	1 2 3 4	11. 购物	1 2 3 4
5. 服药	1 2 3 4	12. 上厕所	1 2 3 4
6. 进食	1 2 3 4	13. 打电话	1 2 3 4
7. 穿衣	1 2 3 4	14. 自理经济	1 2 3 4

备注：评分分 4 级：完全可以自己做（1 分）、有些困难（2 分）、需要帮助（3 分）、完全不能自己做（4 分）。总分低于 16 分为完全正常，大于 16 分有不同程度的功能下降。单项 1 分为正常，2～4 分为功能下降；有两项或两项以上 ≥3 分或总分 ≥22 分为功能有明显障碍

2. 日常生活功能指数评价表 日常生活功能指数评价表是由 Katz 等人设计制订。

包括洗澡、更衣、入厕、移动、控制大小便、进食等 6 个 ADL 功能的评分，总分值和活动范围与认知功能相关。此量表可用作自评或他评，以决定老年人各项功能完成的独立程度。该量表可用于测定慢性疾病的严重程度与治疗效果，还可用于预测某些疾病的发展（表 3 - 3）。

表 3 - 3　Katz 日常生活功能指数评价表

姓名：　　　　　　　　　　　　　　　　　　　　评价日期：

1. 洗澡——擦浴、盆浴或淋浴

□独立完成（洗盆浴时进出浴缸自如）　　　□仅需要部分帮助（如背部或一条腿）
□需要帮助（不能自行洗浴）

2. 更衣——从衣橱或抽屉内取衣穿衣（内衣、外套），以及扣扣、系带

□取衣穿衣完全独立完成　　　　　　　　　□只需要帮助系鞋带
□取衣穿衣需要帮助

3. 入厕——进厕所排尿、排便自如，排泄后能自洁及整理衣裤

□无需帮助，或能借助辅助具进出厕所　　　□进出厕所需要帮助（需帮便后清洁或整理
□不能自行进出厕所完成排泄过程　　　　　　　衣裤，或夜间使用便器）

4. 移动——起床，卧床；从椅子上站立或坐下

□自如（包括使用手杖等辅助器具）　　　　□需要帮助
□不能起床

5. 控制大、小便

□完全能控制　　　　　　　　　　　　　　□偶尔有失禁
□排尿、排便需要别人观察控制，需使用导尿
　管或失禁

6. 进食

□进食自理无需帮助　　　　　　　　　　　□需帮助备餐，能自己吃食物
□需帮助进食，部分或全部通过胃管进食，或
　需静脉输液

备注：每个功能项目中，帮助是指监护、指导、亲自协助。评估上表中的各项功能，在相应的□内打"√"

3. Pfeffer 功能活动调查表（functional activities questionnaire，FAQ）　于 1982 年编制。其目的是更好地筛选和评价功能障碍不太严重的老年患者，即早期或轻度痴呆患者。FAQ 的内容更偏重于社会适应能力，对老年人是否能在社会上独立生活至关重要。由于该量表评定一次仅需 5 分钟，故常在社区调查或门诊工作中应用（表 3 - 4）。

表 3 - 4　功能活动调查表 FAQ

请圈上最适合的情况：

请仔细阅读下列的 10 个问题，并按老年人的情况，选择一个最能合适地反映其活动能力的评定，每一个问题只能选择一个评定，不要重复评定，也不要遗漏。

1. 使用各种票证（正确使用，不过期）　　　　　　　　　　　　0　1　2　9

续表

2. 按时支付各种票据（如房租、水电费等）	0 1 2 9
3. 自行购物（如购买衣、食及家庭用品）	0 1 2 9
4. 参加需技巧性的游戏或活动（如下棋、打麻将、绘画、摄影、集邮等）	0 1 2 9
5. 使用炉子（包括生炉子、熄灭炉子）	0 1 2 9
6. 准备和烧一顿饭（包括饭、菜、汤）	0 1 2 9
7. 关心和了解新鲜事物（国家大事或邻居中发生的重要事情）	0 1 2 9
8. 持续一小时以上注意力集中地看电视或小说，或听收音机并能理解、评论或讨论其内容	0 1 2 9
9. 记得重要的约定（如领退休金、朋友约会、接送幼儿等）	0 1 2 9
10. 独自外出活动或走亲访友（指较远距离，如相当于三站公共汽车的距离）	0 1 2 9

备注：①表中 0 表示没有任何困难，能独立完成；1 表示有些困难，需要他人指导或帮助；2 表示本人无法完成，完全或几乎完全由他人代替完成；9 表示该项目不适用，老人一向不从事这项活动

②FAQ 只有两项指标：总分 0～20 和单项 0～2。临界值，FAQ 总分 ≥25，或有 2 个或 2 个以上单项功能丧失（2 分）或 1 项功能丧失，2 项以上有功能缺损（1 分）。FAQ≥5 分，说明社会功能有问题，需进一步确诊

4. PULSES 量表　用于评价慢性患者和老年人的独立生活能力。其中 P 表示躯体健康状况（主要是各种慢性病的患病情况），U 表示上肢功能，L 表示下肢功能，S 指感观部分（包括语言、视觉、听觉能力），E 代表排泄功能，S 代表精神和情感状况。

5. BARTHEL 指数　主要用于监测治疗前后独立生活活动能力的变化，反映老年人需要护理的程度，适用于神经、肌肉、骨骼疾病长期住院的老年人。包含 3 级 10 个项目，反映进食、洗澡、梳理、上下床活动、驱动轮椅、上下楼、穿脱衣服、大小便控制等。

第二节　老年人心理健康的评估

心理健康是反映老年人健康的一个重要方面。老年人的心理健康评估包括认知、情感、人格、压力及压力应对等四方面。评估的方法有交谈法、观察法、心理测量学方法、医学检测法等。

一、老年人认知状态的评估

认知（cognition）即个体推测和判断客观事物的思维过程，并通过个体的行为和语言表达出来。认知的评估包括对个体的感知觉、记忆、理解判断、思维能力、语言能力、注意力以及定向力的评估。认知能力对老年人晚年能否独立生活以及生活质量的高低起着重要作用。

1. 认知状态的评估范围和内容　认知状态的评估范围和内容见表 3-5。评估时要考虑视力和听力的情况，视力不良或听力缺损会影响评定结果。

表3-5 认知状态的评估范围和内容

评估范围	评估内容
外观及意识状态	姿势、穿着、打扮等，清醒、嗜睡、模糊、昏迷（深、浅）
语言	音量、速度、流畅性、理解力、复述能力等
情绪	平静、不安、激动、忧郁、冷漠
思考与知觉	判断力、思考内容、知觉
记忆力和注意力	短期记忆、长期记忆、学习新事物的能力、定向力
决断与认知	独立、需他人指引、不能做任何决定
高级认知功能	计算能力、抽象思维能力、结构能力等

2. 老年人常用的认知状态评估量表 常用评定老年人认知状态的量表有简易智力状态检查（mini-mental state examination，MMSE）和简短操作智力状态问卷（short portable mental status questionnaire，SPMSQ）。

（1）简易智力状态检查 是认知缺损筛选工具之一，适合于社区和人群调查。评定方法是直接询问被试者，排除其他干扰，鼓励老年人配合完成。一次检查5～10分钟。量表结构和内容见表3-6。

表3-6 中国修改版本简短精神状态检查（MMSE）

题 目	指 导 语	得分
1. 执行连续命令	我给您一张纸，请按照我说的话去做："用右手将这张纸拿起来，对折，然后放在腿上。"	1 或 0
2. 阅读理解	请念一下这句话，并按照他的意思去做（出示写有"闭上你的双眼"的纸片）。	1 或 0
3. 命名	（出示手表）这是什么？（出示钢笔）这是什么？	1 或 0
4. 构图能力	（出示图案，同原图）请您照这个样子画一个。	1 或 0
5. 书写	请写出您的名字。	1 或 0
6. 识记	我给您说三件东西，您听好："钥匙、杯子、尺子"请您复述一下。好，请您记住，待会儿我要问您，请您再说出来。	1 或 0
7. 时间定向	今天是星期几？几日？几月？那一年？什么季节？	1 或 0
8. 地点定向	我们现在在什么国家？哪个城市？什么地方（医院名称）？什么街道？这是几层楼（门牌号）？	1 或 0
9. 记忆	请您回忆一下我刚才让您记住的3件东西是什么？	1 或 0
10. 注意与计算	请您计算一下100-7是多少？再向下连着减7（共5次）。	1 或 0
11. 注意与集中	请您从10数到1。	1 或 0

备注：回答或操作正确记1分，错误不记分。全部答对总分记为30分。分值：正常平均分27.6分，13～23分为轻度认知功能损伤；5～12分为中度认知功能损伤；5分以下为重度认知功能损伤。按受教育的程度将分界值定为：未受教育的文盲17分，教育年限≤6年20分，教育年限＞6年24分，低于分界值者为认知功能缺损

（2）简短操作智力状态问卷　主要评估定向力、短期记忆、长期记忆和注意力四个方面。无论老年患者是否出现认知功能损害，都要进行认知功能筛查，以作为今后比较是否有认知功能改变的基本信息和对比资料。评估时要考虑被评估者的教育背景。

二、老年人情感状态的评估

情感是人们对客观事物态度的一种体验。情感与人的需求密切相关，是一种复杂的心理机能。情感状态的评估包括焦虑和抑郁的评估。

（一）焦虑的评估

焦虑（anxiety）是个体感受到威胁时的一种紧张的、不愉快的情绪状态，表现为紧张、不安、急躁、失眠等，但又说不出具体明确的焦虑对象。

评估时应首先明确评估对象有无焦虑，再判断其程度，最后还需明确其产生的原因。常用的方法如下。

1. 交谈与观察　通过提问与观察了解焦虑的程度及原因，如"你为什么感到焦虑？"或"能不能告诉我是哪些事情让你感到焦虑？"等，同时观察老年人有无紧张、忐忑不安、皱眉、表情僵硬、发抖等。

2. 焦虑状态评估量表　常用的焦虑评估量表有：Zung 的焦虑自评量表和汉密顿焦虑量表。

（1）Zung 的焦虑自评量表（self – rating anxiety scale, SAS）　用于有焦虑症状的成年人，操作简便，应用广泛（表 3 – 7）。

表 3 – 7　焦虑自评量表（SAS）

指导语：下面有 20 条文字，请仔细阅读每一条，把意思弄明白，然后根据你最近一星期的实际情况在适当的方格画一个"√"。每一条文字后有四个格，分别表示：A. 没有或很少时间；B. 小部分时间；C. 相当多时间；D. 绝大部分或全部时间；E. 由工作人员评定。

评估项目	A	B	C	D	E
1. 我觉得一切都很好，不会发生不幸	□	□	□	□	□
2. 我无缘无故地感到害怕	□	□	□	□	□
3. 我容易心里烦乱或觉得惊恐	□	□	□	□	□
4. 我觉得我可能要发疯	□	□	□	□	□
5. 我感觉容易衰弱和疲乏	□	□	□	□	□
6. 我手脚发抖打战	□	□	□	□	□
7. 我因头痛、颈痛和背痛而苦恼	□	□	□	□	□
8. 我常常要小便	□	□	□	□	□
9. 我觉得心平气和，并且容易安静坐着	□	□	□	□	□
10. 我觉得心跳得很快	□	□	□	□	□
11. 我有晕倒发作，觉得要晕倒似的	□	□	□	□	□
12. 我容易入睡并且睡得很好	□	□	□	□	□
13. 我做噩梦	□	□	□	□	□
14. 我的手脚麻木和刺痛	□	□	□	□	□
15. 我吸气呼气都感到很容易	□	□	□	□	□
16. 我觉得比平常容易紧张或着急	□	□	□	□	□

续表

评估项目	A	B	C	D	E
17. 我的手脚常常是干燥温暖的	□	□	□	□	□
18. 我脸红发热	□	□	□	□	□
19. 我因为胃痛和消化不良而苦恼	□	□	□	□	□
20. 我因为一阵阵头晕而苦恼	□	□	□	□	□

（2）汉密顿焦虑量表（Hamilton anxiety scale，HAMA） 是一个使用较广泛的用于评定焦虑严重程度的评量表，见表3-8。

表3-8 汉密顿焦虑量表（HAMA）

项目	主要表现
1. 焦虑心境	担心、担忧，感到最坏的事情将要发生，容易激惹
2. 紧张	紧张感、易疲劳、不能放松，情绪反应，易哭、颤抖、感到不安
3. 害怕	害怕黑暗、陌生人、一人独处、动物、乘车或旅游、公共场合
4. 失眠	难以入睡、易醒、睡眠浅、多梦、夜惊、醒后感觉疲倦
5. 认知功能	注意力不能集中、注意障碍、记忆力差
6. 抑郁心境	丧失兴趣、抑郁、对以往爱好缺乏快感
7. 躯体性焦虑（肌肉系统）	肌肉酸痛、活动不灵活、肌肉和肢体抽动、牙齿打战、声音发抖
8. 躯体性焦虑（感觉系统）	视物模糊、发冷发热、软弱无力感、浑身刺痛
9. 心血管系统症状	心动过速、心悸、胸痛、血管跳动感、昏倒感、心搏脱漏
10. 呼吸系统症状	胸闷、窒息感、叹息、呼吸困难
11. 胃肠道症状	吞咽困难、嗳气、消化不良（进食后腹痛、腹胀、恶心、胃部饱胀感）、肠蠕动感、肠鸣、腹泻、体重减轻、便秘
12. 生殖泌尿系统症状	尿频、尿急、停经、性冷淡、早泄、阳痿
13. 自主神经系统症状	口干、潮红、苍白、易出汗、紧张性头痛、毛发竖起
14. 会谈时行为表现	①一般表现：紧张、不能松弛、忐忑不安、咬手指、紧握拳、面肌抽动、手发抖、皱眉、表情僵硬、肌张力高、叹息样呼吸、面色苍白；②生理表现：吞咽、打嗝，安静时心率快、呼吸快、腱反射亢进、震颤、瞳孔放大、眼睑痉挛、易出汗，眼球突出

评定方法：采用0～4分的5级评分法。各级评分标准：0-无症状；1-轻度；2-中等，有肯定的症状、但不影响生活与劳动；3-重度，症状重、需进行处理或影响生活和劳动；4-极重度，症状极重、严重影响生活。由经过训练的两名专业人员对被测者进行联合检查，然后各自独立评分。除第14项需结合观察外，所有项目根据被测者的口头叙述进行评分。

结果解释：总分超过29分，提示可能为严重焦虑；超过21分，提示有明显焦虑；超过14分，提示有肯定的焦虑；超过7分，可能有焦虑；小于7分，提示没有焦虑

（二）抑郁的评估

抑郁（depression）是个体失去某种其重视或追求的东西时产生的情绪状态，其特征是情绪低落，甚至出现失眠、悲哀、行动受限、自责、性欲减退等表现，严重可出现自杀行为。常用的评估方法如下。

1. 交谈与观察　通过询问、观察，判断老年人是否存在抑郁情绪。

2. 抑郁状态评估量表

（1）常用老年抑郁量表（GDS）　是为评定对象制订的自评量表（表3-9）。

表3-9　老年抑郁量表（GDS）

指导语：选择最切合您一周来感受的答案，在每题后"是"或"否"□内打"√"。

评估项目	是	否
1. 你对生活基本上满意吗？	□	□
2. 你是否已放弃了许多活动和兴趣？	□	□
3. 你是否觉得生活空虚？	□	□
4. 你是否常感到厌倦？	□	□
5. 你觉得未来有希望吗？	□	□
6. 你是否因为脑子里有一些想法摆脱不掉而烦恼？	□	□
7. 你与异性朋友接触时和以往一样感到愉快吗？	□	□
8. 你是否害怕会有不幸的事落在你的头上？	□	□
9. 你是否大部分时间感到幸福？	□	□
10. 你是否常感到孤立无援？	□	□
11. 你是否经常坐立不安，心烦意乱？	□	□
12. 你是否希望待在家里而不愿去做些新鲜的事？	□	□
13. 你是否常常担心将来？	□	□
14. 你是否觉得记忆力比以前差？	□	□
15. 你觉得现在活得很惬意吗？	□	□
16. 你是否常感到心情沉重？	□	□
17. 你是否觉得像现在这样活着毫无意义？	□	□
18. 你是否总为过去的事烦恼？	□	□
19. 你觉得生活很令人兴奋吗？	□	□
20. 你开始一件新的工作很困难吗？	□	□
21. 你觉得生活充满活力吗？	□	□
22. 你是否觉得你的处境已毫无希望？	□	□
23. 你是否觉得大多数人比你强得多？	□	□
24. 你是否常为些小事伤心？	□	□
25. 你是否常觉得想哭？	□	□

续表

评估项目	是	否
26. 你集中精力有困难吗？	☐	☐
27. 你早晨起来很快活吗？	☐	☐
28. 你希望避开聚会吗？	☐	☐
29. 你做决定很容易吗？	☐	☐
30. 你的头脑像往常一样清晰吗？	☐	☐

（2）流调中心用抑郁量表（the center for epidemiological studies depression，CESD）适用于一般老年人群抑郁状态水平的评估（表3-10）。

表3-10 流调中心用抑郁量表

指导语：下面是对你可能存在的和最近有过的感受的描述，请告诉我最近一周你出现这种感受的频度（评估者：将印有下列问题选择答案的卡片交给受评估者），请在每一选项下的☐内打"√"。

评估项目	偶尔或无 （1天） 0分	有时 （1~2天） 1分	时常 （3~4天） 2分	多数时间 （5~6天） 3分
1. 一些通常并不困扰我的事使我心烦	☐	☐	☐	☐
2. 我不想吃东西，胃口不好	☐	☐	☐	☐
3. 我觉得即便有家人或朋友帮助也无法摆脱这种苦闷	☐	☐	☐	☐
4. 我感觉和别人一样好	☐	☐	☐	☐
5. 我很难集中精力做事	☐	☐	☐	☐
6. 我很压抑	☐	☐	☐	☐
7. 我感到做什么事都很吃力	☐	☐	☐	☐
8. 我觉得未来有希望	☐	☐	☐	☐
9. 我认为我的生活一无是处	☐	☐	☐	☐
10. 我感到恐惧	☐	☐	☐	☐
11. 我睡觉不解乏	☐	☐	☐	☐
12. 我很幸福	☐	☐	☐	☐
13. 我比平时话少了	☐	☐	☐	☐
14. 我感到孤独	☐	☐	☐	☐
15. 人们对我不友好	☐	☐	☐	☐
16. 我生活快乐	☐	☐	☐	☐
17. 我曾经放声痛哭	☐	☐	☐	☐
18. 我感到忧愁	☐	☐	☐	☐
19. 我觉得别人厌恶我	☐	☐	☐	☐
20. 我走路很慢	☐	☐	☐	☐

注：问题4、8、12的和16的内容是正向的，评分=所有问题的得分之和。最小分：0；最大分：60。>16分，处于抑郁的危险。评分结果不证明抑郁，但是得分越高，抑郁的可能性越大

三、老年人人格的评估

人格（personality）是指个体在适应社会生活的成长过程中，经遗传与环境相互作用形成的独特而稳定的身心结构。人格是一个与他人相区别的独特而稳定的思维方式和行为风格。人格评估的目的是测定老年人目前的精神状态和有无精神障碍等问题。

（一）老年人人格的变化

老年人的人格总体上是稳定连续的，在进入老年期的过程中，由于身体状况日趋下降，需求和欲望日渐减少、精神面貌逐渐减退，常常有抑郁、孤独、自卑等情绪表现。一般情况下，老年人的人格变化有以下共同特点：以自我为中心，性格内向，适应能力下降，缺乏灵活性，猜疑与妒忌心理，处事谨小慎微。

（二）评估方法

老年人人格评估的方法多用投射法和问卷法，护理人员在评估时应结合老年人日常生活习惯、行为状况、生活经历等资料进行综合评价。

1. 投射法　投射法是在老年人不受限制的情况下，对其加以刺激，使其不知不觉地表露出人格特点。投射法能够动态地观察到被测对象的无意识的深层表现，主要用来测量老年人的自我功能、人格特点、自我认识和对人认知的方式等。

常用的评估工具是由瑞士精神病医师海曼·洛夏克于1921年创造的洛夏克墨迹测验（Rorschach inkblot test），这是对老年人进行各种人格测验中应用最广泛的工具。评估的步骤分三阶段：①测验者使用10张墨迹图，向被测者顺序出示每一张图片，同时问被测者"这是什么？""这使你想到什么？"，让被测试者按照自己所想象的内容进行自由描述，测验者记下被测者的反应时间和所述的每一句话。②询问被测者的答案是根据墨迹的哪一部分反应的，以及引起反应的因素有哪些。③进行结果分析和评分。洛夏克墨迹测验记分系统较复杂，需根据反应部位、反应决定因子和反应内容三个方面进行记分。

2. 问卷法　问卷法主要指自陈式人格问卷和人格检查表。常用的评估工具包括明尼苏达多相人格调查表（the Minnesota multiphasic personalityinventoty，MMPI）和艾森克人格问卷（Eysenck personality questionnaire，EPQ）。

四、压力与压力应对的评估

进入老年期后，退休、丧偶、社会角色变更、亲朋好友的离世、慢性病的折磨、经济状况的改变等，都有可能给老年人造成压力。若应对不当，将造成老年人身心的损害。

压力应对方式分为积极应对方式和消极应对方式，前者是一种积极主动的适应过程，后者是消极被动的。不同的应对方式对心理健康所产生的影响不同。护理人员应全面评估压力，及时了解有无压力源存在、压力源的性质、强度、持续的时间及对老年人的影响，正确评价老年人的应对能力，帮助老年人适应环境，减轻压力，促进身心健康。

常用的压力评估与调适量表有：①生活事件问卷：用来评估压力及研究其与压力结果的关系。②社会再适应量表（SRRS）：是测量重大生活事件的。1967年由美国华盛顿大学医学院的精神学专家霍尔姆斯及雷赫设计的。③调试方式问卷：目前使用最广泛的是拉扎鲁斯的调试方式问卷。

第三节 老年人社会健康的评估

老年人社会健康（social health）的评估主要包括角色、家庭、环境、文化评估等方面。护理人员在进行社会健康评估时，应了解老年人的家庭关系、社会支持系统的情况，以帮助老年人适应社会环境。

一、角色与角色适应的评估

（一）角色

指在舞台上或银屏、银幕上扮演特定人物的演员。社会心理学将角色的概念借用到社会和家庭生活中，用来描述复杂的社会关系。角色不能独立存在，需要存在于与他人的相互关系中。老年人随着年龄的增长在其一生中经历了多重角色的变化，其与周围人的关系也在不断地转换。

（二）角色适应的评估

1. 评估目的　了解个体在角色变更过程中行为是否正常，有无角色适应不良和冲突，以便了解原因，进行干预。

2. 评估方法和内容　一般以问询方式进行。角色适应的评估常采用开放式问题，如"什么事情对你来说最重要？"或"退休后有什么困难？"等问题。评估内容包括：

（1）角色的承担　了解老年人过去从事什么职业及担任什么职务，离退休的时间，目前在家庭或社会中所承担的角色。

（2）角色的认知　询问老年人是否了解自己的角色权利和义务。具体方法是了解老年人在这个星期做了哪些事情，以判断老人的角色认知情况。评估时要老年人描述其对自己角色的认知和别人对他们所承担的角色的期望。

（3）角色满意度　请老年人描述对自己承担的角色是否满意以及与自己的角色期望是否相符；目前的角色改变对其生活方式、人际关系有无影响，有无角色适应不良等。同时还应问询别人对他的角色期望是否认同。

二、家庭评估

1. 家庭评估的目的　了解家庭对老年人健康的影响。通过收集完整的家庭资料，发现影响老年人健康的因素，从而制订有效的护理计划，恢复和提高老年人健康状况。

2. 家庭评估的内容

（1）家庭成员基本资料　主要包括老年人家庭成员基本资料的收集，如姓名、性别、年龄、受教育程度、职业、宗教信仰及健康状况等。

（2）家庭结构　主要指家庭组成的类型及家庭各成员相互间的关系。

①家庭类型：社会学家将家庭结构描述为主干型、联合型、核心型、单身型四种类型。主干型，即一对夫妇与父母、祖父母及子女一起生活。联合型，即在不同代中有两对或两对以上夫妇共同生活。核心型，即一对夫妇与其婚生或领养子女一起生活。

单身型，即仅一人生活。

②家庭成员的关系：家庭成员的关系在主干型和联合型家庭中比较复杂，容易产生矛盾。核心型家庭也会因赡养问题引起矛盾。护理人员可通过对老年人家庭成员关系的评估，指导家庭成员维持良好的家庭关系，促进老年人身心健康。

（3）家庭功能　是指家庭对人类的作用和效能，对人类生存和社会发展所起的作用。家庭功能的健全与否关系到每个家庭成员的身心健康及疾病的预测，故家庭功能是家庭评估的重要内容之一。

（4）家庭压力　是指家庭中所发生的重大生活变化，包括家庭成员关系的改变、家庭成员的角色冲突、家人患病或死亡等都会造成家庭失衡，扰乱家庭正常生活。

3. 家庭评估方法　家庭评估一般以问询和问卷方式进行。常用于家庭功能评估的量表为 APGAR 家庭功能评估表，包括家庭功能的五个重要部分：适应度 A（adaptation）、合作度 P（partnership）、成长度 G（growth）、情感度 A（affection）和亲密度 R（resolve）。

三、环境的评估

环境是指人类生存的环绕区域，是人类赖以生存、发展的社会与物质条件的综合体。人类的健康离不开生存的环境，环境对健康产生直接的影响。

1. 环境评估的目的　帮助老年人选择一个良好的独立生活的养老环境。老年人生活居住环境的原则是安全、方便、适用、舒适、美观。

2. 环境评估的内容

（1）物理、生物环境　又称物质环境或自然环境，包括空气、水、食物、气候以及卫生设施等。①安静整洁：居住环境的空气洁净程度、家庭中有无吸烟者、饮用水有无潜在的污染、环境的噪声情况。②居家的温湿度：居住环境有无取暖及降温设备、取暖设备是否安全、居住环境是否过于干燥或潮湿。③居家安全：居住环境是否有不安全的因素，如地面是否平坦、有无台阶等障碍、有无管线或杂物放置、厨房设备放置是否安全、煤气炉旁有无易燃物品、浴室是否有防滑措施。

（2）社会环境　①社区环境：社区配套建设是否完善，社区有否提供医疗保健服务、家务照护服务等。②邻里关系：邻里关系体现老年人在社会环境中的主观良好状态和社交的应对方式以及人与环境相适应的程度，这也是判断社会功能的主要指标。

3. 环境评估方法　可采用自述法和询问法获取资料。

四、文化评估

广义的文化是指一个社会及其成员所特有的物质财富和精神财富的总和。狭义的文化为精神文化，其包括思想意识、宗教信仰、文字艺术、道德规范、习俗、知识等。对老年人的健康评估，不可忽略文化因素对健康的影响，应充分考虑到老年人的民族差异、文化背景。

1. 文化评估的目的　通过对老年人的文化评估，分析老年人在健康需求、求医方法、习惯与传统的治疗方法上是否存在文化差异，有助于护士去探索影响健康的各种文化因素，如饮食习惯、生活方式，也有助于护士克服自己的文化局限性。其次，文化评估还促使护士制订出符合老年人文化背景的护理措施。

2. 文化评估的内容与方法

（1）价值观 不同的文化有不同的价值观。个体的健康行为通常与其价值观是一致的。评估价值观一般采用问询的方法获取资料。评估价值观主要了解老年人对自身健康和疾病的认识。

（2）信念 信念与人的健康状况密切相关。对老年人信念的评估，主要了解老年人有关疾病、健康的信念以及老年人所处的文化背景对其健康信念的影响。评估常采用克莱曼（Kleiman）模式进行。

（3）宗教信仰 对宗教信仰的评估主要了解老年人的宗教活动及对宗教信仰的依赖程度。

（4）风俗习惯 又称习俗，是指历代相传从而形成的风尚。护理人员在对老年人的风俗习惯进行评估时，应了解不同文化区域的风俗习惯，其评估内容也应注意从与健康相关的各种习俗方面进行，包括饮食、礼节、家庭习惯、民间疗法等。

第四节　老年人生活质量的评估

一、生活质量的概念

生活质量（quality of life，QOL）是在生物－心理－社会医学模式下产生的一种新的健康测量技术。

老年人慢性退行性疾病的患病率比较高，甚至成为不可避免的倾向，用患病作为衡量健康与否的唯一指标，敏感性低。老年保健的目标不是追求延长生命，而是趋向于提高生命质量，达到健康老龄化。因为健康测量指标必须反映不断变化的健康问题，一种健康问题解决了，将促使人们去关心更深层次的健康问题。为此，人们开始探讨新的健康测量指标，生活质量评价就是在这种历史背景下产生的，它是健康测量发展的必然结果。

二、生活质量评估

生活质量是一个包括健康定义中生物－心理－社会三个方面的内容的综合概念。生活质量评估既可反映群体健康，又可揭示个体生活质量；不仅可反映特定人群总的健康水平，而且可对个体健康状况进行测定。目前公认的是从躯体健康、心理健康、社会功能和综合评价四个维度评估。这里主要介绍反映正向健康指标的生活满意度评估和主观健康的评估。

1. 生活满意度指数（the life satisfaction index，LSI） 是衡量老年人的一个重要指标，用以测量老年人心情、兴趣、生理、心理主观完美状态的一致性。生活满意指数A（LSIA）评价内容见表3－11。

表 3－11　生活满意指数 A（LSIA）

指导语：请阅读下列陈述，如果你同意该观点，请在"同意"下面画√；如果你不同意该观点，请在"不同意"下画√；如果无法肯定，请在"?"下画√。请务必回答每一个问题。

评估项目	同意	不同意	?
1. 当我老了以后发现事情似乎要比原来想象的好	□	□	□
2. 与我所认识的多数人相比，我更好地把握了生活的机遇	□	□	□
*3. 现在是我一生中最沉闷的时期	□	□	□
4. 我现在和年轻时一样幸福	□	□	□
*5. 我的生活原本应该更好些	□	□	□
6. 现在是我一生中最美好的时光	□	□	□
*7. 我所做的事多半是令人厌烦和单调乏味的	□	□	□
8. 我估计最近能遇到一些有趣的和令人愉快的事	□	□	□
9. 我现在做的事和以前做的事一样有趣	□	□	□
*10. 我感到老了，有些累	□	□	□
11. 我感到自己确实上了年纪，但并不为此而烦恼	□	□	□
12. 回首往事，我相当满足	□	□	□
13. 即使能改变自己的过去，我也不愿有所改变	□	□	□
*14. 与其他同龄人相比，我曾做过较多愚蠢的决定	□	□	□
15. 与其他同龄人相比，我的外表较年轻	□	□	□
16. 我已经为一个月甚至一年后该做的事制订了计划	□	□	□
*17. 回首往事，我有许多想得到的东西未得到	□	□	□
*18. 与其他人相比，我惨遭失败的次数太多了	□	□	□
19. 我在生活中得到了相当多我所希望的东西	□	□	□
*20. 不管人们怎么说，许多普通人是越过越糟	□	□	□

备注：1. 有"*"号者为反序记分项目。2. "同意"得 2 分，"?"得 1 分，"不同意"得 0 分

2. **主观健康的评估**（general perceived health）　主观健康亦可称为自我评价的健康，是健康测量和生活质量评价中广泛应用的指标。这个指标是基于对自身健康的认识，反映出对自身健康的评价。主观健康可反映躯体功能、心理健康、患病情况等生活质量总体状况。也是反映人群健康状况的良好指标，并可揭示卫生服务需求和利用的程度。主观健康的测量可用以下指标。①确认的健康：即调查时被询问者对当时自身健康状况的认识。②比较的健康：是指与同龄人相比自身健康状况如何。③对自身健康的预测。④对健康问题的担心程度等。

综合测试

A1 型题

1. 下列哪项不属于高级日常生活活动能力

A. 洗澡　　　　B. 娱乐　　　　C. 社会活动　　　　D. 职业工作　　　　E. 上网查看新闻

2. 下列哪项描述不正确

    A. 老年人躯体健康评估包括健康史和功能状态评估等方面

    B. FAQ 总分为 15 分，说明该人患有痴呆

    C. 健康史既评估老年人的过去疾病史，也评估目前的健康状况

    D. 体检常用的方法包括视诊、触诊、叩诊、听诊

    E. 高级日常生活活动能力的缺失一般比工具性日常生活活动能力的缺失出现早

3. 下列哪项属于老年人躯体健康评估范畴

    A. 焦虑的评估   B. 心理健康的评估   C. 社会功能的评估

    D. 成长发育的评估   E. 主观健康的评估

4. 下列哪项属于老年人功能状态评估范畴

    A. 成长发育的评估   B. 主观健康的评估   C. 社会功能的评估

    D. 高级日常生活活动能力的评估   E. 心理健康的评估

5. 对于老年人应对方式评估的描述，下列哪项不正确

    A. 不同的应对方式对心理健康所产生的影响不同

    B. 可分为积极应对方式和消极应对方式

    C. 可分为主动应对方式和被动应对方式

    D. 有助于护士制订有效的护理计划

    E. 有利于帮助老年人适应环境变化

6. 简短操作智力状态问卷（SPMSQ）侧重检测

    A. 思维力   B. 构造力   C. 计算能力   D. 理解力   E. 定向力

7. 不是功能状态的评估工具包括

    A. 日常生活能力量表（ADL）   B. Katz 日常生活功能指数   C. 汉密顿焦虑量表（HAMA）

    D. Pfeffer 功能活动调查表   E. 高级日常生活活动能力

A3 型题

（8～10 题共用题干）

    患者，女，68 岁，1 个月前确诊乳腺癌，近日来发现老人情绪低落、失眠多梦，常独自一人哭泣，并有自杀念头。现需要为患者进行心理健康评估

8. 首先采用的评估方法是

    A. 汉密顿焦虑量表   B. 焦虑状态特质问卷   C. 简易智力状态检查

    D. 简短操作智力状态问卷   E. 汉密顿抑郁量表

9. 下列哪项不属于老年人心理健康评估范畴

    A. 焦虑的评估   B. 抑郁的评估   C. 认知状态的评估

    D. 压力与压力应对的评估   E. 社会功能的评估

10. 对于老年人心理健康评估的描述，下列哪项不正确

    A. 心理健康是老年人健康的一个重要方面

    B. 老年期易出现心理健康问题

    C. GDS 量表是老年人常用的认知状态评估量表之一

    D. 心理健康评估量表是一类评估个体心理健康状况的心理测量方法

    E. 常用评估焦虑的量表有汉密顿焦虑量表（HAMA）和 Zung 的焦虑自评量表

（黄韶兰）

第四章　老年保健与照护

【学习目标】

掌握：老年保健、自我保健的概念；老年保健和照护的重点人群；老年疾病的临床特点。

熟悉：老年保健的原则和目标；老年人对保健服务和福利设施需求的特点。

了解：老年保健服务体系的构成、主要的服务模式和服务内容。

随着年龄的增长，老年人的生理功能不断下降，生理、心理、社会适应等方面的问题也会应运而生，做好老年保健和照护工作，能提高老年健康水平，提高老年生活质量，实现健康老龄化，有利于促进社会的稳定和发展。进一步建立、完善合理的健康保健及照护机构和组织则为老年保健和照护提供了重要的保障。

第一节　概　述

一、老年保健和照护的概念

世界卫生组织老年规划项目认为，老年保健是指在平等享用卫生资源的基础上，充分利用现有的人力、物力，以维护和促进老年人健康为目的，发展老年保健事业，使老年人得到基本的医疗、护理、康复、保健等服务。

老年照护是指从生理、心理、社会文化等方面对老年人进行健康评估，针对老年人的现存的或潜在的健康问题进行的照护。在老年健康照护实践中，根据老年人个性化、多样化的需要，提供保持老年人人生的连续性和个体特征性的健康照护，最大限度地发挥老年人的潜力，尽量以自理状态，保持其人性的尊严，走向人生的终点，是老年健康照护的最终目标。

二、老年保健的原则和目标

老年保健的原则是老年健康保健工作开展的行动准则，为老年健康保健工作提供指导。

（一）全面性原则

根据老年人的特点，从生理、心理、社会适应及提高生活质量等多方面为老年健康保健服务；从老年人疾病或功能障碍的治疗、预防、康复到健康促进为一体的服务；建立一个全面的、系统的老年保健服务体系，为老年人提供健康保健咨询、诊疗服务、功能锻炼、心理咨询为一体的服务。

（二）区域化原则

老年保健的区域化是指为了使老年人能方便、快捷地获得保健服务，服务提供者能更有效地组织保健服务，所提供的以一定区域为单位的保健。如以社区为单位的区域化服务是目前较为可行的一种服务模式，此模式方便服务提供者评估本区域老年人群的健康保健服务需求，使老年人获得便捷的、针对性的保健服务。

（三）费用分担原则

我国人口老龄化程度的加剧，出现了医疗保健资金的短缺。因此，老年保健的费用应采取多渠道筹集社会保障基金的办法，即由政府承担一部分、保险公司承担一部分、老年人自付承担一部分。这种"风险共担"的原则越来越被大多数人接受。

（四）功能分化原则

老年保健的功能分化是随着老年保健需求增加，在老年保健的计划、组织、实施和评价方面均有体现。在老年保健的人力配备上显示明显的分化，如社区保健人员、社会工作者、精神和心理服务人员等参与老年保健。在养老方式上也出现明显分化，如社区养老、老年护理院、老年医院等。

（五）联合国老年政策原则

1991年，第46届联合国大会通过《联合国老年人原则》，该原则吸收了老年人的人权思想，强调老年人个体之间有很大差别，需要采取多样化政策，必须提供机会，让自愿而又有能力的老年人参与各种社会活动并作出贡献。该原则共有18项，概括起来有五个原则。

1. 独立原则　老年人应能在有收入、有家庭和社区帮助及自助的情况下，获得足够的食物、水、住房、衣着和保健；应能生活于安全并且既符合个人的选择又与其变化的条件相称的环境；应尽可能长期地在家居住；应始终融合于社会中，积极参与制定和执行涉及其福利的相关政策，并将其知识和技能传授给子孙后代。

2. 参与原则　老年人应得到工作机会或有机会参加其他创造收入的活动，应能参与决定何时以何种方式退出劳动力队伍，并以志愿者身份担任与其兴趣和能力相称的职务。

3. 照顾原则　老年人应得到家庭和社区给予的照顾和保护；应该得到各种社会和法律服务，以提高其自主能力，并使他们得到更好的保护和照顾；在住宿、疗养或治疗时，应享有人权和基本自由，包括充分尊重他们的尊严、信仰、需要和隐私，并尊重他们对得到照顾的方式和生活质量做出决定的权利。

4. 自我实现原则　老年人应寻求机会来充分发挥自己的潜力，应能获得社会所提供的教育、文化、精神和文娱资源。

5. 尊严原则　老年人应享有尊严和有保障的生活，不受剥削和虐待，应受到公正对待，而不以其经济上的贡献来加以评价。

老年保健的目标是提高老年人的生命质量，提高健康期望寿命，实现健康老龄化。

三、老年保健和照护的重点人群

1. 高龄老人　随着年龄的增长，老年人的生理机能不断退化，而相当一部分高龄老人又患有慢性疾病，其生活自理能力、心理健康状况、社会适应能力普遍下降，故高龄老年人的健康保健、医疗、护理等方面的需求均加大。

2. 独居老人　计划生育政策所带来的家庭结构变化和子女数的减少，家庭趋于小型化，空巢家庭比例逐渐增高，特别是农村中青年人外出打工等导致老年人单独生活的现象越来越多。独居老人照护需求加大，对社区医疗保健的服务需求增加。为此，独居老人的健康保健、健康咨询、定期巡诊、送医送药、生活保障等尤显重要。

3. 丧偶老人　丧偶对老年人的生活影响很大，所带来的心理问题也非常严重。据世界卫生组织报告，丧偶老人的孤独感和心理问题发生率均高于有配偶者，这种现象会危害老年人的健康，尤其是近期丧偶者，常导致原有疾病的复发。

4. 患病的老年人　患病老年人身心状况较差，加之生活自理能力下降，由于疾病的治疗又加重了老年人的经济负担。为缓解经济压力，常出现病急乱投医、自行购药、服药等情况，易出现延误诊断和治疗的情形。因此，应做好老年人保健咨询、健康教育、健康检查，使其配合医治，以促进老年人的康复。

5. 新近出院的老年人　老年人生病初愈，往往体质状况还较差。因此社区医疗保健的人员应上门随访，了解其身体、心理、生活等需求，为后续的完全康复提供帮助。

6. 精神障碍的老年人　老年人精神障碍中以痴呆患者为多见。老年痴呆是排在心脑血管病和肿瘤之后困扰老人的第三大常见疾病。服药、智能训练、照管日常生活、异常行为举止的相应照护、心理状态的关怀、减少患者和外界的冲突等均需进行精心的照护。

四、老年保健服务对象的特点

（一）老年人对医疗服务需求的特点

老年人往往身患多种疾病，因此在医疗服务需求上的特点是：就诊率高、住院率高、住院时间长、医疗费用高。

（二）老年人对保健服务和福利设施需求的特点

老年人退休后与社会交往的机会减少，首先会自感社会地位降低，可能导致情感空虚，出现孤独感、多余感；其次是随着年龄的增加其独立生活能力下降；再次，退休老人的实际收入减少。因此，往往希望社会福利能填补其由于社会和经济发展所造成的差距，使个人能有所作为，并体现自我价值。

（三）老年疾病的临床特点

生病老年人的临床表现、疾病进展、康复速度及预后等多方面均有其特殊性，具体表现为：

1. 多种疾病同时存在、病情复杂　老年人身体机能退化，各系统功能均有不同程度下降，全身抵抗力和身体防御能力降低，易出现多系统发病，加之各系统的相互影响而导致多种疾病共存或先后发病，致使病情复杂难以诊断。

2. 临床表现不典型、并发症多　由于老年人生理功能减退，身体对内外刺激不敏感或反应迟钝，如老年人对疼痛不敏感，严重感染时也不会出现过高的体温。在疾病的早期，常常无典型的症状、体征，到医院就诊时其疾病的严重程度则已经较重，容易出现意识障碍、水电解质紊乱和运动功能障碍等并发症。

3. 病程长、康复慢　老年人免疫力下降、机体新陈代谢低下、组织的修复能力较弱，故生病后病程较长、康复慢。

4. 病情发展迅速，容易出现危象 老年人机体储备能力下降和代偿能力差，病情发作或出现急性病时，病情发展迅速，容易出现组织器官功能衰竭，病情危重。

（四）老年患者治疗与护理的特点

老年患者除了生理功能减退、生理能力下降和行动不便外，其心理能力和心理特征也会发生改变。如感觉功能下降，尤其以视觉和听觉最明显；表达能力和思维转换较为困难；近事记忆衰退；情感活动和人格相对稳定等。因此，老年患者的治疗和护理难度增大，在治疗和护理时，应结合其生理和心理的变化实行个性化的护理，对老年患者治疗和护理过程中的细心、耐心、责任心则显得尤为重要。

五、老年自我保健

（一）老年自我保健的概念

老年自我保健是指健康或罹患某些疾病的老年人利用科学的养生保健方法、掌握的医学及护理学知识、方便易行的康复治疗手段，依靠自己和家庭或周围的力量对身体进行自我观察、预防、诊断、治疗和护理等活动。常用的自我保健方法有生活调理、饮食营养保健、活动与运动保健、精神心理卫生保健、传统医学保健、康复物理疗法保健、药物疗法保健等。

（二）老年自我保健的注意事项

1. 自我保健的方法和措施得当 老年人须根据自我保健的目的及个人身体状况，选择适合自身的自我保健方法，并且注意措施的可行性，以提高自我保健效果。

2. 药物和非药物疗法相结合 一般来说，老年人的一些慢性病以非药物疗法为主，效果不明显时再采用药物疗法进行治疗。但是一些急性病、慢性病急性发作或感染性疾病应以药物疗法为主。

3. 选用药物自我保健法要慎重 老年人选用药物自我保健法时应以非处方药为主，严格按照医嘱用药，注意药物的适应证、禁忌证、用法、用量及不良反应的观察，不可盲目使用滋补药及保健品。

第二节 老年保健的发展

老年保健的发展世界各国不尽相同。欧美等发达国家进入老龄化社会较早，已建立了规范、完善的老年保健制度和方法，我国在经济尚不发达的情况下进入老龄化社会，老年保健起步较晚，尚需进一步建立、完善全面而系统的老年保健体系。

一、国外老年保健的发展

英国、美国、日本是老年保健制度建立和发展比较早且较完善的国家，以此介绍国外老年保健事业的发展情况。

1. 英国 老年保健最初起源于英国，其有健全的老年医疗保健网络，实行全民免费的国家保健服务制度和社区卫生服务，其老年保健分为医院和社区两部分，其中以社区保健为重点，对65岁以上的老年人进行家庭访视，予以健康生活指导。英国专门的老年人医院，对长期患病的老人实行"轮换住院制度"。而且医院和社区在老年保健方面有广泛的联系，二者互相配合，负责治疗、康复、护理等全部保健服务工作。

2. 美国　美国的老年保健早在1915年到1918年间就被提了出来，其实施经历了较长时间的发展，1965年老年健康保险就被写进了社会保障法中，从1966年7月开始，美国老年人开始享有老年健康保险，老年保健计划作为美国现有的社会保障体系的一个重要组成部分，其服务对象和项目不断扩大，在过去的30多年实施中达到了让全社会来分担老年人和残疾人士医疗服务费用负担的目的。美国老年保健事业经历了长期的发展，目前在长期护理方面比较完善。有相当一部分的老年人至少每年一次接受社区保健服务，该服务能提供包括保健、住房和营养在内的广泛服务。服务机构主要有护理之家、日间护理院、老人养护院等。

3. 日本　日本实行的是全民医疗保险制度，为促进社区保健工作的发展提供了保障。日本老人保健制度的宗旨是保持健康、确保医疗。为此，在社区人员进入40岁即开始建立"健康手册"，开展基本的健康教育、健康诊查等。日本老人保健医疗的层次可分为：医院老人病房、疗养院、老人保健中心、康复机构、特别养护老人之家、托老所、家庭护理援助机构等，针对不同的老年人采取不同的对策。1993年日本颁布了《老人保健法》，对家庭访问护理工作实行制度化管理，由医院、诊疗所的护士给在家疗养者、精神康复患者提供援助。建立多元化的养老服务是日本社区老年保健的主要特点，老年保健机构把老年人在疾病方面的预防、治疗、护理、功能训练及健康教育结合起来，对保持老年人的身心健康起到了很大的作用。

二、国内保健的发展

我国老年保健起步较晚。从1984年起，经济发达城市，如北京、上海、广州等才相继成立了老年病医院和老年护理中心。

为了加速发展我国的老年医疗保健事业，国家颁布和实施了一系列的法律法规和政策：1996年10月，颁布实施了《中华人民共和国老年人权益保障法》，对老年人的赡养与抚养、社会保障、参与社会发展及法律责任等做出了明确的法律规定；2000年8月，中国政府制定了《关于加强老龄工作的决定》，确定了21世纪初老龄工作和老龄事业发展的指导思想、基本原则、目标任务，切实保障老年人的合法权益，完善社会保障制度，逐步建立国家、社会、家庭和个人相结合的养老保障机制。城镇建立基本养老保险、基本医疗保险、商业保险、社会救济、社会福利和社会服务为主要的养老保健体系。农村坚持以家庭养老为主，进一步完善社会救济，不断完善农村合作医疗制度，积极探索多种医疗保障制度，解决农民养老问题。经过多年的发展，我国的养老保障体系逐步完善，老年人权益得到较好保障。在此基础上，2011年9月国务院印发了中国老龄事业发展"十二五"规划，在老年社会保障和管理、老年医疗卫生保健、老年家庭建设、老年人生活环境、老年人精神文化生活、老年人权益保障、老龄科研及国际交流与合作等方面制订了新的任务，提出了建立应对人口老龄化战略体系基本框架，制定实施老龄事业中长期发展规划；健全覆盖城乡居民的社会养老保障体系，初步实现全国老年人人人享有基本养老保障；健全老年人基本医疗保障体系；建立以居家为基础、社区为依托、机构为支撑的养老服务体系，全国每千名老年人拥有养老床位数达到 30 张；全面推行城乡建设涉老工程技术标准规范、无障碍设施改造和新建小区老龄设施配套建设规划标准；增加老年文化、教育和体育健身活动设施，进一步扩大各级各类老年大学（学校）办学规模；加强老年社会管理工作，基层老龄协会覆盖面达到 80% 以上，老年志愿者数量达到老年人口的 10% 以上等发展目标。并且制订了建立多元长效投入机制、加大改革创新力度、加强人才队伍建设、建立监督检查评估机制等保障措施。一个具有中国特色的老年社会保障服务体系和老年保健模式已全面展开。

第三节　老年保健的任务和策略

一、老年保健的任务

老年保健的任务是运用老年医学和护理学的知识开展老年病的防治工作，针对老年人群的健康需求开展健康咨询，指导老年人的日常生活和健康锻炼，提高健康意识和自我保健能力；加强老年疾病的监测，控制慢性病的发展，预防和减少并发症及伤残的发生，以提高老年人的生活质量、延长老年人的健康期望寿命，为老年人提供满意的医疗保健服务。

二、老年保健的策略

各国社会经济条件和文化背景不同，其老年保健制度和体系也不同。我国在现有的经济和法律基础上，建立符合我国国情的老年保健制度和体系是老年保健事业的关键，其关系到我国经济发展和社会稳定。我国老年保健的策略是：在物质、精神方面进行准备并采取切实可行的对策，将总体部署和具体措施紧密结合。

总体战略部署：贯彻全国老龄工作会议精神，构建更加完善的多渠道、多层次、全方位的，即包括政府、社区、家庭和个人共同参与的老年保障体系，进一步形成老年人口健康寿命延长、生活质量提高、代际关系和谐、社会保障有力的健康老龄化社会的老年服务保健网络。

具体措施：根据老年保健目标，针对老年人的特点和权益，可将我国的老年保健策略归纳为"六个有所"，即"老有所医、老有所养、老有所乐、老有所学、老有所为和老有所教"。

（一）老有所医——老年人的医疗保健

解决好医疗保障问题是老有所医的关键。进一步深化医疗保健制度的改革，逐步实现社会化的医疗保险，运用立法的手段和国家、集体、个人合理分担的原则，使大多数的公民进入该体系当中，则能真正实现"老有所医"。

（二）老有所养——老年人的生活保障

我国传统养老的主要方式是家庭养老，但现今家庭养老功能的逐渐弱化，家庭养老已逐步向社会养老转化，社会福利保健机构的需求则呈增长趋势。建立并完善社区老年服务设施和机构，增加养老资金的投入，确保老年人的基本生活和服务保障，是老年人安享晚年的重要措施。

（三）老有所乐——老年人的文化生活

为老年娱乐提供条件，引导老年人正确和科学地参与社会文化活动，提高身心健康水平和文化修养。通过建立社区老年活动站，开展琴棋书画、阅读欣赏、体育文娱活动，饲养鱼虫花草、组织观光旅游、参与社会活动等，可使老年娱乐生活丰富多彩。

（四）老有所学和老有所为——老年人的发展与成就

老年人在人生岁月中积累了丰富的经验和广博的知识，是社会的宝贵财富。随着社会的发展，老年人的健康水平逐步提高，鼓励有能力的老年人"有所学"和"有所为"，既能满足其自我实现的需要，体现其社会价值，又有利于促进社会的发展。

1. 老有所学　老年大学为老年人提供了再学习的机会，也为老年人的社会交往创造了有利的条件。老年学员通过一段时间的学习，精神面貌发生了很大改观，生活变得充实而活跃，身心健康状况和社会适应能力也有很大改善。在老年大学老年人根据自己的兴趣爱好来选择学习的内容，如医疗保健、书法绘画、唱歌跳舞、少儿教育、电脑培训等，知识的获取给老有所为创造了更好的条件，更有助于其潜能的发挥。

2. 老有所为　老有所为可分两类。一种是直接参与社会发展，将自己的知识和经验直接用于社会活动中，如从事各种技术咨询服务、医疗保健服务、人才培养等；另一种是间接参与社会发展，如献计献策、社会公益活动、编史或写回忆录、参加家务劳动支持子女工作等。在人口老化日益加剧的今天，不少国家开始出现了劳动力缺乏的问题，老有所为将在一定程度上也可以缓和这种矛盾；同时，老有所为也为其个人增加了收入，这为老年人在社会和家庭中的地位提高及进一步改善自身生活质量起到了促进作用。

（五）老有所教——老年人的教育及精神生活

国内外研究表明：科学的、良好的教育和精神文化生活是老年人生活质量和健康状况的前提和根本保证。因此，建立健康的、丰富的、高品位的精神文化生活有利于代际关系的和谐及社会的发展，也有利于减少社会的不安定因素。

第四节　老年保健服务体系

我国的人口老龄化是在"未富先老"、社会保障制度不完善、城乡和区域发展不平衡、家庭养老功能弱化的形势下发生的，老年保健服务体系建设面临前所未有的挑战。

一、老年保健服务体系的构成

老龄化带来了老年人的医疗需求日益增加，建立一套适合于老年人的健康保障服务体系势在必行，且迫在眉睫。老年保健服务体系包括：

（一）社会养老服务体系

1. 社会养老服务体系的内涵　社会养老服务体系是指与经济社会发展水平相适应，以满足老年人养老服务需求、提升老年人生活质量为目标，面向所有老年人，提供生活照料、康复护理、精神慰藉、紧急救援和社会参与等设施、组织、人才和技术要素形成的网络，以及配套的服务标准、运行机制和监管制度。

加强社会养老服务体系建设，是适应传统养老模式转变、满足人民群众养老需求的必由之路。社会养老服务体系建设应以居家为基础、社区为依托、机构为支撑，着眼于老年人的实际需求，提供具有适宜技术的养老服务，优先保障孤老优抚对象、"三无""五保"及低收入的高龄、独居、失能等养老困难老年人的服务需求。

2. 社会养老服务体系功能定位　长期以来，我国实行以家庭养老为主的养老模式，但随着计划生育基本国策的实施，以及经济社会的转型，家庭规模日趋小型化，"4-2-1"家庭结构日益普遍，空巢家庭不断增多，对专业化养老机构和社区服务的需求日益增多。根据当前我国经济社会发展水平，我国的社会养老服务体系主要由居家养老、社区养老和机构养老等三个有机部分组成。

（1）居家养老　其服务涵盖生活照料、家政服务、康复护理、医疗保健、精神慰藉等，以上门服务为主要形式。

（2）社区养老　社区养老服务是居家养老服务的重要支撑，具有社区日间照料和居家养老支持两类功能，主要面向家庭日间暂时无人或者无力照护的社区老年人提供服务。

（3）机构养老　机构养老服务以设施建设为重点，通过设施建设，实现其基本养老服务功能。其服务设施建设重点包括老年养护机构和其他类型的养老机构。老年养护机构主要为失能、半失能的老年人提供专门服务，重点实现生活照料、康复护理、紧急救援等功能。

（二）老年医疗保险体系

老年综合征、老年康复、老年长期照料和临终关怀已成为老年人医疗保障的主要卫生问题。老年人的医疗保健问题给社会和家庭带来了沉重的经济负担和精神负担。因此，进一步的细化老年医疗保险政策和健全老年医疗保险体系，是满足老年人群健康保健需求和就医需求的重要保障。

（三）老年医疗防控体系

老年医学与普通内科有着本质的区别，在老年病的管理、设施、治疗模式和服务上，老年患者比其他患者有更特殊的需求。老年医院的服务模式除了疾病防治以外，更强调心理干预、功能恢复、舒缓治疗和生命关怀。

老年医疗防控体系包括：进行系统的老年专门人才培训及建立老年病医院、老年护理院、老年康复院、老年科等。老年专门人才培训内容涉及老年学、医学、社会行为学、伦理学和环境学等，健全老年医疗防控体系可以避免患有多种疾病的老人随意就诊，多重用药，主次不分，减少医源性疾病的风险。

二、主要的服务模式和服务内容

老年保健工作需要依赖一个完善的医疗保健体系，需要在老年人医院或老年病房、中间服务机构、社区及临终关怀设施内，充分利用社会资源，做好老年保健工作。

1. 老年人医院或老年病房保健护理　老年医护工作人员根据老年人的特点，运用老年医学和护理学的知识有针对性地做好住院老年人的诊断、治疗、护理及健康宣教工作。

2. 中间服务机构的保健护理　老年护理院、老年疗养院、日间老年护理站、养老院、老年公寓等中间老年服务机构，通过满足老年人的生活需求、指导或帮助老年人每天按时服药、进行康复训练等，增进老年人对所面临身心健康问题的了解及调节能力。

3. 老年人的社区家庭护理　社区家庭医疗保健服务是方便老年人并容易被老年人接受的一种服务形式，也是老年保健的重要工作内容之一。此服务方式能使老年人在不脱离社区、家庭环境的状况下，解决老年人基本的健康保健、医疗、护理、康复等服务需求。

综|合|测|试

A1 型题

1. 老年保健的目标是
  A. 实现健康老龄化   B. 提高老年人的生命质量 C. 提高健康期望寿命
  D. 减轻家庭负担   E. 减轻社会负担

2. 老年照护是针对以下哪项进行的照护
  A. 老年人饮食   B. 老年人排泄   C. 老年人健康问题
  D. 老年人心理问题   E. 老年人的生活

3. 以社区为单位的区域化服务遵循的是老年保健的哪项原则
  A. 全面性原则   B. 功能分化原则   C. 费用分担原则
  D. 联合国老年政策原则   E. 区域化原则

4. 以下哪项不是老年保健和照护的重点人群
  A. 高龄老人   B. 独居老人   C. 精神正常的老年人
  D. 患病的老年人   E. 丧偶老人

5. 以下哪项不是老年疾病的临床特点
  A. 病情长、康复慢   B. 容易出现危象   C. 病情发展缓慢
  D. 表现不典型、并发症多 E. 多种疾病同时存在、病情复杂

6. 老年保健费用原则中错误的是
  A. 政府承担一部分   B. 保险公司的保险补偿一部分 C. 老年人自付一部分
  D. 老年人全部承担   E. 老年人原工作单位承担一部分

7. 我国目前的主要养老方式是
  A. 养老院养老   B. 居家养老   C. 社会福利院养老
  D. 老年公寓养老   E. 护理院养老

A3 型题

（8～10 题共用题干）

  做好老年保健工作，为老年人提供满意的服务，是我国社会当前的重要任务。

8. 老年人对医疗服务需求的特点除哪项外
  A. 就诊率高   B. 住院率高   C. 住院时间长
  D. 医疗费用高   E. 医疗需求高

9. 老年保健服务模式包括
  A. 老年人医院保健护理   B. 老年病房保健护理 C. 中间服务机构的保健护理
  D. 社区家庭的老年保健护理 E. 以上都是

10. 我国的社会养老服务体系主要由部分组成
  A. 居家养老   B. 社区养老   C. 机构养老
  D. A + B + C 三部分组成 E. A + B 两部分组成

（桂翠华）

第五章 老年人的社区家庭护理

【学习目标】

掌握：社区家庭护理基本技术，家庭护理中照料者的支持与指导。

熟悉：以家庭为中心的社区护理工作模式，家庭健康护理的重点人群。

了解：老年人社区家庭护理的意义和内容，家庭访视的类型和目的。

人口老龄化给世界各国的政治、经济、社会、文化的发展带来了严峻的挑战。我国是世界上拥有老龄人口最多的国家，也是老龄人口增长最快的国家之一，全社会在养老、医疗、社会服务等方面面临日益增大的压力，有限的医疗资源和急剧增长的医疗费用，使本已严重的老年人健康问题变得更加严峻。老年人社区家庭护理是解决老年保健问题的有效手段和主要途径。

第一节 老年人社区家庭护理的意义和内容

老年人的社区护理就是以社区为服务范围，以家庭为单位，对老年人提供医疗护理、预防保健、康复护理、健康教育等服务。家庭护理属于社区护理的范畴，是社区卫生服务的重要组成部分。自从 19 世纪 60 年代欧洲国家提出就地老化的理念以来，西方发达国家应对老龄化的策略不再以机构式的照护为主体，而纷纷转向以社区和居家为主要模式的养老服务，随着人口老龄化的到来，我国也开始关注居家式护理这个特殊的服务领域，发展家庭护理具有越来越重要的现实意义。

一、老年人社区家庭护理的意义

1. 开展社区家庭护理是医疗改革形势发展的必然选择 有限的医疗资源、无限扩展的医疗费用是当今老龄化社会面临的共同难题。现阶段世界各国都积极探索医疗体制改革模式，努力寻求既能满足老年人健康需求，又能节省医疗资源、降低医疗费用的有效方法。目前实行的医院和社区的双向转诊就是其中的一种。可以说，开展社区家庭护理服务是深化医疗体制改革、顺应社区卫生服务发展趋势的必然选择。

2. 家庭护理是维护老年人身心健康的重要途径 家庭提供给老年人熟悉的生活环境、足够的时间和空间，老年人在此可以分享家庭成员给予的关爱和亲情，保持自尊，能避免因进入陌生环境所引起的焦虑、恐惧、孤独、失眠等负性心理反应及人际沟通障碍等状况。家庭护理不仅可为老年患者提供专业的生理和心理护理，而且可向老人及其照料者提供护理指导和健康教育，满足老年人居家享受医疗护理服务的需求，是维护老年人身心健康的重要途径。

3. 家庭护理可以促进精神文明建设　老年人是社会和家庭的财富，而我国历来有敬老、养老的传统美德。开展家庭护理，可进一步发扬敬老、爱老的精神，有利于促进家庭和社会的和谐，促进精神文明建设。

4. 家庭护理可以为居家养老体系提供技术支撑　"居家养老"这种老年人在家中居住，但养老服务由社会提供的社会化养老模式成为新时期解决养老问题的重要途径，得到了政府的重视和老年人的拥护。而居家养老的落实须以完善的社会化服务为技术支撑，其中家庭护理服务是老年人得以安全、健康地享受居家养老的重要保证。

5. 开展家庭护理是老龄化社会护理事业发展的需要　开展家庭护理是促使护理工作走出医院、迈向社区、进入家庭最有效的途径之一，是护理学自身发展的需要。因此，开展老年家庭护理，顺应了护理事业发展的需要，是我国推进居家养老制度的有效途径，是缓解人口老龄化压力的必然选择。

二、老年人社区家庭护理的内容

社区家庭护理工作者不但要对老年人家庭护理有正确的认识和态度，而且要具有较丰富的护理知识和娴熟的护理技术，帮助和指导家庭照料者的能力、技巧与方法，才能圆满完成老年人家庭护理这项工作。社区家庭护理的内容涵盖健康保健、生活护理、疾病治疗护理和康复技术等方面。

1. 满足健康保健需求　对老年人的健康状况进行全面评估，了解健康需求，有针对性地进行健康保健，如饮食营养、活动休息、睡眠、排泄和心理保健等。

2. 家庭基础护理　根据自理能力评估结果，落实基础护理工作。基础护理应该做到"三短九洁、三无、五防"：头发、胡须、指（趾）甲短；颜面、口腔、头发、手、足、会阴、肛门、皮肤、床铺整洁；无压疮、无烫伤、无坠床；防跌倒、防压疮、防体位性低血压、防呼吸系统感染、防泌尿系统感染。

3. 精神抚慰　老年人生理机能减退，与社会接触减少，再加上丧偶、独居等，容易产生心理及精神的健康问题。因此，应做好老年人的精神抚慰工作，如鼓励其参加力所能及的社会活动，适量的运动等。

4. 疾病的治疗及护理　完成注射、换药、超声雾化、口腔护理、压疮护理、鼻饲、排痰、导尿、各种引流管的护理等工作。

5. 康复护理技术　利用康复护理技术对慢性疾病或疾病后处于康复期的老年人进行康复护理，如脑卒中、颅脑外伤、脑性瘫痪、脊髓损伤、周围神经病损等神经科疾病的康复护理；骨关节病、颈肩腰腿痛、截肢等运动科疾病的康复护理；慢性阻塞性肺疾病、冠心病、癌症、糖尿病等内科疾病的康复护理技术等。

6. 指导宣教　社区家庭护理工作者不但要做好老年人的家庭护理工作，还要对家庭的其他人员给予指导和宣教，以使他们能够协助或单独完成老年人的护理工作。

发达国家社区护理领域及社区护理的职能

一、社区护理领域

1. 一级医疗保健　即预防措施，包括：新生儿体检，成人定期体检，产前教育，常见病的诊断和治疗等。

2. 二级医疗保健　随着医疗技术的提高和设备的完善，大多数原来在医院中开展的二级医疗保健已转移到社区中。原来需住院的手术患者或治疗患者，现在成为非住院的当日患者。此类手术举例：胆囊切除术、子宫切除术、阑尾切除术、疝修补术等；化疗和放疗；需辅助诊断的患者也可在社区的范畴，如胃肠镜、CT、MRI、动脉造影等。

3. 三级医疗保健　三级医疗保健也在社区中开展，如慢性的、复杂的、长期性的疾病在社区中处理；神经系统疾病，如脑出血、脊髓损伤、多发性硬化、肌萎缩性侧索硬化等；康复中心、卧床患者的家庭护理、依赖呼吸机的婴儿的家庭护理以及临终患者的护理等。

护士在社区中的作用很明显，即在社区中的不同场所，针对不同人群，开展多种形式、多种功能，既独立又与其他专业合作的护理工作。

二、社区护理职能

1. 护理患者　在社区中的具体护理工作，如患者评估、打针、换药、插管、静脉注射、记录等是社区护士工作的重要组成部分。

2. 患者和家属宣教　不论在任何场所，对患者和家属的宣教都是高质量护理的体现，也是社区护士最重要的任务。宣教的重点放在健康维护、威胁健康的因素和健康生活方式的选择。如学校护士向学生宣教个人卫生、口腔卫生、青少年性教育和性病的传播和预防；职业健康护士向职工宣教事故的预防、防护器械的使用、戒烟、体育运动和体质等；家庭护士向患者宣教自身护理的技术，比如：换药、人工肛门的处理、糖尿病的控制及血糖监测、饮食、锻炼、服药、皮下注射等。

3. 患者和家属咨询　护士耐心地了解患者和家属的忧虑，鼓励患者和家属之间的讨论和探索，解答患者和家属的疑问和提出建议，以达到解决患者和其家庭所面临的特有困难。如临终护士帮助患者和家属咨询的有关疼痛的处理、便秘的处理等，并提供患者和家属所需的精神支持和关怀。

4. 保护患者　在医疗卫生系统和社会环境中，老人、妇女、儿童、残疾人、贫困的人经常得不到所需的医疗卫生服务。无论在什么场合，护士都有责任保护患者享受所需的医疗卫生保健的权利。在社区中护士的这一社会责任非常重要。

5. 管理　包括计划、组织、协调、市场、控制、提供和评估护理，如在家庭护理中，护士要根据患者的需要，制订和协调患者家访的计划，即预计每一个患者所需的家访频率，护士每天家访的人次，每家之间的距离，家访所需的特殊器材，具体的家访护理活动，保证其他专业人员的服务。

6. 合作　护士与其他专业人员做出有关患者医疗卫生服务的决定。通过协商和讨论，制订出目标和具体的执行计划。

7. 职业模范　在社区业，社区护士在接触患者、家属、护理学生和其他专业人员时要起到职业模范作用。

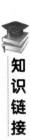

知识链接

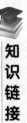

8. 科研 每一个护士在任何工作岗位都应该熟悉和了解专业的新信息和新发展，也应该有能力分析和判断科研报告的质量和临床运用的可能性。护士也有责任向患者和家属分享有关医疗卫生方面新的发现和发明。社区护士有时也亲自参与科研活动。

9. 领导 社区护士的领导作用表现在影响患者和家属、其他专业人员、政府官员或企业的负责人。

第二节 以家庭为中心的社区护理工作模式

目前绝大部分老年人口的养老还必须依靠家庭，传统的家庭养老方式受经济体制转轨和家庭结构变化的影响，不能满足现代老年人的养老需求，只有居家养老和居家护理这种养老方式突破了传统的家庭养老模式，把部分原属于家庭承担的养老功能延伸到社会承担，以满足我国多数老年人在家安度晚年的心愿，也比较适合我国目前的国情。因此，以社区为依托，以家庭为中心的社区护理工作模式是有效解决老年人家庭保健的有效措施。

一、以家庭为中心的社区护理工作模式的概念

以家庭为中心的社区护理工作模式是以社区为依托，以家庭为中心的护理工作模式。社区护士在护理计划实施过程中，评估并找出家庭存在的健康问题，针对存在的健康问题进行健康或康复指导，提供信息或必要的帮助，运用相关的护理理论，如纽曼的保健系统模式、奥瑞姆的自护理论等给予护理，可提高家庭及其成员的健康水平，使出院后的患者得到持续完整的医疗照护，减轻家庭的经济负担，增加医疗机构病床的利用率和提高医院的运营效率。

二、以家庭为中心的社区护理工作形式

工作形式主要有家庭病床及家庭护理中心两种。

（一）家庭病床

1. 家庭病床的概念 家庭病床是以家庭作为护理场所，选择适宜在家庭环境下进行医疗或康复的病种，让患者在熟悉的环境中接受医疗和护理，既有利于促进患者的康复，又可减轻家庭经济和人力负担。家庭病床的建立使医务人员走出医院，最大限度地满足社会医疗护理需求，其服务的内容也日益扩大，包括疾病普查、健康教育与咨询、预防和控制疾病发生发展；从治疗扩大到预防，从医院内扩大到医院外，形成了一个综合的医疗护理体系；家庭病床是顺应社会发展而出现的一种新的医疗护理形式。

2. 家庭病床收治病种的范围 家庭病床收治的病种由各级医疗单位根据自身的医疗条件和技术水平确定。一般的范围包括以下几种：

（1）病情适合在家庭医疗的老年病、常见病、多发病患者。

（2）出院后恢复期仍需治疗、康复的患者；老、弱、病、残到医院连续就诊有困

难的患者。

（3）适合家庭病床治疗的部分妇科病、传染病、职业病、精神病患者。

（4）晚期肿瘤需要支持治疗和减轻痛苦的患者。

（5）对在门诊就诊困难而不需要住院的长期慢性患者，要搞好出诊，可不建床。

3. 家庭病床的主要任务　医院一般只在所负责的地段内建立家庭病床。家庭病床的主要任务是"做好对建床患者的医疗服务；扩大预防，开展健康体检、疾病普查、防治疾病；开展家庭条件下的康复医疗；宣传和普及疾病防治、家庭医学保健的知识；选择适当病种进行疗效观察，研究治疗、预防和康复措施，不断加以总结"。

家庭病床与社区护理是医疗机构、患者、家庭"三位一体"的形式，社区护理理念在家庭病床服务开展过程中深入人心。医护人员上门服务，有利于慢性疾病的治疗和康复，尤其是老年患者，他们希望在舒适的家庭环境中接受治疗，心理压力小，也免除了来往路途的劳累。通过有针对性的健康知识宣教和对患者的追踪观察，在细心护理的同时也能教会居民自我保健。

（二）家庭护理服务中心

家庭护理服务中心是对家庭中需要护理服务的人提供护理的机构。此种方式世界先进国家正积极推广和利用，是家庭护理发展的方向。

1. 家庭服务中心机构设置　由社会财团、医院或民间组织设置，经费独立核算，经费主要来源于护理保险机构，少部分是服务对象承担。

2. 家庭服务中心的工作人员　家庭护理服务中心工作人员的构成包括：医师、社区护士、护理员和家政服务员、康复医师、心理咨询师、营养师等，有组织领导和具体分工。

3. 家庭服务中心的服务方式　首先由需要家庭服务的人员提出申请，再由社区护士到申请者家中访视，全面评估其家庭生活环境、所需要的护理项目和工作人员，然后根据需要进行服务。家庭护理服务中心的服务，需要满足以下条件，才能得到较好的发展。

（1）患者家中要有具备照顾能力的照顾者　社区护士只能定期到服务者家中进行服务，其他时间的照护要靠患者自己和照顾者。

（2）护理费用纳入相关保险　护理保险是家庭护理的基本保证。

（3）要有明确的经营方向和资源管理方法。

（4）建立健全转诊制度　如家庭护理的患者病情变化需要住院时如何住院，需要继续治疗和护理的患者出院后如何获得家庭护理等相关制度。

国外社区护理模式和社区护理特点

知识链接

一、国外社区护理模式

1. 安德逊的"与社区为伙伴"的模式　安德逊、麦克法林与赫尔登根据纽曼的系统模式，提出了"与社区为伙伴"的概念架构。该模式将压力、压力源所产生的反应、护理措施，以及三级预防的概念，纳入护理程序中，强调了在社区护理中应注意社区压力源的评估。按照护理步骤，首先应评估社区的人口特征、物理环境、社会系统；第2步找出社区压力源和压力反应确定护理诊断；第3步在制订护理计划时应遵循三级预防护理措施；第4步在执行时，需社区、被护理者主动参与；最后进行评价。此模式比较适合社区护士对特殊人群，如老年人、妇女、儿童等护理保健应用。

2. 怀特的"公共卫生护理概念"模式　此概念架构整合了护理程序的步骤、公共卫生护理的范畴与优先次序及影响健康的因素，形成公共卫生护理概念模式。该模式首先强调社区护士在进行社区护理时必须要了解影响个案或群体健康的因素，包括：人类－生物的决定因素、环境的决定因素、医学技术、医疗机构的决定因素、社会性的决定因素等。其次，护理人员在制订计划时应按照优先次序，即预防、促进和保护。最后在执行护理措施时，怀特提出了公共卫生护理常用的3种措施：第一是教育，提供个案卫生咨询，使个案能够主动且正向地改变其态度与行为；第二是工程，以应用科学技术的方法控制危险因子，避免大众受到危害；第三是强制，以强制的法律规则迫使大众施行，以达到有益健康的结果。此模式在应用过程中，要求社区护士应从预防疾病、维护和促进健康的公共卫生角度，对社区群体、家庭、个案进行评估、诊断、计划、实施及评价。

3. 斯坦诺普与兰开斯特的"以社区为焦点的护理程序"模式　此程序包括了6个阶段，其中第2～6阶段与护理程序的5个步骤基本相同。第1阶段，即开展护理程序之前，必须与个案建立"契约式的合作关系"，使社区民众了解社区护士的角色功能与护理目标。此模式强调社区护理程序的流程与评价的步骤。

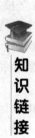

知识链接

二、国外社区护理特点

1. 有系统和规范的社区护理机构　尽管不同国家对社区护理机构的称呼不同，社区护理机构所属的部门和性质不同，以及组成社区护理网络的结构不一样，但是所有机构都具有严格的管理制度和管理措施，有明确规范的收费标准、服务项目和相关的法律条文作保障，并逐步形成了"医院－社区护理机构－家庭护理机构"的一条龙服务，建立了"疾病护理－预防保健－生活照顾"为一体的网络系统。

2. 有多元化服务模式　国外社区护理服务形式和项目丰富多彩。如美国社区护理包括：家庭健康护理、临终关怀护理及老年人护理等多个方面的服务项目，为不同人群、不同层面的人们提供各种疾病的护理、饮食指导、用药指导、精神支持、语言治疗、健康访问、健康诊查、精神调理、缓解疼痛、临终顾问以及生活照顾等服务内容，使全体民众在家中或社区即可得到优质、高效的护理服务，从而节省和降低了现有的医疗费用，提高了整个人群的健康水平。

3. 有全社会支持和全民参与　纵观各国社区护理发展的现状和特点，我们不难看出各国社区护理之所以能发展到今天，离不开各级政府机构在决策和财力上给予的倾斜和资助，离不开保险公司及社会团体的经济支持，离不开全体民众的积极参与。

第三节　家庭访视的类型和目的

一、家庭访视的概念

家庭访视是指在服务对象家庭里，为了维持和促进个人、家庭和社区的健康而对访视对象及其家庭成员所提供的护理服务活动。

二、家庭访视的目的

家庭访视可利用护理程序的方法，对社区家庭进行评估，明确家庭及其成员的健康需要，依据实际需求和现有的内在、外在资源制订和实施家庭护理计划，解决家庭的健康问题达到健康的目的。

1. 早期发现健康问题　通过家庭访视，收集家庭生活环境中关于个人、家庭和社区与健康相关的资料，评估家庭环境、结构和成员在家庭环境中的行为，分析并明确存在的健康问题，作出护理诊断。

2. 认定阻碍家庭健康的问题　找出社区家庭健康问题的原因，以便进一步的制订家庭护理计划。

3. 寻求在家庭内解决问题的方法　收集家庭环境、经济状况、家庭成员的相处关系及社会支持系统等资料，明确护理问题，为制订切实可行的家庭健康服务计划提供依据。

4. 为社区家庭的患者或残疾人提供服务。

三、家庭访视的类型

家庭访视应根据需要确定访视的类型，包括以下几种：

1. 评估性家庭访视　评估个人、家庭的状况和需求，为制订护理计划提供依据。常用于有年老体弱患者家庭和有健康问题的家庭。

2. 预防保健性家庭访视　主要进行疾病预防、保健方面的工作。如产后新生儿访视、妇幼保健访视等。

3. 急诊性家庭访视　主要针对临时性或紧急情况进行的访视。如家庭暴力、意外伤害等。

4. 连续照顾性家庭访视　生活不能自理的老年人、慢性病患者、临终患者及其家属等，需进行连续照顾性家庭访视。

第四节　家庭健康护理的重点人群

家庭健康护理是适应大众需求的一种主要的社区工作方式，是住院服务的院外补充。其护理的重点人群主要包括以下几类：

1. 在家疗养的慢性患者　高血压、冠心病、糖尿病、慢性肾衰竭、骨和关节病变需要牵引或卧床等患者。

2. 需要继续治疗和康复的患者　脑血管意外、瘫痪、手术后等患者出院后病情已经稳定但还需要继续治疗和康复者。

3. 居家的重症晚期患者　重症晚期患者不希望住院，而在家进行化疗、缓解疼痛和支持治疗者。

4. 残疾人　先天或后天疾病造成的残疾或活动障碍的患者。

第五节　家庭护理基本技术

老年人的家庭护理是在其居所内对其实施的健康护理与援助性的服务。护士不但要对老年家庭护理有正确的认识和态度，有丰富的护理知识、有帮助和指导家庭照料者的能力，而且要能对老年人居家环境进行调节，并具有娴熟的护理技术。

一、家庭常用清洁消毒法

1. 居室的消毒　对居室定期进行通风换气，每次 30 分钟，每天 2~3 次，以保持室内空气的清新，但应避免对流风。必要时可用食醋熏蒸或消毒剂喷雾、擦拭。

2. 餐具的清洁消毒　及时清除残留食物，将食具清洗干净用消毒柜消毒后保管。

3. 衣物、被褥的清洁消毒　及时更换清洁的衣物和被褥，洗净后在阳光下暴晒，枕头被褥定期翻晒。

二、家庭护理基本技术

家庭护理常用的护理技术包括：生命体征的测量、患者的清洁护理、压疮的护理、为卧床患者更换体位、为卧床患者更换床单、排痰护理、排泄护理、心肺复苏术等。

第六节　家庭护理中照料者的支持与指导

家庭护理工作的圆满完成有赖于护士和家庭照料者。大多数家庭照料者未经过专门训练，不具备专业知识和技术，在照护老人时有一定的困难。而承担家庭护理的护士应给家庭照料者支持和指导，并建立良好的合作关系，共同完成家庭护理工作。

一、家庭照料者的概念

家庭照料者是指在家庭中对老年人进行护理照顾的子女、亲属、保姆等，但不包括家庭护理的护士。

随着人口平均寿命的延长，有的家庭照料者本身也存在老龄问题，即"老-老"照顾型的家庭护理模式在增多。因此，在进行老年人家庭护理的同时，也应顾及照顾者方面的健康保健问题。

二、照料者压力

照料者压力是指照料者在照料期间所感受到的与照料有关的身体的、精神的、社会的和经济的压力。照料者压力程度取决于客观和主观两方面的因素。客观因素：照料者的年龄和身体状况、需照料人的数量和身体状况、除照料之外的其他工作的量与性质、照料时间的长短、可自由支配的时间、可获得的支持系统的数量及类型、家庭经济状况等。主观因素：照料者的个性心理特征、照料者是否出现心理应激反应和负性情绪，如疲劳感、不满感、心理冲突感、身心交瘁感等。

1. 照料者的年龄过大　照料者年龄过大在照料时会出现体力不支、照料不当或对被照料者脾气暴躁、怠慢、虐待等，尤其是对老年痴呆者。

2. 照顾对象过多或时间过长　照料者照顾多位老年人，照料压力明显加大，照顾的时间过长易产生倦怠感。

3. 被照料者病情加重　被照料者病情加重时照料者的照料难度和劳动强度均加大，其精神压力和身体压力也加重，还可能出现自身健康问题。

4. 照料者能力缺陷　照料者文化水平低，知识和能力有限，不能完成照料工作或指导被照料者进行活动，会产生紧张、焦虑、内疚等情绪。

5. 家庭经济负担过重　长期患病者的家庭，各项费用支出增加，致家庭经济负担过重，不堪重负的家庭照料者会感受到压力。

6. 照料者与被照料者的关系　照料者与被照料者的关系会影响照料者的压力，如照顾者与老年人关系良好负性情绪会减少，反之则负性情绪较多。

三、照料者压力的评估

照料者压力受多因素的影响，家庭护士很难进行准确评估，只能大致估计。在进行评估时，主要从以下方面进行：照料者在做饭、洗衣、管理家务等方面所花费的时间；照顾老年人日常生活能力的程度；自己能够完成哪些自护活动；照料者在休息和娱乐方面有什么安排；照料者可获得哪些支持帮助。

在确定了压力的客观因素之后，应结合其主观因素来判断压力程度。照料者压力程度大致分为三级：

1. 轻度　照料者没有明显的身心应激症状，对老年人的照顾比较全面和周到。对此类照料者，家庭护士主要是进行预防性指导。

2. 中度　照料者间断的出现某些身心应激症状，对老年人照料有欠周到之处。对这类照料者，家庭护士除进行预防性指导外，还应采取适当的减压措施。

3. 重度　照料者持续出现明显身心应激症状，同时出现对老年人照料不当之举。对这类照料者，护士必须采取措施减轻其压力，并有针对性地进行生理和心理方面的护理。

四、家庭护理中对照料者支持的目的

照料者在家庭中肩负着照顾老年人，同时又要完成其他家务工作及照顾家庭其他成员的压力，若照料者身心健康受损，会直接影响照顾质量，降低整个家庭生活质量。因此，照料者如同被照料者一样，也需要关注和照料，缓解其身心两方面的压力。

1. 维护照料者的身心健康。

2. 避免出现疏忽、虐待等对老年人的照料不当。

3. 促进整个家庭生活优质化。

4. 取得照料者在实现护理老年人目标上的协作。

5. 为老年保健制度的建立与完善创造有利条件。

五、帮助照料者保持身心健康的措施

家庭护士在帮助照料者保持身心健康时，应遵循个体化原则，有针对性的采取措施。

1. 鼓励被照料者自理并减少其依赖性。这不仅有利于被照料者的健康，还能减轻照料者的护理工作量，减轻其压力。

2. 给予照料者情感及能力的支持。帮助照料者熟悉照料工作，科学合理地安排各项照料工作，适时地给予赞扬及感谢。

3. 协调照料者与被照料者家庭其他成员之间的关系与分工，指导照料者寻求和选择社会支持机构的帮助，使照料者获得身心放松与休息的时间。

4. 指导照料者进行有益于身心健康的文娱活动，学会有效减压的方法。

5. 对照料者的身心应激症状进行相应的治疗。

随着老龄化社会的深入，家庭照料人员的需求也会增加，社区护理人员在对老年人的家庭护理中，应注意加强对照料者的关心和支持，使家庭护理向着更完善及和谐的方向发展。

综│合│测│试

A1 型题

1. 以下哪项不是老年人社区家庭护理的内容
   A. 满足健康保健需求　　　　B. 家庭基础护理和康复护理技术　　C. 精神抚慰
   D. 疾病的诊治　　　　　　　E. 指导宣教

2. 适合我国国情的老年护理模式是
   A. 以家庭为中心的社区护理工作模式　　　　B. 安德逊的"与社区为伙伴"的模式
   C. 怀特的"公共卫生护理概念"模式　　　　D. 奥瑞姆的自理模式
   E. 斯坦诺普与兰开斯特的"以社区为焦点的护理程序"模式

3. 家庭访视的目的
   A. 早期发现健康问题　　　　　　　　B. 认定阻碍家庭的健康问题
   C. 寻求在家庭内解决问题的方法　　　D. 解决家庭的健康问题达到健康
   E. 为社区家庭的患者或残疾人提供服务

4. 家庭访视的类型是
   A. 评估性家庭访视　　　　B. 预防保健性家庭访视　　　　C. 急诊性家庭访视
   D. 连续照顾性家庭访视　　E. 以上都是

5. 以下哪项不是家庭健康护理的重点人群
   A. 慢性患者　　　　　B. 需要继续治疗和康复的患者　　　C. 急性期的患者
   D. 残疾人　　　　　　E. 重症晚期在家中的患者

6. 家庭照料者不包括
   A. 配偶　　B. 子女　　C. 家政服务员　　D. 亲属　　E. 护士

7. 以下哪项不是照料者年龄过大在照料时会有的表现
  A. 体力不支   B. 照料不当   C. 对被照料者脾气暴躁
  D. 怠慢、虐待   E. 紧张、内疚

8. 支持照料者的目的不包括
  A. 维护照料者的身心健康   B. 对老年人的照料不当
  C. 促进整个家庭生活优质化   D. 避免出现疏忽、虐待
  E. 取得照料者在实现护理老年人目标上的协作

9. 老年居住环境应从哪些方面来考虑
  A. 健康、安全、便利、整洁   B. 优美、安静、隐匿、绿化
  C. 隐匿、绿化、便利、整洁   D. 健康、安全、安静、隐匿
  E. 健康、安全、隐匿、绿化

10. 以下哪项不是帮助照料者保持身心健康的措施
  A. 鼓励被照料者自理   B. 给予照料者情感及能力的支持
  C. 指导照料者进行导尿的技能训练   D. 帮助照料者学会有效减压的方法
  E. 协调照料者与被照料者家庭成员的关系与分工

（桂翠华）

第六章　老年人的日常生活护理

【学习目标】

掌握：日常生活护理的注意事项、与老年人沟通的技巧、老年人活动原则和注意事项、老年人的饮食护理。

熟悉：老年人交流特点；促进老年人有效沟通的方法、老年人的饮食原则、老年人的睡眠护理、老年人的排泄护理。

了解：老年人的饮食需求、老年人的衣着与个人卫生；老年人的性需求。

第一节　概　述

日常生活是人们每天反复进行的、最基本的、最具有共性的活动。由于衰老和长期慢性病的影响，老年人的日常生活功能减退或丧失，需要护理人员全部或部分协助。老年人日常生活护理的重点在于帮助老年人在疾病和功能障碍的状态下恢复基本的生活功能，使其适应日常生活，或在健康状态下独立、方便地生活。

日常生活护理注意事项有以下几个方面。

1. 全面评估，科学护理　首先应全面准确地评估老年人的日常生活活动功能，了解其功能丧失的程度。根据评估结果和老年人的自理需求，遵循 Orem 的自护理论原则，提供相应的科学护理，最大程度地发挥其残余功能。

2. 明确护理目标　慢性病的完全康复和功能的完全恢复是非常困难的，有时甚至是不可能的。老年人日常生活护理的主要目标，是最大限度地发挥老年人残余的功能，促进和维持健康。另外，调整其生活环境，使老年人适应功能丧失后的状态，充分发挥老年人的自主性，满足其生理、心理和社会等方面的需要，提高生活质量。

3. 针对性地进行心理护理　一般有两种心理状态会影响老年人的安全：一是老年人不服老，不愿意麻烦他人，如有的老年人明知不能独自如厕，却不寻求别人帮助，结果难以走回自己的房间，护理人员应使老年人明确自己的活动能力，提高安全意识，防止意外发生；二是对护理人员过分依赖，甚至有些老年人为了得到他人的关注和爱护而要求护理，因此护理人员应了解老年人的心理需求，告诉老年人依靠他人包揽一切的做法有害无益，鼓励其做力所能及的事情，在保障安全的情况下尽量发挥自己的功能。

4. 注重私人空间和个性关怀　应为老年人提供一个相对独立的私人空间，以便完成排泄、沐浴、更衣等私密性的日常生活行为。另外老年人有着不同的生活、社会经历、思维方式和价值观，自我意识也很强烈。所以应注重老人的个性关怀，尊重其人格和尊严。

考点链接

患者，男，67 岁，因车祸导致右下肢骨折，术后第 3 天。按照 Orem 自护理论，护士应采用的护理方式是

A. 全补偿护理系统　　B. 部分补偿护理系统　　C. 支持 – 教育护理系统

D. 保健系统模式　　E. 人际间关系模式

解析：根据 Orem 自护理论，部分补偿护理系统适用于服务对象有能力满足自己一部分的生理需要，但另一部分需要护士来满足。答案：B。

第二节　老年人的沟通与交流

沟通与交流是指两个人或两个群体间，通过语言、姿势、表情或其他信号等方式，互相分享与交换信息、意念、信仰、感情与态度，以使双方能够互相理解。与老年人关系的建立和发展是通过沟通来实现的。

一、老年人的交流特点

与老年人的沟通交流，具有与其他人群不同的特点。随着年龄的增长，老年人的生理、心理和社会文化等方面均发生了较大的变化，各种感觉功能和认识方面都有明显减退。主要表现在以下几个方面：

1. 生理方面　随着年龄的增长，老年人的视、听力出现不同程度的衰退，认知和思维能力下降，记忆力和对语言的理解能力也减退，给沟通带来困难，影响沟通交流效果。

2. 心理方面　因退休，社会角色变化，身体机能衰退，老年人的心理发生了较大的变化，易出现焦虑、自卑、孤独等不良情绪，给沟通带来一定困难。

3. 其他　如社会、文化、环境等方面，也不同程度地影响着老年人的沟通交流。

二、与老年人沟通的常用技巧

由于老年人的特殊性，护理人员在与老年人进行沟通中，应掌握必要的沟通方式和技巧，以达到有效沟通。常用的沟通方式包括语言沟通和非语言沟通。

（一）语言沟通技巧

1. 口头沟通　随着年龄的增长，老年人的社会活动减少，性格变得内向、退缩，影响语言表达能力，易产生寂寞和沮丧心理。护理人员应当根据老年人的性格特征，提供适当的社交和自我表达机会，指导采用相应的沟通方式进行交流。

课堂互动

采取什么沟通方式和技巧，能够提高与老年人的沟通效果？

2. 电话沟通　电话访问和沟通时，护理人员应先了解老年人的生活和作息习惯，避开用餐和睡眠时间。尽可能与老年人建立电话沟通时间表，使老年人产生社交活动的喜悦。当电话沟通对象有听力障碍、失语症或定向力混乱时，需要更加耐心并采取有效的方法，例如将语速放慢，吐字清楚；要求失语症的老年人以特殊的语言复述重要字句或敲打听筒以表示接收到信息；与认知渐进障碍的老年人开始沟通时，应明确介绍自己，说明电话访问的目的。为了减少误解，还需要以书信的形式复述信息。对听力困难的老年人可鼓励安装电话扩音设备，可直接放大音量以利于清晰听懂，效果较好。

3. 书面沟通　对于识字的老人，结合书面沟通能弥补老年人的记忆减退，增强沟通效果，还可增加老人对健康教育的依从性。但要注意以下几点：①使用背景色、对比度高的大字体；②对关键词应重点强调和说明；③用词通俗易懂，尽量使用非专业术语；④运用简明的图表或图片来解释必要的过程；⑤合理运用小卡片，如在小卡片上按流程列出每日需做的事情，并贴于常见的地方。

4. 讯息、网络沟通　随着信息技术的飞速发展和普及，手机、电脑等现代化信息工具的应用日趋广泛。讯息、网络沟通成为一种新的交流方式。可通过手机发送信息、网络视频聊天、电子邮件等方式，与老年人沟通交流。老年人在使用网络交流时，护理人员要加以指导。一是老年人上网要保持积极、健康的心态，要注意虚拟世界与现实世界的协调。二是老年人不可过分依赖网络，应走出家门与人进行面对面的交流。老年人还是要走出家门与人进行面对面的交流。一个人整天仅与电脑交流，并不能真正彻底地摆脱孤独和寂寞。三是要注意劳逸结合。科学制订上网时间，才不至于对身体产生负面影响。

（二）非语言沟通技巧

非语言沟通对于表达和理解能力减退的老年人来说更加重要。在运用非语言沟通技巧的过程中，要尊重与了解老年人的文化背景，以免使用不当而触怒老年人；注意观察、使用老年人反应良好的沟通模式，并予以强化。常用的非语言沟通技巧有：触摸、倾听、身体姿势和面部表情等。

1. 触摸　触摸是一种无声的语言，包括抚摸、握手、依偎、搀扶、拥抱等。触摸能增进人们的相互关系，对老年人合适的触摸可表达对老年人的关爱。但触摸并非万能，如使用不当，可能会增加躁动或触犯老年人的尊严。处于意识不清状态的老年人容易把触摸当做错误的理解，因此在护理过程中要注意以下事项：

（1）尊重老年人的尊严与其社会文化背景　触摸前征得老年人的同意，还应注意不同社会文化对触摸礼仪的使用不同，应区别对待。

（2）观察老年人对触摸的反应　在触摸过程中要观察老年人面部表情和被触摸部位的反应。若触摸后出现触摸部位和面部肌肉紧张、焦虑等表情，提示不舒适；如果老年人被触摸后肌肉松弛，表示接受且舒适。

（3）选择适当的触摸部位　最容易接受的部位是手，其他适宜触摸的部位有：手臂、背部和肩膀，头部则一般不宜触摸。

（4）触摸前须让老年人确定触摸者的存在　因为老年人视、听力渐进丧失，容易被惊吓，所以应选择从功能良好的一侧接触老年人，不要突然从背后或暗侧给予触摸。

（5）注意保护老年人的皮肤　可适当使用护肤品，避免拉扯或摩擦。

（6）对老年人的触摸予以正确的反应　护理人员应学习适当地接受老年人用抚摸我们的头发、手臂或脸颊来表达谢意。

2. 身体姿势　当言语无法清楚表达时，身体姿势能有效地辅助表达。在与老人沟通时，须让他确认我们的存在，面向老人，以利读唇，并配以缓和、明显的肢体动作来有效地辅助表达；与使用轮椅代步的老年人沟通时，应适时坐或蹲在旁边，并保持双方眼睛位于同一水平线，以利于平等的交流和沟通。日常生活中能有效强化沟通内容的身体姿势有：挥手问好或再见；招手动作；伸手指认物品或人；模仿和夸张演示日常功能活动，如洗手、刷牙、梳头、喝水、吃饭；手臂放在老年人肘下，或让老年人的手轻勾治疗者的手肘，协助其察觉我们引他同行的方位等。

（三）促进有效沟通的方法

1. 根据老年人的身体状况、性格特征，采取老年人习惯或喜欢的方式沟通，态度真诚友善，有礼貌，使老年人感到真诚、被关注和尊重。

2. 倾听老年人诉说时要专心，切忌心不在焉、东张西望；在倾听中观察老年人说话的态度、表情和措辞，用心体会老年人的感受。

3. 采用恰当的语速、语调进行沟通，说话要清晰、温和、措辞准确，并根据对方表情和反应不断调整。

4. 善于借助表情、手势等非语言沟通技巧，帮助老年人理解，提高沟通效果。

5. 不要在老年人面前窃窃私语，以免产生误解。

第三节　老年人的休息与活动

休息与活动是人类生存和发展的基本需要之一。适当的休息与活动可以消除疲劳、减轻病痛、促进康复，有益于身心健康。

一、休息

休息（rest）是指一段时间内相对地减少活动，使身体各部位放松，处于良好的心理状态的过程。休息包括身体和心理两方面的放松，通过休息，可以减轻疲劳和缓解精神紧张。休息并不意味着不活动，有时变换一种活动方式也是休息，如长时间做家务后，可站立活动一下或散散步等。老年人相对需要较多的休息，但要注意：①要注意休息质量，有效的休息应满足三个基本条件：充足的睡眠、心理的放松、生理的舒适。②环境也是影响休息的重要因素。环境的空间、温湿度、光线、色彩、空气、声音等对老年人的休息质量均有不同程度的影响。应创造一个和谐、舒适的环境。③卧床过久易导致运动系统功能障碍，还可出现压疮、静脉血栓、坠积性肺炎等并发症。因此长期卧床者应经常改变体位。④老年人改变体位时动作宜缓慢，防止体位性低血压或跌倒等意外的发生。老年人应注意"三个三分钟，三个半小时"。三个半分钟：醒来后不要马上起来，先在床上躺半分钟，然后坐起来半分钟，两腿下垂半分钟，起床。三个半小时：早上起来运动半小时，午休半小时，晚上6至7时慢步行走半小时。注意三个半分钟，能减少或防止很多患者猝死或发生意外。⑤看书和看电视是一种休息，但时间不宜过长，应适时举目远眺或闭目养神来调节一下视力。看电视不宜过近，避免光线的刺激引起眼睛的疲劳。

二、活动

1. **活动对老年人的重要性** 生命在于运动。坚持活动是人类健康长寿的关键。活动可促进人体的新陈代谢，使组织器官充满活力，而且能增强和改善机体的功能，延缓衰老。活动对促进老年人各个系统的功能，预防身心疾病及维持健康具有重要的意义。

2. **影响老年人活动的因素**

（1）心血管系统 最快心率下降，心排出量下降：老年人做最大限度活动时，最快心率要比成年人低，活动量增加时，血管扩张能力下降，回心血量减少，造成心排出量减少。一般来说，老年人的最快心率约为170/min。

（2）肌肉骨骼系统 由于肌肉强度、持久力、敏捷度持续下降，加上老年人脊髓和大脑功能的衰退，使老年人活动减少，最终导致动作迟缓、笨拙，行动缓慢不稳等。

（3）神经系统 老化会影响老年人的姿势、平衡状态、运动协调能力、步态。因此老年人应注意活动的安全性。

（4）其他 由于疾病的影响，老年人活动受限，对活动的耐受力下降，还可能因为疼痛、孤独、抑郁、自我满意度低等原因而不愿活动。

3. **老年人活动的种类和强度**

（1）种类 老年人的活动种类可分为四种：日常生活活动、家务活动、职业活动、娱乐活动。对于老年人来说，日常生活活动和家务活动是基本活动，职业活动是属于发展自己潜能的活动，娱乐活动则可促进老年人的身心健康。

（2）强度 科学的锻炼对人体健康最为有益。比较适合老年人锻炼的项目有：散步、慢跑、游泳、跳舞、球类运动、医疗体育、太极拳与气功等。足够而又安全的活动强度，对于心血管疾病、呼吸系统疾病和其他慢性病患者尤为重要。观察活动强度是否合适的方法有：①活动后的心率达到最适宜的心率，即170－年龄。②运动结束后3分钟内心率恢复到运动前水平，表明运动量较小，应加大运动量；在3~5分钟之内恢复到运动前水平表明运动适宜；10分钟以上才能恢复，则说明活动强度太大，应适当减量。

4. **老年人活动的注意事项**

（1）因人而宜，量力而行 老年人应根据自己的年龄、体质、活动场地，选择适宜的运动项目、运动时间、运动量及强度。

（2）循序渐进 机体对运动有一个逐步适应的过程。因此，运动强度应由大到小，速度由慢到快，动作由简单到复杂。

（3）持之以恒 活动锻炼是一个逐步累积的过程，必须坚持锻炼才能达到强身健体的效果。

（4）运动时间 老年人运动的时间为每天1~2次，每次半小时，一天运动总时间不超过2小时为宜。最佳运动时间为傍晚。饭后不宜立即运动，以免影响消化吸收，甚至导致消化系统疾病。临睡前2小时左右应结束锻炼，避免过度兴奋而影响入睡。

（5）运动场所　运动场所尽可能选择空气新鲜、安静清幽的公园、庭院、操场、海滨等。

（6）自我监护　老年人的运动锻炼要注意自我监护。在客观监测的同时，结合主观感觉综合判断。适当运动时全身有热感或微微出汗，运动后感到轻松，精力充沛，精神振作，睡眠好，食欲增加，且运动后没有疲劳、头晕、心悸、气促等不适情况出现。如果在运动时出现严重的胸闷、气喘、心绞痛或心率减慢、心率失常等，应立即停止运动，并及时就医。

第四节　老年人的饮食与营养

合理的饮食与营养是维持老年人身体健康的物质基础。随着增龄，老年人消化系统发生了相应的退行性改变。因此，改善饮食营养以防止衰弱和老年多发病，维持老年人的健康，也是日常生活护理中的一个重要课题。

一、老年人的营养需求

1. 碳水化合物　碳水化合物供给能量应占总能量的 55% ~ 65% 。热能的消耗随着年龄增加而逐步减少，一般来说，60 岁以后热能的提供应较年轻时减少 20% ，70 岁以后减少 30% ，以免热能过剩导致超重和肥胖，并诱发一些常见的老年病。老年人所需的碳水化合物主要来源于淀粉，尤其是粗粮，粗粮除了供给所需热能外，还可以摄取足够的膳食纤维。老年人的膳食纤维摄入量以每天 30g 为宜。

2. 蛋白质　蛋白质供给能量应占总热量的 10% ~ 15% ，原则上应该是优质少量。老年人的体内代谢过程以分解代谢为主，需要较为丰富的蛋白质来补充消耗，但由于机体胃胰蛋白酶分泌减少，过多的蛋白质反可加重老年人消化系统和肾脏的负担，因此每天蛋白质的摄入不宜过多，以每天每千克体重 1 ~ 1.2g 为宜。还应尽量选用优质蛋白，如豆类、鱼类、蛋类、奶类、瘦肉等。

3. 脂肪　老年人胆汁酸分泌减少，脂酶活性降低，对脂肪的消化功能下降，且体内脂肪组织随年龄增加而逐渐增加，因此过多摄食脂肪不利于心血管系统、消化系统；但脂肪摄食过少，又将导致必需脂肪酸缺乏而发生皮肤疾病，并影响脂溶性维生素的吸收，因此脂肪的适当摄入十分重要。总的原则是：由脂肪供给能量应占总热量的 20% ~ 30% ，并尽量选用不饱和脂肪酸较多的植物油，而减少饱和脂肪酸和胆固醇的摄入。

4. 无机盐　由于内分泌功能的衰弱，老年人容易发生钙代谢的负平衡。应适当增加富含钙质且易吸收的食物，并多到户外活动以帮助钙的吸收。绿叶蔬菜、奶类及奶制品、豆类及豆制品都是钙的良好来源，也可服用钙剂如碳酸钙，以补充膳食钙的不足。由于老年人味觉功能的变化，容易引起钠摄入过多而钾不足，导致人体的倦怠感，应适当补充含钾丰富的食物。为预防贫血，应注意选择含铁丰富食物，如瘦肉、动物肝脏、黑木耳、紫菜、菠菜、豆类等，而维生素 C 可促进人体对铁的吸收。

5. 维生素　维生素在维持身体健康、调节生理功能、延缓衰老过程中起着非常重要的作用。富含维生素的饮食，可增强机体抵抗力，特别是 B 族维生素可增进老年人的食欲。新鲜蔬菜和水果含有丰富的维生素，且对于老年人有较好的通便功能。

6. 膳食纤维　主要包括淀粉以外的多糖，存在于谷、薯、豆、蔬果类等食物中。在帮助通便、保持肠道正常功能、提高免疫力、促进胆固醇的代谢、防止心血管疾病、减低餐后血糖和防止热量过多摄入方面，起着重要作用。老年人的摄入量以每天 30g 为宜。

7. 水分　失水 10% 就会影响机体功能，失水 20% 即可威胁人的生命。水分不足，容易发生便秘、电解质失衡、脱水等。但饮水过多也会增加心、肾负担。因此老年人每日饮水量（除去饮食中的水）一般以 1500ml 左右为宜，饮食中可适当增加汤羹类食品，既能补充营养，又可补充相应的水分。

二、影响老年人营养摄入的因素

1. 生理因素　由于老化，老年人的感觉、进食、吞咽、咀嚼、消化、吸收等都有不同程度下降，容易出现营养素不均衡、摄入减少、误咽、腹泻、便秘、营养不良等，而疾病也可影响食物的消化吸收。特别是患有消化性溃疡、癌症、动脉硬化、高血压、心脏病、肾脏疾病、糖尿病和骨质疏松等疾病的老年人，控制疾病的发展，防止疾病的恶化可有效改善其营养状况。

2. 心理因素　老年人心情不舒畅可导致饮食摄入异常。排泄异常又无法自理的老年人，担心给照顾者增加负担，往往自己控制饮食的摄入量。对于痴呆老年人，照顾不当会出现过食、吞食异物如吃石子、钉子，甚至自己粪便等现象。

3. 社会因素　老年人的社会地位、经济实力、生活环境以及价值观等对其饮食影响很大，经济拮据导致可选择饮食的种类、数量减少；而营养知识欠缺者可引起偏食，导致营养失衡；独居或高龄者，在食物的采购和烹饪上有一定的困难；价值观对饮食的影响也同样重要，有些老人由于自己丧失了劳动能力，在饮食上极度限制自己的需求而影响健康。

三、老年人的饮食原则

1. 平衡膳食　保持营养平衡，粗细搭配、荤素搭配。适当限制热量摄入，保证足够的优质蛋白、低脂肪、低糖、低盐、高维生素和适量的含钙、铁食物。

2. 易于消化吸收　食物应细、软、松，既给牙齿咀嚼的机会又便于老年人消化。

3. 温度适宜　老年人消化道对食物温度较为敏感，饮食宜偏温热，两餐之间和睡前可加用热饮料，以解除疲劳，增加温度。

4. 良好的饮食习惯　少食多餐，避免暴饮暴食或过饥过饱，膳食内容的改变不宜过快，要照顾到个人爱好。两餐之间可适当增加点心，预防出现低血糖。晚餐不宜过饱，以免影响睡眠。老年人应多做户外运动，适当接受日光照射，维持健康体重。

四、老年人的饮食护理

（一）烹饪

1. 味觉、嗅觉等感觉功能低下者　饮食的色、香、味能大大地增进食欲，烹饪时适当使用盐和糖，可用醋、姜、蒜等调料来刺激食欲。

2. 咀嚼、消化吸收功能低下者　选用富含维生素的蔬菜，而且要切细，肉类最好制成肉沫，可采用煮或炖的烹制方法，尽量使食物变软而易于消化。

3. 吞咽功能低下者　宜选用黏稠度较高的食物，在食用容易误咽的酸奶、汤面等食物时，应在旁协助，同时要根据老年人的身体状况合理调节饮食种类。

（二）进餐时的护理

1. 一般护理　从各方面保证其饮食质量、进餐环境和进食情绪，保持进餐环境空气清新；为老人创造集体进餐的机会以增进食欲；鼓励自行进餐，必要时协助；对卧床老人应根据病情采取相应的措施，如抬高床头侧卧位进餐、帮助坐起并使用特制的餐具（如床上餐桌）进餐等。

2. 上肢障碍者的护理　上肢障碍者自己摄食困难，可提供自制或特制餐具，鼓励其自己进餐；有些老年人张口困难，可选用小儿用的汤勺加以改造；鼓励老人使用筷子，以保持对大脑的良性刺激。

3. 视力障碍者的护理　对于视力障碍的老年人，进餐前要向老人说明餐桌上食物的种类和位置，并帮助用手触摸以便确认；要注意安全，鱼刺等要剔除干净，热汤、茶水等单独放置；老年人可能因看不清食物而食欲减退，须更加注重食物的香和味，可以让老人与家属或其他老人一起进餐，制造良好的进餐气氛以增进食欲。

4. 吞咽功能低下者的护理　吞咽功能低下的老年人很容易将食物误咽入气管，尤其是卧床老年人，更易发生。因此进餐时的体位非常重要，一般采取坐位或半坐位，瘫痪的老年人可采取健侧卧位。随着年龄的增加，老年人的唾液分泌相对减少，口腔黏膜的润滑作用减弱，因此，进餐前应先喝水润湿口腔。进食过程中应有照顾者在旁，以防发生意外。

第五节　老年人的睡眠

1. 老年人睡眠的特点　睡眠是休息的一种重要形式，通过睡眠可使人的精力和体力得到恢复，有利于维持健康。老年人睡眠的特点是早睡、早醒且中途觉醒较多，与年龄增长睡眠深度逐渐降低有关，一般每天约 6 小时。有许多因素可影响老年人的睡眠质量，如疾病造成身体不适、环境改变、情绪变化、食物摄入、药物因素等。睡眠质量下降可导致烦躁、精神萎靡、食欲减退、疲乏无力，甚至疾病的发生。

2. 改善睡眠的措施　日常生活中可采用以下措施来改善老年人的睡眠质量：①创造良好的睡眠环境，控制卧室的温度、湿度、空气、光线和声音，保持床铺的干净整洁，减少外界环境的不良刺激。②对老年人进行全面评估，找出影响睡眠质量的原因进行相应处理。③帮助老年人建立良好的睡眠习

> **➡ 课堂互动**
>
> 　　影响老年人睡眠的因素有哪些？采取什么措施可以促进老年人的睡眠？

惯：合理安排日常活动，白天适当锻炼，避免在非睡眠时间卧床，不熬夜。提倡早睡早起、午睡的习惯。④晚餐勿过饱，睡前避免饮用咖啡、浓茶、可乐以及含酒精的刺激性饮料，不宜饮用大量水分，并于睡前入厕，以免夜尿增多而干扰睡眠。⑤保持情

绪稳定，对可能造成情绪波动的问题和事情不宜晚间告诉老年人。⑥对于失眠的老年人，应在医生指导下使用镇静剂，但应特别注意观察其副作用。

第六节　老年人的排泄

排泄是机体将新陈代谢所产生的废物排出体外的生理过程。老年人随着年龄的增长，机体调节功能逐渐减弱，自理能力下降，或者因疾病影响而出现尿频、尿急、尿潴留、腹泻、便秘，甚至大小便失禁等现象。本节主要叙述大小便失禁的护理。

一、尿失禁的护理

尿失禁是指排尿不受控制，尿液不自主流出。老年人尿失禁的发生率高达 25%，女性高于男性。护理措施有：

1. 做好心理护理　尿失禁的老年人常出现自卑、抑郁等心理，护理人员应注意保护其隐私，理解、尊重老年人，使其树立信心，积极配合治疗和护理。

2. 进行膀胱功能锻炼　①间断排尿训练：建立规律的排尿习惯，起初每隔 1~2 小时排尿一次，以后逐渐延长排尿时间，以促进排尿功能的恢复。②进行盆底部肌肉训练：每次 10 遍，每日锻炼 5~10 次，以不感觉疲劳为宜。③提示排尿法：对于认知障碍的老人，可以根据其排尿时间及规律，及时提醒，以锻炼其膀胱功能，督促老年人养成规律排尿的习惯。

3. 保持皮肤清洁　保持床单位和皮肤清洁干燥，可配合使用纸尿裤或一次性中单，每次便后清洗会阴部皮肤，勤换衣裤，注意观察皮肤情况和尿的性状等，防止压疮和泌尿系感染的发生。

4. 饮食护理　对尿失禁的老年人应避免饮用高硬度水，避免摄入咖啡、浓茶、可乐、酒类等有利尿作用的饮料，指导老年人调整饮水时间、品种和量，如饮用磁化水、睡前限制饮水等。

5. 外引流　对严重尿失禁的老人可采取接尿装置引流尿液，男患者可用便壶或用阴茎套连接集尿袋接尿，女患者可用女用尿壶紧贴外阴部接取尿液。

二、大便失禁的护理

大便失禁是指肛门括约肌不受意识控制而不自主地排便。护理措施有：

1. 心理护理　大便失禁者常出现紧张、窘迫等，期望得到他人的理解和帮助，护理人员应理解、安慰，及时提供帮助。

2. 重建良好的排便习惯　指导患者在固定的时间排便，最好在早餐后，必要时采取措施以促进排便。

3. 皮肤护理　便后及时清洁皮肤，并在局部涂药膏，保护皮肤的完整性。为防止污染床单，可在床上垫一次性中单，勤更换衣被。

4. 调整饮食　给予少渣、低脂、营养丰富、易消化的食物，适当多饮水，适当限制粗纤维食物，避免进食产气食物如牛奶、薯类等。

5. 健康教育　指导患者进行肛门括约肌及盆底肌的收缩锻炼。

第七节 老年人的个人卫生与衣着修饰

一、老年人的个人卫生

皮肤是人体最大的器官，有着特殊的生理功能。老年人皮肤有三个突出特征：萎缩、敏感、增生，且容易出现皮肤干燥、瘙痒、皲裂等问题，给老年人的日常生活带来影响。因此，做好老年人的个人卫生，保持皮肤清洁，是日常生活护理的重要内容。

（一）皮肤的清洁护理

沐浴可促进血液循环，清除污垢，预防皮肤疾病。老年人应根据自身情况，冬季每周沐浴2次，夏季则可每天温水洗浴，特别要清洗颈部、腋下、腹股沟、会阴部等皮肤褶皱部位。老人沐浴时要注意以下事项：①沐浴的室温应调节在24℃～26℃，水温不宜过高，应在40℃左右为宜。②沐浴时间以10～15分钟为宜，以防发生胸闷、晕厥等意外。③不宜在饱餐或饥饿时沐浴，以免影响消化功能，可在饭后1小时进行。④沐浴时最好有家人陪伴，不宜上门锁，以防发生意外。⑤避免碱性肥皂刺激，宜选择弱酸性的硼酸皂、羊脂香皂，洗浴次数不宜过勤。⑥沐浴用的毛巾应柔软，避免用力擦洗和搔抓，以防损伤皮肤诱发感染。⑦皮肤干燥者沐浴后要涂润肤油，皮肤、手足皲裂者涂护肤霜，再戴棉质手套、穿棉质袜子，以改善皮肤干燥、皲裂状况。⑧注意安全，防跌倒、防触电等。

头发的清洁美观同样重要。老年人头发干枯、变白、易脱落，做好头发的清洁与保养，可减少脱发，焕发活力。干性头发每周清洗1次，油性头发可每周清洗2次，并根据自身头皮性质选择适宜的洗发、护发用品。为促进头皮血液循环，可每天用木质或牛角梳梳理头发3次，每次不少于30下。

（二）皮肤瘙痒的护理

老年性皮肤瘙痒症是常见的一种皮肤病，多见于60岁以上的老年人，冬季多发，男性高于女性。其瘙痒常为阵发性，夜间为重，长期搔抓皮肤上出现抓痕、血痂，甚至可能导致皮肤感染。

1. 老年人皮肤瘙痒的常见原因　①局部皮肤病变：皮肤干燥是最常见的原因，占40%～80%，常常由于温度变化、衣物刺激或用肥皂洗澡引起，也可见于各种皮炎、皮肤感染等病症。②全身性疾病：慢性肾衰竭、肝胆疾病引起胆汁淤积、药物过敏、进食致敏性食物等，均可引起全身瘙痒。③心理因素：较少见。有资料显示不良的心理状况可引起皮肤瘙痒，并随着情绪好坏症状减轻或加重。

2. 护理措施　①一般护理：洗浴的频率和水温以及用品适当，适度使用护肤品，避免乙醇涂擦皮肤；使用加湿器等保持室内空气湿润；选择宽大、柔软的棉质内衣，避免毛衣类衣物直接接触皮肤；选择清淡、维生素丰富的食物。②积极治疗原发病。③对症处理：使用低浓度类固醇霜剂擦皮肤，应用抗组胺类药物及温和的镇静剂，可减轻瘙痒。④心理护理：找出原因，加以心理疏导。

二、老年人的衣着修饰

老年人服装的选择，首先应考虑实用性、便利性，应遵循穿着舒适、健康、实用、端庄、合体的原则，冬季应注意衣着的保暖功效。贴身衣裤应选择质地柔软、透气性强、吸湿性高、无刺激性的纯棉布料。服装应宽松合体，尽量选择前开门式上装，纽扣不宜过小，拉链上应留有指环，便于穿脱、活动。同时要考虑衣服的时尚元素，以满足老人社交的需要。对于卧床或有肢体功能障碍和变形的老年人，应视具体情况给予容易穿脱、方便护理的服装。

第八节　老年人的性需求与性生活卫生

现实生活中，老年人的性健康问题不容忽视，一是表现在与老年人相关的性犯罪增多；二是与老年人相关的性疾病增多。由此给社会、家庭带来较大影响。因此，护理人员对性应有正确的观念和态度，了解老年人的性需求及影响因素，以协助其提高生活质量。

一、对老年人性生活的评估

由于生理、心理和社会文化的差异，每个人对性的理解意义不同。因此，在评估和处理性问题时需注意个体差异。

（一）评估的内容和方法

1. 收集病史及客观资料　主要了解老年人及配偶或性伴侣的一般资料、性认知、性态度、性别角色和自我概念，以及婚姻状况、宗教信仰、疾病史、性生活史和性生活现状。

2. 身体检查　可通过相应的检查来协助评估老年人的性生活情况。常见的检查有：阴茎膨胀硬度监测、海绵体内药物注射测试、神经传导检查、阴茎动脉功能检查等。

（二）护理人员的态度及准备

护理人员应了解不同的社会文化和宗教背景，掌握正确的性知识，坦诚、客观地面对性问题，尊重老年人的隐私。

（三）评估性问题的注意事项

护理人员在评估过程中采取相应的倾听与沟通技巧，并具备专业的敏感度，同时应尊重老年人的隐私权。评估完毕，确认问题的性质后，根据自己的能力处理，决定是否需要转介给其他专业人员，如性治疗师、婚姻咨询家等。

二、影响老年人性生活的因素

1. 老年人的生理变化　老年人外观上的明显变化，常直接或间接影响其性生活，性器官衰退，性反应变慢，也不同程度地影响老年人的性功能。

2. 老年人常见疾病　有心肌梗死、慢性阻塞性肺疾病、糖尿病及泌尿生殖系统疾病等常常因为性生活的不适或担心疾病发作而影响老年人的性生活。其他如关节炎、前列腺增生等，也会因关节疼痛、担心逆向射精等而妨碍正常的性生活。另外，一些药物的副作用也常是影响性功能的重要因素，较明显的有抗精神病药物、镇静催眠药物等，能抑制个体的性欲。因此，护理人员在评估药物治疗效果或了解患者自行停药原因时，应考虑这方面的可能性。

3. 老年人与性有关的知识态度　由于缺乏性知识，多数老年人不了解正常老化对性能力的影响，因而降低了性生活的兴趣。甚至有些老年人对这些变化感到恐慌，认为自己的性能力已经或将会丧失，因而停止性生活。因此，消除这些误区是处理老年人性问题的关键，也是护理人员必须要面对的问题。

4. 他人的影响　老年夫妻间的沟通对性需求的满足起到关键性的影响作用，因为性活动的多数方式需要双方参与。夫妻中如果有一方因孩子、事业或其他原因，而忽略了另一方的性需求，容易使对方受到伤害。另外，子女很少关心老年人这方面的需求，因各种原因不能保证老人的私人空间，以及老年人丧偶等都会影响老年人的性生活。

5. 社会文化及环境因素　有许多现实的环境与文化因素影响老年人的性生活。如养老机构中房间的设置，浴室、厕所的使用安排，衣物样式的性别区分，都成为影响因素。其他，如中国传统的面子、羞耻等价值观都是老年人可能面临的问题。

三、对老年人性生活的卫生指导

（一）一般指导

1. 健康教育　应对老年人及其配偶、照顾者进行有针对性的健康教育，帮助他们树立正确的性观念，正视老年人的性需求。

2. 伴侣间的沟通　鼓励老年人与其配偶或伴侣之间加强沟通，相互理解，以达到良好的效果。

3. 外观的修饰　指导老年人经常改变服饰和发型，注意修饰外观，保持良好的营养和休息以维持良好的精神状态。

4. 舒适的环境　环境温度、湿度适宜，具有隐私性，床的高度及适用性良好，时间充裕，避免造成压力。

5. 其他　时间上的选择以休息后为佳；低脂饮食可保持较佳的性活动；为提高效果，可适当使用润滑剂。

（二）性卫生指导

性卫生包括性生活频度的调适、性器官的清洁以及性生活安全等。其中性生活频度的调适，一般以性生活的次日不感到疲劳且精神愉快较好；性器官的清洁卫生是要养成经常清洁外生殖器的习惯，性生活前后都要保持清洁，以防感染；应提醒老年人采取必要的安全措施，如性伴侣的选择及安全套的正确使用等。

（三）对患病老人的指导

对有心脏病的老人，应避免在劳累或饮酒后、饱餐后发生性生活，最好在经过休息后，或经药师指导用药后进行。对呼吸功能不良的患者，应指导其学会在性生活中应用合适的呼吸技巧来提高氧的摄入和利用，平时加强锻炼，可选择在雾化吸入治疗后，以提高安全感。对糖尿病患者可通过适当使用药物或润滑剂等减轻疼痛。对前列腺增生患者，应告知逆向射精是无害的，不必担心。关节炎患者可口服止痛剂，或在事前30分钟泡热水澡，使关节肌肉达到放松舒适的状态。

（四）对性障碍老人的指导

老年人常见的性问题为勃起功能障碍（erectile dysfunction，ED）。ED 在各年龄段男性中均有发生，但会随年龄增长不断增加。老年 ED 多为器质性而非心理性的，但心理因素往往和器质性因素共同作用。可根据老人的意愿，选择合适的方法协助老年 ED 改善其性功能，如真空吸引器、前列腺注射、人工阴茎植入、药物使用等。

综|合|测|试

A1 型题

1. 一位身体健康的 70 岁老人，适宜的运动量应使运动后心率达到

   A. 90/min   B. 100/min   C. 110/min   D. 120/min   E. 130/min

2. 老年人皮肤清洁的护理不恰当的是

   A. 避免在饱餐或饥饿时

   B. 老人能自行洗澡者，洗澡时不应反锁浴室门

   C. 由于老年人体质较年轻人差，故建议老人用盆浴，以防止意外

   D. 洗澡水温度控制在 40℃左右

   E. 洗澡宜用中性香皂或硼酸浴皂

3. 下列哪项不是指导家属与老年人正确沟通的方式

   A. 对老年人不理解的语言，要注意耐心重复原话

   B. 沟通的环境宜安静，交谈时说话吐字清楚且速度稍缓

   C. 视力较好的老年人可借助写字板、字卡或其他辅助器具

   D. 适时夸大面部表情以传达各种情绪

   E. 与认知障碍的老年人沟通前，可先让他知道我们的存在

4. 老年人皮肤瘙痒的最常见原因是

   A. 皮肤感染   B. 皮肤干燥   C. 慢性肾衰竭   D. 药物过敏   E. 免疫力低下

5. 老年人运动时的注意事项，下列哪项不正确

   A. 运动时心率 = 170 − 年龄为宜

   B. 锻炼时间以傍晚为宜

   C. 运动时注意不要进行快速冲刺跑，不要做过分低头弯腰的动作

   D. 为达到运动效果，应尽可能增加运动量

   E. 太极拳对体弱及慢性病老人更适宜

6. 与老年人进行非语言性沟通时，最适宜的触摸部位是

   A. 头部   B. 肩膀   C. 手   D. 腰部   E. 脸

7. 下列关于老年护理过程中应该严格遵循的原则，不正确的是

   A. 老年护理的对象是一切老年人，包括健康的老年人

   B. 无论老年人的自我照顾能力如何，护理人员都应尽可能地去替代完成日常生活活动

   C. 护理过程中，应该考虑生理、心理、社会等多方面的健康

   D. 持之以恒

   E. 老年护理宜早开始

A3 型题

（8~10 题共用题干）

患者，女，71 岁，因"脑出血"入院治疗，大小便失禁，卧床 2 周。

8. 对该患者进行评估时，室内温度最好保持在

A. 16℃~18℃　　B. 18℃~20℃　　C. 20℃~22℃　　D. 22℃~24℃　　E. 24℃~26℃

9. 为该患者进行护理时，不正确的措施是

A. 提供容易消化、吸收、少渣低脂的食物

B. 对大便失禁的老人，应注意保护肛周皮肤的干燥

C. 用温水清洗会阴部皮肤，保持清洁干燥

D. 掌握排尿规律，每隔 2~3 小时给便器一次

E. 全天都应多饮水，促进排尿反射，预防泌尿系感染

10. 患者恢复期的饮食原则正确的是

A. 应摄入适量的蛋白，其中优质蛋白占 40%

B. 为保证脂溶性维生素的吸收，老人应多摄入含脂肪较高的食物，如动物油脂

C. 吞咽功能障碍者应选择黏稠度较高的食物，以防发生误咽

D. 应多饮水，防止便秘，每日饮水量 2500ml 左右为宜

E. 老人对味、嗅觉敏感度降低，应在烹调食物时增加糖、盐等调味品的使用量

（张　琼）

第七章　老年人的安全防护

【学习目标】

掌握：老年人的用药原则；老年人的用药护理；老年人常见的安全问题；老年人跌倒的危险因素；老年人跌倒的护理评估、护理措施和健康教育。

熟悉：老年人常见的药物不良反应及护理；压疮、坠床、烫伤、食物噎呛的原因及护理。

了解：老年人药物代谢的动力学特点。

老化导致的不安全因素，严重威胁着老年人的健康，甚至生命。老年人常见的安全问题有误服药物、跌倒、坠床、压疮、噎呛、烧伤或烫伤、交叉感染、中暑、交通事故伤害等。加强老年人的安全防护，是为了减少老年人因意外而导致的伤害。

第一节　老年人的安全用药与护理

一、老年人药物代谢动力学特点

老年人药物代谢动力学（pharmacokinetics in the elderly）简称老年药动学，是研究药物在老年人体内的吸收、分布、代谢和排泄过程及药物浓度随时间变化规律的科学。

1. 药物的吸收（absorption）　药物的吸收是指药物从给药部位转运至血液的过程。大多数药物都通过口服给药，经胃肠道吸收后进入血循环，到达靶器官而发挥效应。影响老年人胃肠道药物吸收的因素有：胃酸分泌减少导致胃液 pH 升高，胃排空速度减慢，肠肌张力增加和活动减少，胃肠道和肝血流减少等。此外，联合用药也影响部分药物的吸收。

2. 药物的分布（distribution）　药物的分布是指药物吸收进入体循环后向各组织器官及体液转运的过程。药物的分布主要取决于组织和器官的血流量，血浆蛋白结合率，机体的组成成分及药物的理化性质等。老年人心排出量减少，组织灌注不足，细胞内液减少，脂肪组织增加，非脂肪组织逐渐减少，脏器功能衰退等因素，都会影响药物的分布。

3. 药物代谢（metabolism）　药物的代谢是指药物在体内发生化学变化。肝脏是药物代谢的主要器官。老年人肝血流量和细胞量比成年人降低 40% ~ 65%。肝脏微粒体酶系统的活性也随之下降，肝脏代谢速度只有年轻人的 65%。因此，药物代谢减慢，半衰期延长，某些主要经肝脏代谢的药物易造成蓄积。

4. 药物的排泄（excretion）　药物的排泄是指药物在老年人体内经吸收、分布、代谢后，通过排泄器官或分泌器官排出体外的过程。肾脏是大多数药物排泄的重要器官。老年人肾功能减退，药物排泄速度慢，易产生药物蓄积性中毒。

二、药物不良反应

药物不良反应（adverse drug reactions，简称 ADR）系指正常剂量的药物用于预防、诊断、治疗疾病或调节生理机能时出现的有害的和用药目的无关的反应，包括药物副作用、毒性作用、变态反应、继发反应和特异性遗传素质等。老年人常见的药物不良反应如下：

（一）精神症状

最易受药物作用影响的是中枢神经系统，尤其大脑。老年人中枢神经系统对某些药物的敏感性高，可引起精神错乱、抑郁和痴呆等。

（二）体位性低血压

老年人血管运动中枢调节功能减退，压力感受器发生功能障碍，即使没有药物的影响，也会因为体位的突然改变而出现头晕。使用降压药、三环抗抑郁药、利尿剂、血管扩张剂时，特别容易发生体位性低血压，因此，应高度注意。

（三）药物中毒

老年人各个重要器官的生理功能减退，60 岁以上老年人的肾脏排毒功能比 25 岁时下降 20%，70～80 岁时下降 40%～50%。60 岁以上老年人肝脏血流比年轻时下降 40%，解毒功能也相应降低。因此，老年人用药容易中毒。

1. 肾毒性反应　氨基糖苷类、头孢菌素类等均经肾脏排泄而对肾脏造成损害，轻者出现蛋白尿、管型尿，重者可出现肾衰竭而危及生命。

2. 肝毒性反应　红霉素、四环素类及抗恶性肿瘤药物等均经肝代谢可引起肝功能损害如转氨酶、胆红素升高，重者可引起肝功能衰竭。

3. 耳毒性反应　氨基糖苷类抗生素如链霉素、庆大霉素等可损伤听神经，引起耳鸣、眩晕、听力下降，甚至耳聋。

4. 造血系统　氯霉素、抗肿瘤药等均可抑制骨髓造血出现白细胞、红细胞、血小板、粒细胞减少，甚至发生再生障碍性贫血等。

5. 二重感染　老年人长期应用广谱抗生素容易引起菌群失调使耐药菌大量繁殖，引起二重感染。

（四）尿潴留

三环抗抑郁药和抗帕金森病药有副交感神经阻滞作用，老年人使用这类物药易引起尿潴留，而伴有前列腺增生及膀胱颈纤维病变的老人尤易发生。所以在使用三环抗抑郁药时，应从小剂量开始分次服用，然后逐渐加量。有前列腺增生的老年人，使用速尿等强效利尿剂也可引起尿潴留，应加以注意。

（五）过敏反应

青霉素、链霉素、头孢菌素类抗生素均可引起过敏性休克，其中以青霉素最常见。

三、老年人安全用药的基本原则

老年人用药要权衡利弊，科学决策，做到科学、安全、有效和经济。

（一）合理选药原则

1. 受益原则　老年人用药必须权衡利弊，遵循受益原则。用药要有明确的适应证；用药的受益/风险比值大于1，以确保用药对患者有益。即便有适应证但用药的受益/风险比小于1时，就应慎重考虑。

2. 五种药物原则　老年人用药数目愈多，ADR发生率愈高，同时使用2种药物的潜在药物相互作用的发生率为6%，5种药物为50%，8种药物增至100%。因此，老年人用药时要明确治疗目标，抓住主要矛盾、选择主要药物治疗。

3. 忌滥用药物　忌滥用抗生素、糖皮质激素；尽量选择有双重疗效的药物，以减少用药种类；忌乱用秘方、偏方、验方。重视非药物治疗。

（二）小剂量原则

大多数药物在老年人使用时，主张开始用成年人剂量的一半，称半量原则。个别药物要从成年人剂量的1/5～1/4开始，逐渐增大到成人剂量人的3/4。由于人的衰老程度和患病史、药物治疗史不同，治疗的原则也有所差异，应根据老年人的具体情况给予适当的药品种类、剂量和给药途径。

（三）择时原则

由于许多疾病的发作、加重与缓解具有昼夜节律的变化（如变异型心绞痛、脑血栓、哮喘常在夜间出现，急性心肌梗死和脑出血的发病高峰大多在清晨）；药代动力学有昼夜节律的变化（如白天肠道功能相对亢进，白天用药比夜间吸收快、血液浓度高）；药效学也有昼夜节律变化（如胰岛素的降糖作用上午大于下午）。择时治疗可以最大限度地发挥药物作用，而把毒副作用降到最低。

（四）使用原则

1. 治疗方案简化　给药方式尽可能简单，以口服给药为主，同时应考虑有效的血药浓度。

2. 选用便于老年人服用的药物剂型。

3. 中西药不重复使用。

（五）停用药物原则

1. 暂停用药原则　在老年人用药期间，应密切观察，一旦发生任何新的症状（包括躯体、认知或情感方面的），应考虑ADR或病情进展。这两种情况的处理截然不同，前者应该停药，后者则应加药。暂停用药是现代老年病学中最简单、最有效的干预措施之一，值得高度重视。

2. 及时停药原则　老年人长期用药不仅十分常见，而且是导致ADR的原因之一。因此，老年人用药要采用及时停药原则，以避免不必要的长期用药。如果停药受益明显多于加药受益，说明及时停药的重要性。

（六）监测原则

长期服用某一种药物的老年人，要特别注意定期监测血药浓度，及时记录并注意保存。

四、老年人的药疗护理

随着年龄的增长，老年人记忆力减退，学习新事物的能力下降，对药物治疗的目的、服药时间、服药方法常不能正确理解，影响用药安全和疗效。因此，指导老年人安全用药是护理人员的一项重要服务。

（一）护理评估

1. **服药能力** 包括视力、听力、阅读力、理解力、记忆力、口腔状况、吞咽功能、获取药物的能力、发现不良反应的能力和作息时间。

2. **用药史** 详细评估老年人既往和现在的用药情况、药物过敏史、副作用史，以及老年人对药物的了解情况，建立完整的用药记录。

3. **各系统老化程度** 仔细评估老年人各脏器的功能情况，如肝、肾功能。

4. **心理、社会状况** 了解老年人的心理状态、文化程度、饮食习惯、家庭经济状况，对目前治疗方案的了解、认识程度和满意度，以及家庭社会的支持情况。

（二）护理措施

1. **密切观察和预防药物不良反应** 老年人药物不良反应发生率高，护理人员要密切观察和预防药物的不良反应，提高老年人的用药安全。

（1）密切观察药物副作用和矛盾反应 要注意观察老年人用药后可能出现的反应，及时处理。如老年人在使用阿司匹林时，应注意观察消化道的不良反应，如有异常需及时处理。用硝苯地平治疗心绞痛反而会加重病情，甚至诱发心律失常，所以用药后要细心观察，一旦出现不良反应，应及时停药、就诊，根据医嘱改服其他药物，保留剩药。

（2）选用便于老年人服用的药物剂型 对吞咽困难的老年人不宜选用片剂、胶囊制剂，宜选用液体剂型，如冲剂、口服液等，也可选用注射给药。胃肠功能不稳定的老年人不宜服用缓释剂，因为胃肠功能的改变影响缓释药物的吸收。

（3）用药剂量个体化 《中国药典》规定，老年人用药量应为成人的3/4。一般从成人剂量的1/4开始，逐渐增大到所需量，同时要注意个体差异，治疗过程中要求连续性的观察，一旦发现不良反应，及时协助医生处理。

（4）规定适当的服药时间和服药间隔 根据老年人的服药能力、生活习惯，安排适当的用药时间和用药间隔，以保证有效的血药浓度。给药间隔过长会达不到治疗效果，而频繁给药又容易引起药物中毒。

（5）注意配伍禁忌 老年人联合用药比较多，注意配伍禁忌，以减少不良反应的发生。

（6）指导老年人正确保管药品，定期整理药柜，保证药物在有效期内。

2. **控制影响药效及药动学的因素** 生活嗜好和饮食习惯会对药物疗效和药动学产生影响，有的可导致药效下降或 ADR 发生率增高。用药期间，吸烟、饮酒和浓茶以及某些食物对药动学都有明显影响，因此，应针对老年人的实际情况，对影响药效及药动学的因素进行护理干预。

3. **提高老年人服药依从性** 老年人由于记忆力减退，经济收入减少，担心药物副作用，家庭、社会的支持不够等原因致服药依从性差。应采取以下措施：

（1）掌握用药指征，尽量减少用药的种类和次数。

（2）指导老人采取防止漏服、错服的措施，如用字体较大的标签注明用药的剂量和时间，便于老年人记忆，把药物按服用时间配好并放到醒目易取的位置，定时提醒老人服药,非口服药标识清晰,分开放置等。

(3)对于精神异常或不配合治疗的老年人,护理人员需协助和督促患者服药,并看服到口。患者若在家中,应指导家属做好督促工作,定期电话回访。

(4)长期用药者应选择价廉质优的药物,减轻患者的经济负担。

(5)开展健康教育。护理人员通过门诊教育、住院教育和社区教育三个环节,实施全程健康教育计划,提高患者的自我管理能力,提高服药依从性。

(三)健康指导

1. 指导老年人正确服药。

2. 告知老人不随意购买非处方药、滋补药、抗衰老药和维生素等,避免在没有适应证的情况下随意用药,确需使用,应在药师的指导下服用。

3. 遵循简单用药原则,减少用药种类。鼓励老年人首选非药物性措施,将药物中毒的危险性降到最低。

4. 加强家属安全用药的教育 指导家属协助和督促老年人正确用药,防止用药不当。

第二节　跌　倒

跌倒是指人体失去正常的姿势,不自主地跌落在地面或较低的平面上,其发生率和危害性随着年龄的增长而增高。老年人跌倒后易造成骨折、压疮、肺炎、下肢静脉血栓等相关并发症,导致医疗费用大大增加,严重影响了老年人的生活质量,并给家庭、社会带来很大的负担。

一、跌倒相关因素

1. 内在因素

(1)生理因素 随着年龄的增长,老年人的感知觉、视觉和平衡功能减退,神经系统的控制协调能力下降,反应迟钝,下肢肌力减弱,易发生跌倒。

(2)病理因素 某些慢性疾病可能诱发跌倒。如心律失常、心力衰竭、高血压、糖尿病、脑血管疾病、帕金森病、白内障、青光眼、贫血等。

(3)药物因素与酒精中毒 老年人服用镇静安眠药、麻醉药、镇痛药、抗焦虑药、抗抑郁药、降压药、血管扩张药和抗心律失常药等药物时,其精神、神志、视觉、血压、步态和平衡功能受到影响而发生跌倒。在所有药物中,以抗抑郁药引起跌倒的危险性最大。此外,饮酒过量也是跌倒的常见原因。

(4)心理因素 老年人由于某些原因如患病或用药出现认知障碍,或存在不服老、不愿意麻烦他人而勉强为之,焦虑、恐惧、抑郁等心理时,跌倒的危险性明显增加。

2. 外在因素

(1)环境因素 ①地面因素。②家具及卫生设施。③穿着、辅助用具。

(2)与活动有关的危险因素 大多数老年人的跌倒是在活动(如行走或变换体位)或较重的体力劳动时发生。

二、护理评估

（一）健康史

询问老年人的居住环境、跌倒的时间、地点、方式（是绊倒、滑倒还是晕倒），以及跌倒时的活动状态；重点了解老年人既往是否发生过跌倒；跌倒后有无意识丧失、受伤和大小便失禁，能否站立，处理方式；跌倒前有无饮酒或服用相关药物；有无头晕、头痛、心慌、气短、胸痛、感觉障碍、肢体无力、共济失调等先兆症状；有无与跌倒有关的疾病及其诊治情况。

（二）身体状况

老年人跌倒后可并发多种损伤，如软组织损伤、骨折、关节脱位和内脏器官损伤等。应对老年人做全面详细的检查。

1. 跌倒时头部先着地，可引起头部外伤、颅内血肿，应检查老年人有无外伤痕迹，鼻腔和外耳道有无分泌物流出。

2. 注意局部是否出现肿胀、疼痛和功能障碍。进行胸部及腹部检查并注意观察意识变化。

（三）心理、社会状况

跌倒造成的严重后果，使老年人产生对再跌倒的恐惧感，导致更易跌倒。跌倒引起的身心损害以及并发症导致老年人活动受限、生活需要照料、医疗费用增加，加重了老年人、家庭和社会的压力和负担。

（四）实验室及辅助检查

根据需要做影像学及实验室检查，明确跌倒造成的损伤和引起跌倒的现存或潜在疾病。如 X 线检查排除骨折，头部 CT 排除颅脑损伤，视力检查，血糖血压的检测，血压的测定应包括平卧位和直立位血压以排除直立性低血压。

三、护理措施

（一）预防跌倒

1. 环境的改善　帮助老年人熟悉环境，加深对方位、布局和设施的记忆。在老年人的活动区域，光线充足，地面或地毯保持平整、无障碍物。卫生间应安装坐便器，并设有扶手。浴盆不宜过高，以便于进出，铺防滑胶毡，以防老年人滑倒。去卫生间的通道要保证安全和通畅。对服用降压药或安眠药的老年人，应在床边备便器。

2. 着装　衣裤、鞋子不宜过长，走路时应穿合脚的布鞋，尽量不穿拖鞋。

3. 用药及训练　老年人变换体位时不宜过快，起床时在床上稍做活动再起身，调整可能引起直立性低血压的药物，避免或减少使用镇静剂或安眠药。如有步态、平衡、肌肉力量的问题，则需进行康复训练和运动。

4. 保证良好的睡眠质量　睡眠差可导致思维和判断能力下降，容易发生跌倒。冬春寒冷季节老年人跌倒的发生率较高。应指导老年人经常开窗通风，保持室内空气新鲜，增加白天活动量，以改善夜间睡眠质量。

5. 活动　老人外出应避免上下班高峰或到人多的地方，减少受伤的危险。

6. 进行预防跌倒的康复训练　鼓励及帮助老年人适量运动，以改善他们的平衡及运动功能而减少跌倒的机会。

（1）正确使用助行器具　根据老年人的具体情况选择合适的助行器，确保安全。

（2）选择促进平衡能力的运动　打太极对平衡功能的提高最为明显，鼓励老年人通过规律的运动，增加反应能力、促进平衡功能，预防跌倒的发生。

（二）跌倒后的护理

发现老年人跌倒后，应将其就地置于平卧位，检查意识、脉搏、血压、询问自觉症状，做出正确判断。若情况严重，立即拨打急救电话。怀疑脑外伤、脊柱损伤、骨折时勿随意搬动老人，以免加重病情。

1. 观察病情　监测老人的生命体征和神志，协助医生进行全身检查，确定有无损伤、损伤的类型及程度。

2. 心理护理　关心、安慰老人，减少老人对跌倒的恐惧感，鼓励老人早期活动，如老年人存在畏惧再跌倒的心理，要帮助其分析恐惧的缘由，共同制订针对性的措施，克服恐惧心理。

四、健康教育

让老年人了解跌倒的相关因素，认真分析，并采取相应的措施。教育老年人不乱用药物并且少饮酒，指导照顾者要给予老年人足够的时间进行日常活动。

第三节　压　疮

压疮（pressure sores）是指局部组织长时间受压，血液循环障碍，局部持续缺血、缺氧、营养不良而致的软组织溃烂和坏死。老年人压疮多继发于骨折后的卧床或心脑血管疾病导致的瘫痪。

一、老年人压疮的特点

1. 比较隐蔽　老年人由于感觉减退、反应迟钝、痴呆等原因，常不能早期发现压疮。

2. 易继发感染　老年人由于机体免疫力下降，压疮局部及其周围组织易继发感染，严重者可并发全身感染而危及生命。

3. 全身反应不明显　老年人因感觉迟钝、身体虚弱及机体免疫力低下，即使继发全身感染时，中毒表现也常不典型、不明显。

4. 愈合困难　老年人由于营养不良、皮肤老化、组织修复能力差、合并慢性病等原因，一旦发生压疮很难愈合。

二、相关因素

引起压疮的原因很复杂，但可概括为以下两大类：

1. 外源性因素　见《护理学基础》。

2. 内源性因素

（1）老年性改变　随着年龄的增加，老年人皮肤松弛干燥、缺乏弹性、出现皱褶，皮下脂肪萎缩变薄，血流缓慢，对压迫的耐受力下降，而易发生压疮。

（2）全身营养不良　老年人常因吸收摄入不足、低蛋白血症、慢性病、恶性肿瘤等原因出现消瘦、全身营养障碍，导致皮下脂肪减少，肌肉萎缩，对压迫的缓冲能力降低，易发生压疮。

（3）感觉运动功能减退　老年人因年龄大，如合并瘫痪、意识障碍、痴呆及关节炎等，出现感觉运动功能减退，对压迫的感受性躲避能力降低，易发生压疮。

（4）其他　大小便失禁、骨折固定、使用镇静剂、心理精神障碍等各种原因引起的长期卧床，均可发生压疮。

临床上常用压疮危险因素评估表（表7－1）评估老年人发生压疮的危险性，其满分为32分，评分≤16分者容易发生压疮；分数越低，发生压疮的危险性越高，12分以下为高危组。通过压疮的评估可较为准确预测压疮的发生，从而减少预防护理的盲目性和被动性，可使医疗资源得以合理的分配和利用。

表7－1　压疮危险因素评估表

项目/分值	4	3	2	1
精神状态	清醒	淡漠	模糊	昏迷
营养状况	好	一般	差	极差
运动情况	活动自如	轻度受限	重度受限	运动障碍
活动情况	活动自如	扶助行走	依赖轮椅	卧床不起
排泄控制	能控制	尿失禁	大便失禁	二便失禁
循　环	毛细血管再灌注迅速	毛细血管再灌注减慢	轻度水肿	中、重度水肿
体　温	36.0℃～37.2℃	37.2℃～37.7℃	37.7℃～38.3℃	>38.3℃
使用药物	未使用	使用镇静剂	使用类固醇	使用镇静剂和类固醇

三、护理评估

1. 健康史　了解老年人现病史及既往史，饮食营养状况、活动情况、精神状态；体位、姿势及其更换的频率和方法；居室的环境及寝具的情况；护理用具的完好程度；家属及照顾者的支持照顾情况等。询问有无皮肤受损及特点，如有压疮，应询问出现的时间、部位，检查疮面的大小、深浅及分期，有无感染和分泌物，有无全身症状和意识障碍等。

2. 身体状况　压疮一般仅有局部症状和体征，严重者也可因继发全身感染而出现发热、寒战、食欲不振、意识障碍等全身反应。

3. 心理、社会状况　老年人大面积的深度压疮，可因其难以愈合而使老人出现心理、情感和行为上的改变，也可因为创面的恶臭和对家人的拖累，产生自卑、自责心理，给老年人造成巨大的心理创伤。压疮造成的身心创伤，会强化老年人的卧床行为，导致其日常生活能力和社会交往能力下降，进而需要家庭花费大量的人力、物力和财力来照顾，从而加重了个人、家庭和社会的负担。

4. 实验室检查　压疮如合并感染，可行创面分泌物和血液细菌学培养。

四、护理措施

绝大多数压疮是可以预防的。预防的关键在于消除外源性因素，减少局部压力，改善全身营养状况。具体护理措施如下：

1. 去除危险因素　积极治疗原发病，采取措施解除局部压迫。首先是间歇性解除局部压力，翻身是实现这一目的最有效而简单的方法；其次是防压疮用具的使用。具体措施详见《基础护理学》。

2. 改善全身营养　良好的营养是压疮愈合的重要条件。应加强老年人的营养，增加优质蛋白质和热量的摄入，补充富含维生素和微量元素的食物。遵医嘱使用药物，促进伤口愈合。有水肿者应限制水、钠摄入。

3. 压疮的局部分期及护理　详见《基础护理学》。

4. 积极防治并发症　压疮若处理不当或不及时可并发全身感染引起败血症。护理人员应该及时正确地处理创面，全面提高老年人的抵抗力；加强外源性感染的预防，严密观察压疮局部变化，警惕有无感染发生。对大面积深达骨骼的压疮，应配合医

> **➡ 课堂互动**
>
> 　请说出已学过的压疮分期及护理。

生清除坏死组织，植皮修补缺损组织，以缩短压疮病程，减轻患者痛苦。

5. 建立回访制度　对压疮患者，出院时建立电话联系网，定期回访患者压疮的情况，督促家属做好压疮预防工作，及时帮助患者及家属调整护理措施，促进愈合，并减少院外压疮的发生。

五、健康教育

1. 指导长期卧床的老年人保持适当体位，在家属或照顾者的协助下定时正确翻身。

2. 指导老人及家属或照顾者正确使用便器。

3. 保持床垫软硬适当，床单清洁、平整、无碎屑，定期更换。

4. 避免局部潮湿等不良刺激　对大小便失禁、出汗及分泌物多的老年人，应及时用温水洗净擦干，局部敷减压贴。

5. 教会家属肢体运动的方法　对长期卧床者，每日进行全范围关节运动，维持关节的活动性和肌肉张力，促进肢体的血液循环，减少压疮的发生。

6. 饮食指导　在病情允许情况下，给予高蛋白、高维生素饮食，以增强机体抵抗力和组织修复能力。不能进食的患者，考虑由静脉补充。

第四节　坠　床

一、相关因素

坠床多发生于意识不清或认知障碍的老年人，常因躁动，在不知或不自主的活动中坠床；意识清楚的老人也因自身平衡功能减退而造成不自主的坠床；患者服用扩血管药物、利尿剂等药物；病床无护栏，过高、过小，上下床不方便；日常用品放置太远，不方便卧床取用；体形肥胖，睡眠中翻身幅度过大；某些疾病的影响等因素均可导致坠床发生。

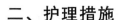

二、护理措施

1. 全面评估　仔细评估老年人有无坠床风险，包括年龄、神志、肢体活动情况、自理能力、血压情况、有无陪护、有无跌倒史及合作情况等，达到监控标准者，应加强防范。

2. 密切观察　对存在坠床风险的老年人及家属进行针对性的健康教育，采取措施，预防坠床，加强巡视，尤其是夜间熟睡时段的观察巡视，对住院患者要严格床头交接班，及时记录，增强责任心。

3. 合理使用保护具　尽量选用带护栏的床，没有护栏者，对个别不配合的及肢体活动障碍的老年人、意识障碍的老年人、睡眠中翻身幅度较大或身材高大的老年人应加床档。必要时在征得同意后适当使用约束带。

4. 加强生活护理　对有坠床风险的老年人，在床头悬挂防跌倒、防坠床的警示标志，并经常提醒其注意防范，将日常用品及传呼器放置于患者触手可及的地方。对高龄及行动不便的老年患者，专人陪护，陪护人员离开时，须告知医务人员，协助落实生活护理，以免患者坠床。

5. 安全宣教　经常提醒服用镇静、降压、降糖药的老年人应遵医嘱服药，服药后30分钟尽量卧床，不要剧烈活动。夜间尽量使用便器，避免下床排便而不慎发生意外。告知患者变换体位时勿过急、过猛，下床时速度宜慢，在床边静坐5～10分钟后再活动。

第五节　烧伤、烫伤

一、相关因素

凡热液（水、汤、粥等）所致损伤均称为烫伤。老年人感觉迟钝，对冷热感觉不灵敏以及自我保护能力下降。烧伤首先造成皮肤黏膜损伤，使机体防御屏障受损。轻者皮肤肿胀，起水疱，疼痛；重者烧焦，甚至血管、神经、肌腱等同时受损。呼吸道也可烧伤，烧伤引起的剧烈疼痛和皮肤渗出等因素能导致休克，晚期可能出现感染、败血症，甚至危及生命。

二、护理措施

1. 消除致伤原因　立即脱离险境，迅速卧倒灭火，不能带火奔跑和呼喊，以防烧伤呼吸道。

2. 创面的处理　小创面可用冷水冲洗、浸泡，以减轻损害和疼痛。被强酸、强碱或其他化学药品烧伤，立即脱去衣服，用大量流动清水冲洗创面。不要在创面上涂任何药物或其他物品，用消毒敷料或干净的被单包扎覆盖创面减少污染，防止感染和保持残存的组织。小水疱不予处理，水疱明显或剥脱、污染较重时，应将疱皮去除掉。

3. 日常防护　老人就餐、饮水时食物温度不可过高，行动不便的老人最好不从事倒开水、做饭的家务；老年人的床铺不宜设置在暖气或火炉旁，沐浴、热敷、使用热水袋时，应严格掌握温度、使用时间以及使用方法，以防烫伤；使用烤灯等进行治疗时应严格掌握温度及时间，护理人员不要离开，应在旁观察。

第六节　中暑、中毒、交通事故伤害

一、中暑

（一）相关因素

老年人因外界环境温度过高而引起体温过高，并产生相应的症状称为中暑。老年人出汗蒸发降温功能差，易发生体温过高而中暑。

老人中暑症状、体征与年轻人相比不明显，往往易被忽视而延误治疗，最后造成呼吸循环衰竭而死亡。老年人中暑后全身疲乏，四肢无力，胸闷、心悸、头昏，注意力不集中，口渴、大汗，颜面潮红，胸闷加重，皮肤灼热，并且大量出汗，恶心呕吐，血压下降，脉搏加快等。严重者出现昏厥、昏迷或高热，若不及时处理，可危及生命。由于老年人的自身调节及恢复能力较差，因此在中暑时必须实施急救措施。

（二）护理措施

1. 尽快让患者迅速脱离高热环境，移至25℃左右的环境中。

2. 平卧、解开衣扣。头部、腋窝、腹股沟处冰袋冷敷，或全身擦浴降温。

3. 纠正水电解质平衡，饮用含盐的清凉饮料。中暑严重者，需及时送往医院。

4. 密切监护，及时发现并发症。观察神志、生命体征、尿量的变化，及时采集血气和血生化送检，及早发现心、肾、脑的损害。

5. 加强口腔、皮肤、饮食的护理，注意坠床、压疮、窒息等的发生。

6. 中暑的预防。注意收听高温预报，合理安排作息时间。高温天气尽量减少外出，适当午睡，饮食清淡，多喝些淡盐开水、绿豆汤。每天勤洗澡、擦身。外出时带上防暑工具，如遮阳伞、太阳镜等。不要长时间在太阳下曝晒，注意到阴凉下休息，年老体弱者外出一定要有家人陪同。

二、食物中毒

老年人由于免疫和消化系统功能减退，胃酸分泌减少，特别容易发生食物中毒，导致食欲减退、营养不良。食物中毒时会发生呕吐、腹泻、头痛、阵发性腹痛、发烧和疲劳等症状。食物中毒对老年人健康危害极大，甚至威胁生命。

如果怀疑发生了食物中毒，首先应将可疑食品采样送卫生部门检验，以尽快确定病原菌。同时积极抢救治疗患者，并立即向卫生行政部门作疫情报告。

三、交通事故伤害

老年人由于视力、听力下降，对交通信号识别困难，应对突发情况的反应能力较差，因此，老年人单独外出活动时要严格遵守交通法规。听力较差者要佩戴助听器，严重视力下降者要有人陪同。老年人单独外出活动时，家属应注意检查衣服、鞋帽穿着是否适宜和需用物品是否齐备，并了解去向、离去时间及预计回家的时间，最好随身备有亲属姓名及联系电话和地址的卡片。外出活动时，可借助手推车或手杖协助行走。注意避开人多拥挤的高峰时间，以免人多冲撞而发生意外。交通事故伤害的护理见外科护理学相关内容。

综|合|测|试

A1 型题

1. 下列哪项不是当今比较公认的合理用药的四个基本要素

    A. 安全   B. 有效   C. 经济   D. 必需   E. 及时

2. 老年人应用经肝脏代谢的药物时，其剂量一般为青年人应用剂量的

    A. 1/4～1/3   B. 1/3～1/2   C. 1/3～2/3   D. 1/4～3/4   E. 1/2～1

3. 老年人跌倒常见危险因素中属外在因素的是

    A. 生理因素   B. 疾病因素   C. 药物因素

    D. 环境中的危险因素   E. 心理因素

4. 老年人跌倒的危险因素中不正确的是

    A. 神经系统及运动系统的老化   B. 各种急慢性疾病   C. 应用呼吸兴奋剂

    D. 地面光滑   E. 身体虚弱

5. 患者躁动不安，为防止坠床应采取的保护措施是

    A. 约束双上肢   B. 约束双肩部   C. 约束双膝

    D. 使用床档   E. 约束双脚

A3 型题

（6～7 共用题干）

    患者，男，68 岁，脑血管意外，现生命体征趋于平稳，但处于昏迷状态。发现患者背部皮肤有 2cm×3cm 大小处呈紫红色，并有小水疱。

6. 患者出现褥疮的临床分期是

    A. 淤血红润期   B. 炎性红润期   C. 炎性浸润期

    D. 淤血浸润期   E. 溃疡期

7. 背部的小水疱若融合成大水疱，后应采取

    A. 保持局部皮肤湿润，防止水疱破裂

    B. 无菌注射器抽出水疱液体，涂消毒液以无菌敷料包扎

    C. 用酒精按摩局部水疱，使其吸收

    D. 剪破水疱表皮后，涂以消毒液，用无菌敷料包扎

    E. 减少局部摩擦，防止破裂

（8～10 共用题干）

    张老先生因脑血栓在家卧床 2 个月，大小便失禁，不能自行翻身，近日尾骶部皮肤呈紫红色，压之不褪色。

8. 张先生发生压疮最主要的原因是

    A. 局部组织受压过久   B. 病原菌侵入皮肤组织   C. 皮肤受潮湿摩擦刺激

    D. 机体营养不良   E. 皮肤破损

9. 给予的护理措施哪项不妥

    A. 每 2 小时翻身 1 次   B. 保持衣裤及床铺干燥   C. 尿湿后用温水擦净皮肤

    D. 每天按摩尾骶部 2 次   E. 床上铺气垫褥

10. 为预防患者发生其他并发症，护士应着重指导家属学会

    A. 鼻饲   B. 皮下注射   C. 测量血压

    D. 被动活动   E. 更换敷料

（赵秀玲）

第八章　老年人循环系统常见疾病的护理

【学习目标】

　　掌握：老年人心力衰竭、心律失常、老年人高血压、冠心病的护理评估、护理措施和健康教育。

　　熟悉：老年人高血压、心力衰竭、心律失常、冠心病的临床表现、常见的护理问题。

　　了解：老年人高血压、心力衰竭、心律失常、冠心病诊治要点。

　　随着年龄的增加，老年人的心脏结构和心肌细胞均会发生不同程度的退行性变，由于动脉硬化，导致老年人的心脏和血管的顺应性下降，心脏的储备能力降低，增加了老年人心血管疾病的发生和恶化。与一般成年人相比，老年人常有不同病因的多种心脏疾病同时发生，并影响其临床过程和预后。因此，心血管疾病严重威胁了老年人的健康和晚年生活，有效的预防、治疗、护理可减少死亡率和提高生活质量。老年人循环系统疾病以老年人高血压、心力衰竭、心律失常、冠心病最常见。

第一节　心力衰竭

　　心力衰竭（heart failure）简称心衰，是指心肌收缩力下降使心排出量不能满足机体代谢的需要，器官、组织血液灌注不足，同时，出现肺循环和（或）体循环淤血表现的一种综合征。心力衰竭时通常伴有肺循环和（或）体循环淤血，故亦称为"充血性心力衰竭"。心力衰竭的临床类型按其发展速度可分为急性和慢性两种，以慢性居多；按其发生的部位可分为左心衰、右心衰和全心衰。心衰不但是老年人的常见病，也是导致老年人死亡最常见的原因之一。老年期心衰具有病因复杂、诱因多、临床表现不典型、肺淤血严重、诊断治疗难、死亡率高等特点。

一、护理评估

（一）健康史

　　询问有无冠心病、高血压、老年退行性瓣膜病、甲亢、慢性贫血、糖尿病、COPD等；有无感染的表现，尤其是肺炎；有无心律失常特别是心房颤动；有无情绪波动、过度劳累、有无应用心脏负性肌力药物、洋地黄药物、利尿剂等。

（二）身体状况

1. 症状　一般临床症状不典型。

　　（1）无症状　尤其在心衰早期，部分患者无症状或仅是感觉疲乏而已。症状的多样性和非典型性是老年人心衰的一个重要特点。即使已处于中度心衰也可完全无症状，一旦存在某种诱因，则可发生重度心衰，危及生命。

（2）老年人心衰所常有的非特异性症状　部分患者有慢性咳嗽、疲乏无力、头晕、表情淡漠、反应迟钝、嗜睡等症状，而心衰症状不典型；老年人面、颈部的大汗，往往是心衰的表现；右心衰可引起胃肠道淤血，出现食欲不振，上腹不适，恶心呕吐等；白天尿量减少而夜尿增多；有些老年心衰患者口腔内有一种令人讨厌的味道，由此导致精神苦恼、食欲减退；神经精神症状突出如头晕、失眠、烦躁不安、幻觉、谵妄、意识不清，甚至昏迷等。

2. 体征

（1）心浊音界缩小　老年人心衰时叩诊心脏浊音界缩小。

（2）心率缓慢　老年人因伴有窦房结功能低下或病态窦房结综合征，常表现为心率不快，甚至心动过缓。

（3）骶尾部水肿　老年人因卧床，易出现身体下垂部位即骶尾部水肿。

3. 并发症　心律失常、肾功能不全、水电解质及酸碱平衡失调等。

（三）心理、社会状况

心衰导致活动受限，日常生活需他人照料，治疗效果不理想等，患者常表现焦虑、绝望、恐惧等心理。应评估老人有无战胜疾病的信心，家人是否关心老人等。

（四）实验室及辅助检查

1. X线检查　有助于观察心脏外形和有无肺淤血及肺部感染的判断。

2. 超声心动图　能较准确地提供心脏各心腔大小、心室壁厚度、心瓣膜结构和功能的情况，评估心功能，从而有利于心衰病因及预后的判断。是临床上最为安全和实用的无创性检查，应列为心衰患者的常规检查。

3. 放射性核素检查　有助于判断心室腔大小、有无心肌缺血及其部位和范围、评估心功能变化等。

4. 其他常规检查　包括血尿常规、肝肾功能、血液生化检查等，主要有助于心衰常见病因和诱因的临床判断。

（五）诊断及治疗要点

1. 诊断要点　依据典型的肺淤血、体循环淤血表现，原发病的症状与体征，相关的实验室及其他检查结果，一般可确诊。但老年人常有多种疾病共存并相互影响，可重叠、掩盖或加重心衰的表现，导致诊断困难。

2. 治疗要点

（1）防治病因，去除诱因　如控制高血压、应用药物、介入和手术治疗改善冠心病患者心肌缺血等；应积极选用适当的抗生素治疗感染；心房颤动者尽快控制心室率，如有可能，及时复律。

（2）减轻心脏负荷　休息，控制体力活动，避免精神刺激，降低心脏负荷，有利于心功能的恢复。但不宜长期卧床，病情好转后逐渐活动；控制钠盐摄入，但应注意在应用强效利尿剂时，过分严格限盐可导致低钠血症；利尿剂是心衰治疗中最常用的药物，通过排钠排水减轻心脏负荷，对缓解淤血症状、减轻水肿有明显的效果；血管扩张剂通过扩张容量血管和外周阻力血管而减轻心脏前负荷，减少心肌耗氧，改善心功能，常用的有硝酸甘油、硝普钠。

（3）增强心肌收缩力，改善心脏功能　应用正性肌力药物，通过增加心肌收缩力而增加心排出量，是治疗心力衰竭的主要药物，如地高辛、西地兰。

（4）肾素－血管紧张素－醛固酮系统抑制剂的应用　①血管紧张素转换酶抑制剂（ACEI）：通过扩张血管、抑制交感神经兴奋性和肾素－血管紧张素系统的活性，改善或延缓心室及血管的重构，从而达到治疗心衰、延缓病情进展和改善远期预后的目的，是心衰治疗的基本措施。若无禁忌证应早期服用。为提高患者服药的依从性，最好采用每天服用 1 次的长效制剂，如苯那普利、培哚普利。②血管紧张素受体拮抗剂（ARB）：作用效果与 ACEI 相同，主要适用于对 ACEI 引起的干咳不能耐受的患者。③醛固酮受体拮抗剂：以螺内酯的应用最广，通过阻断醛固酮效应，抑制心血管重构而改善慢性心衰的远期预后。

（5）β受体阻滞剂的应用　β受体阻滞剂可对抗代偿机制中交感神经兴奋性增强这一效应，从而降低患者死亡率，提高其运动耐量。因其有负性肌力作用，临床应用应十分慎重。

二、常见的护理问题

1. 气体交换受损　与左心衰致肺淤血有关。
2. 体液过多　与心衰致体循环淤血、水钠潴留、低蛋白血症有关。
3. 活动无耐力　与低心排有关。
4. 皮肤完整性受损　与水肿、皮肤长期受压和营养不良有关。
5. 焦虑　与疾病影响日常生活、担心预后有关。
6. 潜在并发症　洋地黄中毒、水电解质平衡失调。

三、护理措施

1. 根据心功能情况安排合理休息及活动　首先评估患者的活动情况，根据患者心功能分级决定活动量，告知患者和家属休息可减轻心脏负荷，利于心功能的恢复。

2. 氧气吸入　根据缺氧的轻重程度调节氧流量。急性心衰时给予高流量吸氧，6～8L/min，同时可通过 50% 乙醇湿化。

> **→ 课堂互动**
>
> 请大家回顾内科护理学中讲过如何根据心功能分级安排患者的活动与休息？

3. 饮食护理　限制水钠摄入，根据心衰程度适当控制液体摄入量，限制钠盐摄入，每日食量少于 5g，服利尿剂者酌情增加摄入量。告知患者及家属低盐饮食的重要性并督促执行限制含钠量高的食品，如腌制品、海产品、发酵面食、味精等，可用糖、醋调味以增进食欲；补充营养给予高蛋白、高维生素、清淡、易消化的饮食；少量多餐，忌饱食。戒烟限酒。

4. 密切观察早期心衰及心衰加重的临床表现　观察患者有无疲乏无力、咳嗽、咳痰等症状；了解有无食欲不振、恶心等消化道症状；控制输液量，输液滴速＜30 滴/分，并告知患者和家属不随意调节滴速，避免发生急性肺水肿，一旦发生立即抢救。

5. 药物治疗的护理

（1）密切观察洋地黄毒性反应　①洋地黄中毒最重要的反应是各类心律失常，最常见者：室性期前收缩，多表现为二联律，心房颤动及房室传导阻滞。快速房性心律失常伴有传导阻滞是洋地黄中毒的特征性表现。②胃肠道反应如恶心、呕吐。③中枢神经的症状，如视物模糊、黄视、倦怠等，在应用地高辛时少见。

（2）其他药物　应用扩血管药应观察血压变化及有无头痛的症状，根据血压调节速度；应用硝普钠时应现配现用，注意避光，同时训练患者床上排便，避免引起体位性低血压。应用利尿剂观察利尿效果。

6. 保持大便通畅，必要时使用缓泻剂。

四、健康教育

1. 指导患者积极治疗原发病，如冠心病、高血压、肺心病等，预防感染，避免过度劳累、情绪激动、输液过多过快等。

2. 饮食应低盐低脂、营养丰富、清淡易消化。每餐不宜过饱，多食新鲜蔬菜、水果，防止便秘，避免进食腌熏、罐装食物，避免饮用咖啡、浓茶等。

3. 合理安排活动　适当活动有利于提高心脏储备力，提高活动耐力。根据心功能情况参加适当的体育锻炼，建议患者进行散步、打太极拳、练气功等运动，避免重体力劳动。

4. 强调严格遵医嘱服药，不随意增减药物，掌握药物不良反应的观察和预防知识，定期与医生沟通，调整治疗方案。用利尿剂者学会监测尿量。

5. 自我监测病情　有利于及时发现病情变化并得到治疗，包括自觉症状、生命体征、体重、尿量、皮肤水肿等。指导家属积极帮助患者树立战胜疾病的信心，保持情绪稳定。

第二节　心律失常

心律失常（cardiac arrhythmia）主要是指心脏冲动的频率、节律、起源部位、传导速度或激动次序的异常。心律失常的发生率随增龄而增高，而且老年人对心律失常的耐受性或适应性均较差，心律失常造成心排出量减少、机体组织和器官的供血不足，不仅可进一步加剧因老化所造成的组织器官功能减退和疾病所引起的器官损害，还极易促发病情恶化或诱发心脑血管意外，如心衰或脑卒中，甚至猝死。

一、护理评估

（一）健康史

评估有无缺血性心脏病、高血压性心脏病、心肌病或瓣膜病、心衰、甲状腺功能亢进或减退、电解质紊乱，尤其是低血钾；有无心导管检查的机械性刺激；服药情况；有无饮咖啡、吸烟、过量饮酒和摄取过多辛辣食物等情况。

（二）身体状况

Ⅰ°房室传导阻滞患者一般没有症状。Ⅱ°房室传导阻滞时可出现心悸及心脏漏搏感。Ⅲ°房室传导阻滞患者的症状与心室率的快慢、心脏基础病变的严重程度密切相关。可出现疲倦、乏力、黑矇、晕厥、心衰、心绞痛。室性期前收缩主要为心悸，特征为短暂心搏停止或漏搏感，部分患者还可出现头晕、乏力、胸闷。非持续性室性心动过速（发作时间短于 30 秒，能自行终止）的患者通常无症状；持续性室速（发作时间超过 30 秒，需药物或电复律才能终止）则可出现低血压、少尿、晕厥、气促、心绞痛等。心房颤动临床症状取决于心室率的快慢，如心室率不快者可无任何症状，心室率快者可出现头昏、乏力、心悸、气促以及胸闷，重者可诱发或加重心衰或心绞痛。心房颤动患者第一心音强弱不等，心室律绝对不规则，有脉搏短绌。

（三）心理、社会状况

老年人心律失常疗效差、转复率低、易复发而且死亡率高，患者心理负担重。评估患者有无焦虑、恐惧心理，周围人群的关心和支持程度等。

（四）实验室及辅助检查

1. 心电图检查。
2. 24 小时动态心电监护、心率变异性分析是本病最常用的无创性检查。
3. X 线、超声心动图等。
4. 血尿常规、电解质、肝肾功能。

（五）诊断及治疗要点

1. 诊断要点　症状与体征结合心电图检查协助诊断。
2. 治疗要点　积极治疗原发病，根据心律失常的类型给予相应的治疗。如植入人工心脏起搏器、同步直流电复律术、药物治疗等，无症状者无需特殊治疗，定期随访观察。

二、常见的护理问题

1. 活动无耐力　与心律失常导致的心排血量减少有关。
2. 有受伤的危险　与心律失常引起的头晕、晕厥等有关。
3. 潜在并发症　猝死等。
4. 焦虑　与心律失常反复发作、疗效欠佳有关。

三、护理措施

1. 休息　指导患者心律失常发作时如有胸闷、心悸、头晕症状，应就地取坐位或卧位休息，尽量避免左侧卧位，因左侧卧位时患者感到心脏的搏动而使不适感加重。
2. 给氧　伴有呼吸困难、发绀等缺氧表现者，给予氧气吸入。
3. 持续心电监护，观察心率、心律的变化，发现频发室性早搏、多源性室早、室速或心率小于 40/min、大于 120/min 等应及时通知医生处理。
4. 专人陪护，防跌倒。
5. 应用抗心律失常药物及强心药时注意不良反应。
6. 做好抢救准备　建立静脉通道，准备好急救药品，准备除颤器、临时起搏器、呼吸机、吸痰器等。一旦有心室颤动或心搏骤停表现，立即就地除颤，必要时行心肺复苏。

四、健康教育

1. 向患者及家属讲解心律失常的常见病因、诱因及防治知识。

2. 嘱患者保持生活规律，避免劳累，保证充足的休息和睡眠；保持乐观、稳定的情绪；避免进食刺激性食物如辣椒、咖啡、浓茶等，忌饱餐。

3. 嘱患者多食纤维素丰富的食物，保持大便通畅，心动过缓患者避免排便时屏气而加重。指导卧床患者在病情允许的范围内适当增加活动量，每日按摩腹部数次，增加肠蠕动，促进排便。

4. 嘱患者遵医嘱服用抗心律失常药物，不可擅自减量或停药。教会患者观察常用药物的疗效及副作用，如有异常及时就诊。

5. 指导患者自我监测脉搏等，并掌握心肺复苏基本技术。

第三节　高血压病

老年高血压（hypertension）是指年龄大于 60 岁的老年人，在未使用抗高血压药物的情况下，血压持续或非同日三次以上收缩压（SBP）≥140mmHg（18.7kPa）和（或）舒张压（DBP）≥90mmHg（12.0kPa）。而老年人高血压病是指除了血压升高，伴有心、脑、肾的损害，且排除假性或继发性高血压的全身性疾病。老年高血压半数以上以收缩压升高为主，部分由中年原发性高血压延续而来，为收缩压和舒张压增高的混合型。老年高血压是导致老年人脑卒中、冠心病、充血性心衰、肾衰竭和主动脉瘤发病率和死亡率升高的主要危险因素之一。随着年龄的增长，其患病率逐年增加，60 岁以上的老年人患病率为 40.4%，65 岁以上的老年人患病率为 49%～57%，而 80 岁以上的老年人患病率达 65.6%。

一、护理评估

（一）健康史
评估有无肥胖、活动少、睡眠不佳、孤独、不合群及易怒等高危因素；有无家族史及吸烟、饮酒、食盐过多、高脂饮食等不良的生活方式；有无血压高的伴随症状，如头痛及性质、程度、持续时间，有无伴随头晕、耳鸣、恶心、呕吐等。

（二）身体状况
老年高血压病的表现与中青年有所不同，具体见于以下几方面：

1. 患病率高，以单纯 SBP 升高多见　高血压患病率随年龄增长而增高。老年高血压患者中，半数以上是单纯收缩期高血压，而靶器官的受损程度及老年心脑血管并发症的发生均与 SBP 密切相关。

2. 血压波动大　老年患者无论活动还是休息，血压均有波动，尤其收缩压变化更为明显。一天内波动达 40mmHg，但血压的昼夜节律无特殊变化；一年内波动可达 110mmHg，表现为冬季高、夏季低。血压异常波动可能与老年人压力感受器调节血压的敏感性减退，而受内外环境、情绪、体位等影响有关。血压波动容易产生心脑肾等重要脏器并发症。

3. 易产生体位性低血压　老年高血压患者应避免卧位时突然站立，亦要避免过多服用利尿剂、镇静剂、血管扩张剂和某些易引起体位性低血压的降压药物。

4. 病死率高　尤其是老年收缩期高血压的病死率明显高于其他类型。老年人各脏器随年龄增长而逐渐老化，功能衰退，在此基础上患老年高血压加速各重要脏器功能衰退，使病死率增高。

5. 症状少而并发症多 在靶器官明显损害前，半数以上老年高血压患者无症状，从而导致并发症的发生和病情进展。而脏器老化、长期高血压加重了对靶器官的损害，所以老年患者的并发症发生率高达 40%，而且多较严重，其中以脑血管病变为主，对老年人健康和生命带来极大威胁。

（三）心理、社会状况

老年高血压患者常因疾病终身伴随不能治愈而有焦虑和抑郁的心理问题，注意评估。由于老年人医疗费用自付能力较低，要对社会支持系统进行评估。

（四）实验室及辅助检查

尿常规、血糖、血脂、血清胆固醇、血清电解质、肝功能、血肌酐、尿素氮、血尿酸、血流变学、醛固酮水平测定等。

（五）诊断与治疗要点

1. 诊断要点 可采用简易的 Osler 试验排除"假性高血压"。在排除"假性高血压"和所谓"老年人的白衣效应"后，血压持续或非同日 3 次以上测量达到或超过高血压诊断标准，即收缩压≥140mmHg 和（或）舒张压≥90mmHg 为老年高血压，收缩压≥140mmHg，舒张压≤90mmHg 为老年收缩期高血压。

2. 治疗要点 老年高血压治疗的目的是将血压控制在适宜水平，最大限度降低心脑血管病的发病率和死亡率。

（1）非药物治疗 减肥、戒烟限酒、减少盐和脂肪的摄入等。

（2）药物治疗 目前常用的降压药物可分类 5 类：利尿剂、β 受体阻滞剂，钙通道阻滞剂、血管紧张素转换酶抑制剂及血管紧张素Ⅱ受体拮抗剂。老年高血压患者多有动脉粥样硬化，降压治疗时切忌急剧降压和血压大幅度波动，以免影响重要脏器的血供，诱发心绞痛、心肌梗死、脑血管意外、肾衰竭等。老年收缩期高血压的降压目标是收缩压为 140～150mmHg，舒张压＜90mmHg，但不低于 65～70mmHg，合并糖尿病或肾病的高血压患者，血压应控制在 130/80mmHg 以下。

二、常见的护理问题

1. 疼痛 头痛与血压升高有关。
2. 有受伤的危险 与头晕、体位性低血压、视物模糊或意识改变有关。
3. 潜在并发症 脑卒中、心力衰竭。

三、护理措施

治疗护理的主要目标是最大限度地降低心血管病死亡和致残的总危险，提高老年高血压患者的生活质量。具体措施如下：

1. 一般护理 膳食干预利于高血压患者血压的控制，宜低盐、低脂清淡饮食为宜，注意饮食要定量。每日食盐应以 5g 以下为宜；严重高血压患者食盐控制在 2g，少吃甜食、动物脂肪及煎炸食物，常食含钾、钙及含优质蛋白和维生素的食物，做到"软""烂""热""美"，以增进食欲，改善情绪。适当运动，根据老年人的身体耐受情况，指导其适量的运动，运动量及运动方式的选择，以运动后自我感觉良好、体重保持理想为标准。

2. 病情观察　定期监测血压、呼吸和心率，如有血压急剧升高、剧烈头痛、恶心、呕吐、面色苍白、大汗、视物模糊、神志改变、肢体无力或运动障碍、呼吸困难、发绀、心动过速等症状，应立即通知医生。老年人血压波动较大，所以应多次测量血压，同时注意观察有无靶器官损害的征象。

课堂互动

请你列举5种以上的有氧运动项目。

3. 用药护理　正确使用降压药很重要。老年人在用药时要注意：①避免选用可引发直立性低血压、抑郁症或对心肌有抑制作用、使心率减慢的药物。②用量宜从小剂量开始，逐渐加量，并以能控制血压的最小剂量维持。③最好使用长效降压药物，对血压增高已多年者，应以逐渐降压为宜。④遵医嘱用药，观察药物疗效和不良反应。使用排钾利尿剂时应注意补钾，防止低钾血症；用β受体阻滞剂应注意其抑制心肌收缩力、心动过缓、房室传导阻滞、支气管痉挛、低血糖、血脂升高等不良反应；钙通道阻滞剂的不良反应有头痛、面赤、下肢水肿、心动过速；血管紧张素转换酶抑制剂可有头晕、乏力、咳嗽、肾损害等不良反应；服用噻嗪类药时易出现首剂综合征，首次服药后，应卧床2~3小时，以防发生体位性低血压。

4. 心理护理　老年高血压患者的情绪波动会进一步加重病情。应鼓励老年人避免劳累、情绪激动、精神紧张，使用正向的调适方法，如通过与家人、朋友间建立良好的关系得到情绪支持，从而获得愉悦的感受。

四、健康教育

1. 疾病知识指导　向患者及家属讲述老年高血压的病因、诱因和治疗方法，以及可能发生的并发症，引起患者及家属的重视。

2. 治疗性生活方式改变　选择低盐、低脂、低胆固醇、适量优质蛋白食物，每天食盐量不超过5g，多食新鲜蔬菜和水果等，少食多餐。肥胖者应控制体重。保证充足的睡眠和休息，保持乐观的情绪。戒烟、节制饮酒，我国建议老年人乙醇每日的限制量为：男性<20~30g，女性<15~20g。根据自己的年龄及身体状况，坚持适量、有规律的体力活动，包括每天20~30分钟的慢走、快步走、太极拳、气功等运动。

3. 用药指导　向患者及家属讲解高血压病的相关知识，使他们知晓严格按医嘱长期、规律用药的重要性。告诉患者及家属所服药物的名称、剂量、用法及不良反应，按时服药，勿随便增减药量或更换药物，指导家属督促和提醒患者服药。教会患者和家属测量血压的方法，并定时测量和记录，定期复诊。

第四节　冠心病

冠心病亦称冠状动脉粥样硬化性心脏病（coronary atherosclerotic heart disease），是指冠状动脉粥样硬化病变引起冠状动脉管腔狭窄或阻塞，和（或）因冠状动脉功能性改变（痉挛）导致心肌缺血、缺氧或坏死而引起的心脏病，统称冠状动脉性心脏病

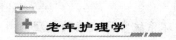

（coronary heart disease），亦称缺血性心脏病（ischemic heart disease）。1979 年 WHO 将冠心病分为以下 5 型：无症状性心肌缺血、心绞痛、心肌梗死、缺血性心肌病、猝死。

本节重点介绍"心绞痛"和"心肌梗死"两种类型。

一、护理评估

（一）健康史

了解有无高血压、脑血管病、糖尿病、高脂血症及心绞痛发作史，吸烟史及每天吸烟量，有无冠心病家族史，有无摄入高胆固醇、高脂肪食物的饮食习惯，性格类型，睡眠情况，有无重体力活动和情绪激动现象，有无饱餐、受寒等情况。

（二）身体状况

1. 心绞痛　老年人心绞痛具有以下特点：

（1）疼痛部位常不典型　典型的心绞痛位于胸骨体中段或上段之后可波及心前区。老年人可发生于牙部至上腹部之间的任何部位。

（2）疼痛性质不典型、非疼痛症状多　典型胸痛常为压迫、发闷或紧缩感。老年人在临床上常表现为疼痛外症状，如气促、呼吸困难、疲倦、胸闷、咽喉部发紧、左上肢酸胀、打嗝、烧心、出汗等。

（3）疼痛程度较轻　老年人由于痛觉敏感性低，心绞痛程度较青年人低。老年糖尿病患者甚至仅感胸闷而无胸痛表现。

（4）大多数老年心绞痛患者可无阳性体征　有时心尖部可出现第四心音、一过性收缩期杂音。

2. 急性心肌梗死

（1）多无前驱症状　老年心肌梗死常无典型心前区痛，而多表现为上腹部、肩、背、咽喉部不适，胸闷、出汗、无力等，此为高龄老年人心肌梗死先兆的特点，应特别加以注意。当发生以上症状时，应立即做心电图。

（2）症状典型者不多　早期临床症状不典型是老年人心肌梗死的一个重要特征。据报道 65 岁以上心肌梗死患者症状不典型者高达 80%，且易被误诊。

（3）无胸痛或胸痛轻微　老年人心肌梗死发生胸痛症状者不多，Lester 报道无痛者占 30%；国内报道无痛者 13% ~34.4%。

（4）以其他症状为首发症状　部分患者以上腹痛为主要症状，被误认为胃穿孔等急腹症。

（5）并发症多　心律失常是老年心肌梗死患者最常见的并发症。心肌梗死的心衰发生率国内报道为 10% ~25%，国外报道 12% ~30%，老年人心肌梗死伴发脑血管意外较为常见，它的出现常掩盖心肌梗死的表现，致使诊断困难。室壁瘤的发生率是中青年的 2 倍，70 岁以上的心肌梗死患者心脏破裂的发生率较中青年高 3 倍，水电解质失衡的发生率也较中青年高，院内感染发生率达 20.4%。

（三）心理、社会状况

评估有无抑郁、焦虑、恐惧等心理，有心肌梗死的老人不可单独居住，要评估有无家人陪伴，家庭及社会支持情况。

（四）实验室及辅助检查

1. 心电图　老年心肌梗死患者的心电图可仅有 ST－T 改变，而无病理性 Q 波。

2. 心肌酶　老年心肌梗死患者的心肌酶可显示不同于中青年的特点：肌酸激酶（CK）、天门冬酸氨基转移酶（AST）及乳酸脱氢酶（LDH）峰值延迟出现，CK 与 AST 峰值持续时间长，CK 峰值低。

3. 心电图负荷试验　目前应用较多的是活动平板运动试验。其阳性结果对冠心病心绞痛诊断有一定的价值。

4. 超声心动图　可提供心脏及其血管结构和功能的变化，对心电图无典型改变的老年心肌缺血患者更有特殊诊断价值。

5. 冠状动脉造影　选择性冠状动脉造影可使左右冠脉及其主要分支得到清晰显影，帮助确定和了解冠脉病变的部位和程度，为进一步治疗提供依据，是诊断冠心病最可靠的方法。

（五）诊断及治疗要点

1. 诊断要点　结合临床表现、年龄、冠心病易患因素、心电图及超声心动图等，多可做出诊断。

2. 治疗要点

（1）心绞痛　发作时应立即休息，首选硝酸酯类药物舌下含服。对于疼痛发作频繁或持续不缓解的不稳定型心绞痛患者，可按心肌梗死处理。缓解期患者可选择长效、缓释硝酸酯制剂，联合应用 β 受体阻滞剂、钙通道阻滞剂、抗血小板药和他汀类调脂药等。有条件者可行经皮冠状动脉腔内成形术和冠状动脉内支架植入术；对病情严重、药物治疗无效、不适合介入治疗而符合手术指征者应及时行冠状动脉搭桥术。

（2）急性心肌梗死　急性期卧床休息，保持环境安静。进行心电图、血压和呼吸监测，除颤仪随时处于备用状态，给氧，迅速止痛，抗血小板药物、抗凝药物、β 受体阻断药、硝酸酯类药物等的应用，溶栓治疗，必要时经皮冠状动脉介入治疗或主动脉－冠状动脉旁路移植术。

二、常见的护理问题

1. 疼痛　与心肌缺血缺氧有关。

2. 活动无耐力　与心肌氧的供需失调有关。

3. 焦虑与恐惧　与疼痛、担心预后有关。

4. 有便秘的危险　与进食少、活动少、不习惯床上排便有关。

5. 潜在并发症　心律失常、心源性休克、心力衰竭。

三、护理措施

1. 严密观察病情变化　观察血压、心率、心律变化和有无面色苍白、大汗、恶心、呕吐等症状与体征。注意观察疼痛的部位、性质、程度、持续时间、面色、表情等。嘱患者疼痛发作或加剧时及时告诉护士。

2. 休息与活动

（1）心绞痛　心绞痛发作时，立即停止活动，卧床休息。避免重体力劳动、竞技性运动和屏气用力动作如推、拉、抬、举等，避免情绪激动、过度紧张等诱发因素，以免诱发心绞痛。

（2）心肌梗死 急性期12小时卧床休息，若无并发症，24小时内应鼓励患者在床上行肢体活动。若无低血压，第3天可在病房内走动，第4~5天后逐步增加活动。

3. 吸氧 氧气吸入，2~4L/min。

4. 合理饮食 低胆固醇、低动物脂肪、低盐、高纤维素饮食，进食不宜过饱，忌饱餐，戒烟酒。

5. 保持大便通畅 避免用力排便。向患者解释床上大便对控制病情的意义并给予协助。指导患者采取通便措施，如进食清淡易消化含纤维素饮食，顺时针按摩腹部，促进肠蠕动，遵医嘱使用缓泻剂等。

6. 静养 保持病室环境安静，减少探视；安慰患者，解除其紧张不安的情绪，以减少心肌氧耗量。

7. 用药护理 给予硝酸甘油或硝酸异山梨酯舌下含服，服药3~5分钟不缓解，可再服1片，注意观察用药效果。对于心绞痛发作频繁或含服硝酸甘油效果差的患者，遵医嘱静脉滴注硝酸甘油，根据血压调节滴速。

8. 心理护理 患者急性期易出现焦虑、恐惧的心理，允许家人陪伴，增加安全感。向患者介绍病情及治疗方案，帮助其树立战胜疾病的信心。

9. 准确记录出入量，及时发现心衰，以利治疗。

10. 心脏介入术的护理

（1）术前准备 目前心脏介入多采用桡动脉穿刺。该部位穿刺创伤小，基本不影响患者活动。嘱患者情绪稳定，术前4小时禁食，常规术前准备，练习床上排便，备好各种急救器械及抢救药品。

（2）术中护理 保持静脉输液通畅，密切观察病情，持续心电监护，手术完毕放置压迫止血器，观察局部无出血后，协助医生护送患者回病房。

（3）术后护理 穿刺侧肢体抬高，可适当活动，观察伤口有无渗血、血肿及桡动脉搏动情况，6~8小时后撤出压迫止血器，第二天换药一次。术后嘱患者多饮水以利于造影剂排泄，并连续心电监护24小时，严密观察心率（律）、血压、心电图变化，做好护理记录，落实生活护理。

四、健康教育

（1）调整生活方式 低脂、低胆固醇饮食，避免饱餐；肥胖者控制体重；戒烟酒；保持心情愉快。

（2）制订锻炼或活动计划，参加适当的体育活动，避免过度劳累。

（3）告知患者及家属冠心病发作的诱因、表现、发生时应采取的方法。指导患者坚持按医嘱服药，监测药物的不良反应。

（4）指导老年人沐浴、如厕时尽量不要锁门，不宜在饱餐后立即沐浴，尽量使用坐便器。

综|合|测|试

A1 型题

1. 老年人高血压表现与青年人不同，描述错误的是
   A. 以单纯 SBP 升高多见　　　B. 血压波动性大　　　C. 症状少
   D. 并发症多　　　E. 血压波动性小

2. 老年人心衰的诱因中最常见的是
   A. 心律失常　　　B. 感染　　　C. 水电解质紊乱
   D. 酸碱平衡失调　　　E. 以上均是

3. 老年人循环系统生理特点使老年高血压主要表现为
   A. 收缩压升高，脉压差增大　　　B. 收缩压升高，脉压差减小
   C. 收缩压降低，脉压差增大　　　D. 收缩压降低，脉压差减小
   E. 收缩压升高，脉压差不变

4. 对心力衰竭的老人，其输液速度应控制在每分钟不超过
   A. 20 滴　　　B. 30 滴　　　C. 40 滴　　　D. 50 滴　　　E. 60 滴

5. 心血管科最常用的有助于各种心律失常和急性心肌梗死确诊的检查项目是
   A. 心肌酶测定　　　B. 选择性心血管造影术　　　C. 常规心电图
   D. 超声心动图　　　E. 影像学检查

6. 导致老年心衰患者的病情变化、甚至猝死或难以有效控制的最常见的诱因是
   A. 心律失常　　　B. 水电解质紊乱及酸碱失衡　　　C. 感染
   D. 输液速度过快　　　E. 情绪激动

7. 老年冠心病最主要的独立危险因素是
   A. 血脂异常　　　B. 糖尿病　　　C. 吸烟
   D. 高血压　　　E. 血糖异常

A3 型题

(8～10 题共用题干)

刘老伯，平时性格开朗，他每天特别关心责任护士，问寒问暖，有一天早上责任护士查房发现刘老伯表情淡漠，气促、呼吸困难、疲倦，继续询问病史，主诉是胸闷、咽喉部发紧、左上肢酸胀、打嗝、烧心、出汗等。急查心电图示 ST－T 改变，未出现病理性 Q 波。

8. 该患者可能的诊断是
   A. 心肌梗死　　　B. 心绞痛　　　C. 慢阻肺
   D. 喉头水肿　　　E. 胃食管反流病

9. 该患者要想确诊最可靠的检查方法是
   A. 心肌酶　　　B. 心电图负荷试验　　　C. 超声心动图
   D. 冠状动脉造影　　　E. 心电图

10. 以下护理措施不适合患者的有
   A. 急性期 12 小时卧床休息，若无并发症，18 小时内应鼓励患者在床上行肢体活动
   B. 低胆固醇、低动物脂肪、低盐、高纤维素饮食
   C. 保持大便通畅，避免用力排便
   D. 静养
   E. 遵医嘱静脉滴注硝酸甘油，根据血压调节速度

(陈　芳)

第九章　老年人呼吸系统常见疾病的护理

【学习目标】

掌握：老年人慢性阻塞性肺疾病、睡眠呼吸暂停综合征、老年肺炎的护理评估、护理措施和健康教育。

熟悉：老年肺炎的病因；老年人慢性阻塞性肺疾病、睡眠呼吸暂停综合征、老年肺炎的临床表现、常见的护理问题。

了解：老年人慢性阻塞性肺疾病、睡眠呼吸暂停综合征的概念和诊治要点。

呼吸系统是人体重要系统之一，其主要功能是与环境进行气体交换。25～30岁以后呼吸系统开始发生老化，结构出现退行性改变，功能也开始逐步减退。60岁以后，结构和功能的老化日趋明显，长期接触空气中的粉尘、烟雾、致敏原、细菌等微生物和有害气体，损害呼吸系统的生理功能进而影响正常的呼吸功能，在免疫功能低下的情况下易患呼吸系统疾病。老年人呼吸系统疾病以慢性阻塞性肺疾病、老年肺炎、睡眠呼吸暂停综合征最常见。

第一节　慢性阻塞性肺疾病

慢性阻塞性肺疾病（chronic obstructive pulmonary disease，COPD）是一种具有气流受限特征的肺部疾病，其气流受限不完全可逆，呈进行性发展。常是多种因素长期相互作用的结果，与慢性支气管炎及肺气肿密切相关。COPD是呼吸系统疾病中常见病和多发病，患病率和病死率高。因肺功能进行性减退，严重影响患者的劳动力和生活质量。世界卫生组织将COPD评估为我国疾病负担序列的第1位，是影响老年人健康最重要的呼吸道疾病。

一、护理评估

（一）健康史

询问患者职业史，有无吸烟、受凉史，有无接触二氧化氮、二氧化硫、氯气等有害气体；有无食物、药物、植物、粉尘等过敏史。评估患者营养状况、生活习惯、工作能力、活动能力、家族史；有无慢支、肺气肿病史，近期有无发作，治疗情况，所用药物。

（二）身体状况

COPD主要表现为咳嗽、咳痰、气短或呼吸困难、喘息和胸闷等，于急性感染期可有间断发热，体格检查肺内可闻及干、湿性啰音，有典型肺气肿的体征。其中以气促为主要表现者为气肿型，以炎症、缺氧为主要表现者为支气管型。老年 COPD 与中青年相比具有以下特点：

1. 呼吸困难尤为突出　老年人随着气道阻力的增加，呼吸功能发展为失代偿，轻度活动，甚至静息状态时即有胸闷、气促发作。

2. 机体反应能力差，部分典型症状弱化　如在炎症急性发作时体温不高，白细胞不高，咳嗽不明显，气促不显著。可表现为厌食、胸闷、少尿等，体格检查可见精神萎靡、颜面发绀、呼吸音低等。

3. 易反复感染，并发症多　老年人气道屏障功能和免疫功能减退，体质下降，故易反复发生感染，且肺心病、呼吸性酸中毒、肺性脑病、DIC、休克、电解质紊乱等并发症的发生率增高。

（三）心理、社会状况

通过与患者及家人的交流，评估患者心理素质、家庭社会背景、心理需求；患者及亲属对疾病相关知识是否了解；患者经济来源、文化背景、医疗费用支付情况、与他人的关系是否融洽、对治疗和护理是否满意等；是否有焦虑、恐惧、孤独、抑郁与担忧等不良情绪。

（四）实验室及辅助检查

1. 肺功能检查　是 COPD 诊断、病情评价的重要指标，是一种完全无创测定肺功能的方法，对判断病情严重程度及进展、预后和治疗效果具有重要意义。

2. 影像学检查　早期胸片可无变化，随着病情的发展可逐渐出现肺纹理增粗、紊乱等非特异性改变。发展为肺气肿时可见肺容量扩大、胸腔前后径增大、肋骨走向变平，肺野透明度增加。

3. 血气分析　早期无异常，当呼吸功能损害严重时，可出现低氧血症或伴有高碳酸血症。

4. 其他　COPD 并发细菌感染时，血白细胞增高，核左移。痰可培养出病原菌。

（五）诊断及治疗要点

1. 诊断要点　根据吸烟史、临床症状、体征及肺功能检查等分析，通过肺功能检查显示存在不完全可逆的气流受限时可诊断为 COPD。

2. 治疗要点

（1）稳定期治疗　①支气管舒张药的应用。短期应用以暂时缓解症状，长期规则应用以减轻症状。常选用肾上腺素受体激动剂如沙丁胺醇气雾剂，每次 100~200μg（1~2喷）。茶碱类如茶碱缓释或控释片 0.2g，每日 2 次，或氨茶碱 0.1g，每日 3 次。②对痰不易咳出者可给予盐酸氨溴索、乙酰半胱氨酸等祛痰药物，以降低痰液的黏稠度，促进痰液的排出。③对符合长期家庭氧疗（LTOT）指征的患者，建议进行 1~2L/min，每日 15 小时以上的持续吸氧，以提高 COPD 患者的生活质量。

（2）急性加重期治疗　①根据痰培养和药敏结果积极选用抗生素治疗控制感染。②保持呼吸道通畅。使用支气管舒张药和祛痰药，痰液黏稠应给予雾化吸入治疗。喘息明显的患者可给予糖皮质激素。③低流量氧气吸入。

> **→ 课堂互动**
>
> 回顾一下内科护理学学习的长期家庭氧疗的指征。

二、常见的护理问题

1. 气体交换受损　与气道阻塞、通气不足、呼吸肌疲劳、分泌物过多和肺泡呼吸面积减少有关。

2. 清理呼吸道无效　与分泌物增多而黏稠、气道湿度减低和咳嗽无力有关。

3. 活动无耐力　与疲劳、呼吸困难有关。

4. 营养失调　低于机体需要量　与食欲降低、摄入减少、腹胀等有关。

三、护理措施

1. 病情观察　密切观察神志、生命体征和血氧饱和度变化；观察患者咳嗽，咳痰的性质和量以及呼吸困难的程度；监测动脉血气分析和水、电解质以及酸碱平衡情况。

2. 休息与活动　急性发作期患者应卧床休息，必要时给予半坐卧位和身体前倾位。缓解期进行呼吸肌功能锻炼，其目的是将浅而快呼吸改为深而慢的有效呼吸，如腹式呼吸，缩唇呼吸等。

3. 饮食护理　给予高蛋白、高热量、高维生素、易消化的食物，避免吃过冷、过热及产气食物，避免食用汽水、啤酒、豆类、马铃薯，以防止便秘、腹胀影响膈肌运动。指导患者少食多餐，细嚼慢咽，以进食后不产生饱胀感为宜，养成良好的饮食习惯。每天饮水 1500ml。

> **➡ 课堂互动**
>
> 请大家示范缩唇呼吸法。

4. 重症护理　对呼吸困难伴低氧血症者采用持续低流量给氧；指导有效咳嗽，促进排痰，必要时雾化吸入、吸痰；长期卧床、体弱无力者协助翻身、叩背；正确留取痰标本；协助生活护理，做好口腔护理和皮肤护理，避免压疮发生。

5. 药物护理　根据培养及药敏试验结果选择有效抗生素，观察有无二重感染的发生；茶碱类药物静脉注射速度不可过快，观察有无消化系统等不良反应。

6. 心理护理　向患者和家属解释疾病发生原因及疾病预防、治疗的相关知识，给予精神安慰，鼓励患者战胜疾病。

7. 预防护理　改善环境卫生，消除烟雾、粉尘，戒烟，提高气道抵抗力；因职业或环境粉尘、刺激性气体所致者，离开该环境；注意保暖，避免受凉，加强防寒锻炼。

四、健康教育

1. 适当运动　持之以恒地进行有效的腹式呼吸、缩唇呼吸等呼吸肌运动锻炼，改善呼吸功能。积极参加力所能及的社会活动以减轻患者的社会隔离感和负性情绪，提高生活质量。

2. 生活指导　注意营养平衡，少量多餐，限制产气食物的摄入，戒烟。冬季注意保暖，预防感冒与慢性支气管炎急性发作。保持室内空气洁净，温湿度适宜，避免直接吸入冷空气。

3. 指导家庭氧疗　指导患者和家属认识长期氧疗的目的、必要性，掌握氧疗的操作方法和注意事项。氧疗装置定期更换、清洁、消毒。

4. 心理疏导 引导患者以积极的心态对待疾病，培养兴趣爱好，如听音乐、养花种草等，广交朋友，以分散注意力，减少孤独、焦虑、紧张的负性情绪。

第二节 肺 炎

肺炎（pneumonia）指多种原因导致的终末气道、肺泡和肺间质的炎症，是老年人的常见疾病。随着年龄的增长，老年人肺炎的发病率和死亡率显著增高，肺炎的严重程度也随年龄的增长而加重。老年人肺炎的病因复杂，感染是最常见的原因，其次多种慢性疾病如慢性阻塞性肺疾病、心脑血管疾病、糖尿病，长期卧床，一些医源性因素如长期住院，抗生素、糖皮质激素、细胞毒药物和免疫抑制剂、制酸剂的长期使用，胸腹部手术及留置鼻胃管，气管插管和气管切开等可损害呼吸道的正常防御功能和机体的免疫功能；不恰当地使用镇静剂也可诱发老年人肺炎。

老年人肺炎具有病因复杂、临床表现不典型、容易误诊或漏诊、并发症多、病死率高的特点。因此有学者提出，肺炎发生的年龄（以60岁为界）也应作为评估和预测病情、制订治疗方案的一个重要因素加以考虑。

一、护理评估

（一）健康史

询问老人有无受凉、淋雨、劳累等诱因，有无上呼吸道感染、慢支、慢阻肺、慢性心肾衰竭、糖尿病、脑血管病病史等；是否使用过抗生素、糖皮质激素、免疫抑制剂及使用时间；是否有吸烟、饮酒史以及每天的量；近期的日常生活情况，休息、饮食以及大小便是否有改变，是否有食欲减退、恶心、呕吐、腹痛、腹胀、腹泻等不适；近期是否有外伤、手术史；近期是否住院及住院时间、治疗方法、治疗过程、治疗效果等。

（二）身体状况

1. **症状** 与年轻患者相比，老年人肺炎的临床症状和体征多不典型。

可有咳嗽、发热、咳黄痰、胸痛等肺炎的常见症状；但也可无呼吸道症状，而表现为精神萎靡、意识障碍、休克等，常常因为既往慢性病的掩盖而贻误治疗。1/3的患者表现为非呼吸道方面的症状，如乏力、倦怠、恶心、食欲不振、腹胀、腹泻等，也可表现为胸闷、胸痛、心率快、心律不齐。少数可以出现精神症状，也有个别患者突发难以解释的败血症、休克或呼吸衰竭。老年人肺炎伴发菌血症者约20%（其中40%可出现脓毒血症）。吸入性肺炎可急性起病，但经常发病隐匿。

> **→ 课堂互动**
>
> 请大家回顾内科护理学中讲过的肺炎分哪几类？有哪些典型的临床表现？

2. **体征** 有发热者多为低热或中度热，体温大多在37℃~38℃之间，只有15%者达38℃以上，少数病重者出现低体温；呼吸浅快，容易出现发绀；大部分患者肺部可有啰音或呼吸音改变或实变体征，1/4患者肺部呼吸音完全正常；心率加快，部分患者有低血压。

3. 并发症 老年人肺炎并发症可高达 83.4%。①呼吸衰竭：在中重度慢阻肺的基础上发生的肺炎，易诱发呼吸衰竭，使病情急剧恶化。②心力衰竭：原患有严重心脏病的肺炎患者，常因缺氧、毒血症、水电解质平衡失调、心律失常等原因而易诱发心力衰竭。③消化道大出血：重症、衰竭的老年肺炎患者可合并消化道大出血，它常是应激性溃疡或弥散性血管内凝血的征象。④休克：由于老年人机体免疫力低下和病原菌毒力较强，肺炎患者可发生中毒性休克。⑤水、电解质紊乱和酸碱失衡。

（三）心理、社会状况

评估患者及亲属对疾病相关知识是否了解；患者的性格特点、精神状态，是否有焦虑、恐惧等；同时还应评估患者来自于亲属的关心和支持度，患者的经济状况、文化教育背景、医疗费用支付情况等。

（四）实验室及辅助检查

1. 白细胞计数及分类 约半数以上患者白细胞总数增高，也有少数病例白细胞总数降低，但通常中性粒细胞将超过 80%，有时可见中毒颗粒和核左移。

2. 细菌培养 可协助诊断，确定病原体，药敏试验有助于抗生素选择。

3. X 线检查 X 线胸片对老年肺炎诊断非常重要，发病 24 小时后可见肺部有新的浸润灶。老年肺炎 80% 以上表现为支气管肺炎，少数表现为节段性肺炎。X 线提示病灶以下肺野多见。

4. 纤维支气管镜、CT 或 MRI 检查。

（五）诊断及治疗要点

1. 诊断要点 根据患者出现感染症状和咳嗽、脓痰、呼吸急促、肺部啰音体征，结合胸部 X 线检查，可初步诊断，病原菌检测可协助确诊。

2. 治疗要点

（1）抗生素 早期正确的抗生素治疗是促进早日康复、降低死亡率的关键。根据病情、痰涂片和药敏试验结果选用敏感抗生素。老年人肺炎的抗生素治疗一般应静脉给药。

（2）全身支持治疗和对症治疗 退热、止咳、祛痰对症治疗，给予高热量、高蛋白、高维生素饮食，适当多饮水。

（3）原发病和并发症的治疗。

二、常见的护理问题

1. 清理呼吸道无效 与胸痛、咳痰无力、呼吸道分泌物多且黏稠不易咳出有关。

2. 气体交换受损 与肺部炎症有关。

3. 活动无耐力 与呼吸功能下降致机体呼吸困难、疲乏有关。

4. 潜在并发症 水电解质酸碱平衡失调、消化道出血、感染性休克、心力衰竭、呼吸衰竭等。

三、护理措施

1. 一般护理 为患者提供清洁、安静的环境，保持室内空气清新。维持合适的室温（18℃～20℃）和湿度（50%～60%），注意休息，尤其是发热患者应卧床休息，减少活动。

2. 保持呼吸道通畅 帮助卧床患者经常改变体位，减少分泌物的滞留，加强翻身、叩背等。遵医嘱给予超声雾化或氧气雾化，利于痰液排出，促进炎症消散。

3. 合理氧疗，给予 2～4L/min 氧气吸入，做好氧疗的护理。

课堂互动

如何进行正确叩背排痰。

4. 加强病情观察 观察意识、生命体征、心率、心律、尿量及胸痛的变化；观察咳嗽、咳痰情况，痰量、颜色、气味、性质，留标本作细菌培养和药敏试验；观察有无面色苍白、四肢湿冷、血压下降、脉搏快而弱、尿量减少等休克征象；观察血常规、血气分析指标的变化。

5. 饮食护理 给予高热量、高蛋白、丰富维生素的流质半流质饮食，避免油腻、辛辣、刺激性食物，戒烟酒，鼓励多饮水，每天饮水 2000ml 以上。注意口腔卫生，每天用生理盐水或 2.5% 的碳酸氢钠漱口 1～2 次。

6. 用药护理 严格按医嘱使用抗生素，观察治疗效果和不良反应，尤其是长期应用抗生素须注意二重感染的发生；在使用头孢类药物时，告诫患者用药前后一周不能饮酒，以免发生意外；教会老年人气雾剂的正确使用和保管。

7. 心理护理 经常与患者谈心，了解思想动态，解除其顾虑。

四、健康教育

1. 生活指导 教会患者注意生活规律，劳逸结合，避免受凉、淋雨、过度疲劳、吸烟、饮酒等，避免诱发因素。保持室内空气新鲜，温湿度适宜。适当参加体育锻炼，增强抵抗力。

2. 疾病相关知识指导 向患者及亲属讲解肺炎发生的原因及其诱发因素、常见症状、预防措施，使患者能做到早发现、早治疗。长期卧床应经常变换体位，鼓励有效排痰，保持呼吸道通畅。可接种肺炎疫苗，定期随访。

3. 饮食指导 合理营养，食品多样，补充足量优质蛋白、维生素、微量元素及适当食用木耳、萝卜、芝麻等滋阴补肺食物。

4. 用药指导 遵医嘱按时服药，知晓常用药物的作用、用法、常见的不良反应，能进行自我监测。

第三节 睡眠呼吸暂停综合征

睡眠呼吸暂停综合征（sleep apnea syndrome，SAS）指每晚睡眠 7 小时呼吸暂停反复发生在 30 次以上或呼吸紊乱指数平均每小时超过 5 次以上（老年人 10 次以上）。SAS 可引起白天嗜睡、精神萎靡、工作效率低，病情发展可出现肺动脉高压、肺心病、高血压、呼吸衰竭、心律失常、脑血管意外等严重并发症。SAS 分三种类型。①中枢性：呼吸中枢活动停止，表现为膈肌和肋间肌活动消失。②阻塞性：虽然有吸气肌收缩，但上呼吸道间歇性闭合阻碍了气流的通过。③混合型：中枢性和阻塞性并存。老人睡眠呼吸暂停多数是混合型的，发病率高，易出现心肺脑并发症。

一、护理评估

（一）健康史

评估既往有无脑血管疾病、脑外伤、脑肿瘤及 COPD、膈肌病变；有无鼻中隔偏曲、鼻息肉、咽壁肥厚、腭垂肥大、鼻甲肥大、扁桃体肿大；有无糖尿病、甲状腺功能减退症、肢端肥大症、过敏性鼻炎、声带麻痹等；患者近期的精神状态、情绪变化、睡眠质量，有无睡眠打鼾及呼吸暂停，有无睡眠中因憋气而觉醒情况，有无白天过度疲乏、嗜睡，夜间失眠，清晨起床后头痛、记忆力下降、注意力不集中；患者是否吸烟、饮酒；是否经常服用镇静药物；是否有肥胖，注意体重指数和颈围。

（二）身体状况

1. 鼾症和憋醒　SAS 患者深度睡眠时，上气道软组织松弛，受气流的冲击而发声即鼾症。严重影响他人睡眠，而且打鼾与呼吸暂停间歇交替出现，常因呼吸暂停而憋醒，患者突然憋醒后常感觉心慌、胸闷或心前区不适、盗汗等，常伴有翻身，四肢不自主运动，甚至抽搐或突然坐起。憋醒与睡眠姿势有一定关系，侧卧位时减轻或消失，仰卧位加重。饮酒、应用镇静剂可使呼吸暂停的发生率增加。应注意老年人即使病情较重，鼾声可能较小。

2. 失眠与嗜睡　因夜间反复睡眠中断，睡眠质量差，常有白天过度困倦、嗜睡的表现。因低氧血症，使睡眠连续性中断，觉醒次数增多，睡眠质量下降，常有轻重不同的头晕、晨起头痛、疲劳、注意力不集中、精细操作能力下降、工作效率低，智力减退、痴呆、性格改变。

3. 长期夜间发作性的生理低氧血症，常合并高血压、冠心病、心律失常和心衰的发作与加重。其他症状有胃食管反流、多汗、多尿、遗尿、夜游、幻听等。

（三）心理、社会状况

长期的睡眠型态紊乱，可引起焦虑、自卑、抑郁等心理反应，故要评估有无焦虑、抑郁等；评估其能否正确对待疾病；亲属有无因老人严重打鼾而对其鄙视、不关心现象。

（四）实验室及辅助检查

1. 血液分析　病程长、低氧血症严重者，血红细胞计数和血红蛋白可有不同程度的增高。

2. 睡眠时动脉血气分析和血氧饱和度监测　睡眠中血氧分压降低、二氧化碳分压升高，清醒时恢复正常，有低氧血症、高碳酸血症和呼吸性酸中毒，有助于确诊。

3. 多导睡眠图检查　监测睡眠期间脑电图、肌电图、心电图、外周血氧饱和度、体位、血压及呼吸气流等，进行综合分析。多导睡眠图检查是 SAS 确诊的方法。

4. 肺功能　病情严重有肺心病、呼吸衰竭时，有不同程度的通气功能障碍。

5. 其他辅助检查　X 线胸片、纤维支气管镜、CT、MRI 等，可协助判断下颌形态和阻塞部位，指导手术。

（五）诊断及治疗要点

1. 诊断要点　存在易患因素如男性 40 岁以上、肥胖、经常服用镇静安眠药、饮酒等，有打鼾、睡眠中憋醒等症状可做出临床诊断，经多导睡眠图检查则可明确诊断。

2. 治疗要点　主要进行综合治疗。

（1）一般治疗　去除病因，控制体重，戒烟限酒，避免服用镇静剂，侧卧位睡眠，抬高床头。

（2）药物治疗　疗效不肯定，可试用乙酰唑胺、安宫黄体酮、百忧解等药物，通过兴奋呼吸中枢改善症状。有鼻塞症状者给予缩血管药滴鼻。莫达菲尼有改善白天嗜睡作用。

（3）经鼻持续气道正压通气（CPAP）治疗　现已成为治疗中、重度 SAS 的首选治疗方法，可以有效地消除夜间打鼾、改善夜间呼吸暂停、纠正夜间低氧血症，也改善白天嗜睡、头痛及记忆力减退等症状。

（4）双水平气道正压通气（BiPAP）治疗　适用于 CPAP 压力需求较高的患者，老年人有心、肺血管疾病患者（如合并 COPD）。

（5）口腔矫正器或舌托治疗　下颌前移器具是目前临床应用较多的一种，通过前移下颌位置，使舌根部及舌骨前移，上气道扩大。患者在睡眠时佩戴，优点是简单、温和、费用低。适用于单纯性鼾症、轻或中度的 SAS、不能耐受其他治疗方法者。有颞颌关节炎或功能障碍者不宜采用。

（6）手术治疗　腭垂软腭咽成形术（UPPP）是目前国内治疗 SAS 应用最多的手术方式，适用于口咽部狭窄的患者。如软腭过低、松弛，腭垂粗长及扁桃体肥大者；鼻中隔偏曲、鼻甲肥大、鼻息肉等，可相应的采用鼻中隔矫正术、鼻息肉摘除术、鼻甲切除术等；激光辅助咽成形术是利用激光进行咽部成形术，局部麻醉，手术并发症少，可在门诊进行，降低了手术风险，疗效和适应证同 UPPP。

二、常见的护理问题

1. 睡眠型态紊乱　与反复呼吸暂停导致经常性睡眠中断有关。
2. 焦虑　与睡眠时间减少以及工作效率低和害怕手术有关。

三、护理措施

1. 病情观察　注意观察呼吸频率、深度、节律的改变，监测患者心率、心律、血压的变化，观察有无嗜睡等不适，做好安全防护，防止跌倒和坠床。病情严重者床旁应备有压舌板、舌钳、气管切开包、氧气、呼吸机等抢救物品，以便在病情突变时，配合医生采取抢救措施。

2. 家庭使用呼吸机的患者做好宣教，定期更换呼吸机管道，防止呼吸道感染。

3. 做好健康教育，鼓励患者减肥，戒烟限酒，取右侧卧位睡眠，枕头不宜过高等。

4. 做好手术前、后护理，术前使用多导联睡眠监测仪对患者进行监测。术后密切观察生命体征和精神状态，SAS 症状严重的患者由于长期缺氧，对低氧刺激反应不明显，应严密观察精神状态、注意力、面色、呼吸、心率、局部水肿程度，对老年患者和病情严重的患者，更要警惕。保持呼吸道通畅，在患者麻醉没有完全清醒前，去枕平卧，头偏向一侧。密切观察患者口腔内的分泌物及创面渗血情况，及时清理口腔中的分泌物，以免发生误吸。

四、健康教育

1. 生活指导　取侧卧位入睡，晚餐不宜过饱；肥胖患者应积极控制饮食、增加活动以减轻体重；戒烟酒；预防感冒，积极治疗咽喉炎及扁桃体炎等。

2. 用药指导　禁用或慎用中枢抑制药，如镇静剂和安眠剂，以避免诱发因素。

3. 合理安排工作　白天过度困倦、嗜睡、注意力难以集中的老人不宜从事驾驶等有潜在危险的工作。

4. 长期应用 CPAP 治疗的患者，教会患者及家属正确放置传感器、电极、佩戴鼻罩和调节治疗压力。

5. 定期复诊　嘱患者定期复诊，以早期发现 SAS 导致的心、脑血管损害，并根据病情的变化调整 CPAP 治疗的压力。

综|合|测|试

A1 型题

1. COPD 患者咳嗽、咳痰

    A. 晨间起床时咳嗽明显，清晨痰量较多　　　　B. 夜间咳嗽明显

    C. 活动后咳嗽剧烈，痰量多　　　　D. 痰液多为血性或脓性

    E. 白天咳嗽剧烈

2. 长期家庭氧疗，以下哪项不正确

    A. 以鼻导管吸氧为宜　　　　B. 持续吸氧，氧流量为 1~2L/min

    C. 每天吸氧时间 15 小时以上　　　　D. 间断吸氧，氧流量为 4~6L/min

    E. 持续 24 小时吸氧

3. 叩背排痰时下列哪项不正确

    A. 从肺底自下而上、由外向内，迅速而有节律叩击　　　　B. 叩击力量以患者不感到疼痛为宜

    C. 叩击时是避开肩胛骨和脊椎　　　　D. 每次叩击 3~5 分钟，100/min

    E. 叩击时患者取侧卧位或坐位

4. 呼吸暂停是指

    A. 口鼻气流完全停止至少 10 秒以上　　　　B. 口鼻气流完全停止至少 8 秒以上

    C. 口鼻气流完全停止至少 7 秒以上　　　　D. 口鼻气流完全停止至少 5 秒以上

    E. 口鼻气流完全停止至少 1 分钟以上

5. 老年人肺炎的病因除去哪一项

    A. 感染是最常见的原因　　　　B. 长期卧床、长期使用抗生素

    C. 长期吸入粉尘及烟雾　　　　D. 留置胃管及气管切开等因素

    E. 原有多种慢性疾病

A3 型题

(6~10 题共用题干)

患者，男，82 岁，近期受凉后出现咳嗽、精神萎靡、乏力、恶心、不思饮食、腹胀、性格改变，常常因一点小事而大发脾气，查体温 37.3℃，脉搏 104/min，呼吸 24/min，血压 90/50mmHg，听诊患者肺部呼吸音正常，心率 104/min，节律不齐，血液分析检查白细胞 12×10^9/L，中性粒细胞超过 80%，可见核左移。X 线提示右下肺可见斑片状阴影。

6. 该患者最可能的诊断是

    A. 急性上呼吸道感染   B. 慢性阻塞性肺疾病   C. 老年肺炎

    D. 心律不齐   E. 胃炎

7. 该患者病室环境的温湿度较为适宜的是

    A. 室温 18℃ ~20℃、湿度 50% ~60%   B. 室温 22℃ ~24℃、湿度 40% ~60%

    C. 室温 20℃ ~24℃、湿度 50% ~70%   D. 室温 16℃ ~24℃、湿度 50% ~60%

    E. 室温 22℃ ~26℃、湿度 40% ~70%

8. 患者目前存在的主要护理问题有

    A. 清理呼吸道无效   B. 焦虑

    C. 知识缺乏   D. 气体交换受损

    E. 潜在并发症

9. 患者遵医嘱需使用抗生素，下列哪项不正确

    A. 使用前按要求作皮内试验   B. 使用过程中严密观察效果和不良反应

    C. 使用头孢类药物前后应忌酒一周   D. 为保证疗效，抗生素必须静脉使用

    E. 根据病情、痰涂片和药敏试验结果选用敏感抗生素

10. 患者的护理措施哪项不确切

    A. 保持呼吸道通畅   B. 加强病情观察

    C. 持续氧气吸入 4 ~6L/min   D. 心理护理

    E. 遵医嘱及时用药并注意观察效果及不良反应

（陈　芳）

第十章 老年人消化系统常见疾病的护理

【学习目标】

掌握：老年人口腔干燥、慢性便秘、老年人胃食管反流病、肠梗阻、老年胆石症的护理评估、护理措施及健康教育。

熟悉：老年人便秘的常见原因、老年人口腔干燥、慢性便秘、老年人胃食管反流病、肠梗阻、老年胆石症常见的护理诊断。

了解：老年人口腔干燥、慢性便秘、老年人胃食管反流病、肠梗阻、老年胆石症的诊治要点。

随着增龄和机体的老化，老年人消化器官出现解剖和功能上的改变，导致老年人消化系统发病率增高并影响老年人营养状况和生活质量。老年人消化系统疾病或症状以老年人口腔干燥、慢性便秘、老年人胃食管反流病、肠梗阻、老年胆石症常见。

第一节 口腔干燥

口腔干燥（xerostomia）为唾液量分泌减少而导致的不舒适，健康老年人中约有40%有口腔干燥的表现。口腔干燥的原因有局部因素，也有全身因素及精神心理因素。它可因唾液腺功能减退、阻塞或成分改变引起，也可因某些疾病及药物使唾液分泌量减少所致。因唾液分泌的减少，患者可出现明显的症状，导致生活质量降低。

一、护理评估

（一）健康史

评估患者有无使用引起唾液分泌量降低的药物，如抗胆碱能药、抗组胺药、治疗帕金森病药等；有无头、颈部放疗史；有无经常张口呼吸或鼻饲；有无长期吸氧的经历；是否进入绝经期；心理和生活压力是否过大；有无抑郁、焦虑、孤独等心理问题。

（二）身体状况

1. 症状 最突出的主诉是口干，常有口腔灼热感、疼痛、敏感性降低、干硬食物难以下咽和吞咽困难等症状。

2. 体征 口腔黏膜干燥缺少光泽、无润滑感，唾液黏稠如胶，舌运动不畅而影响说话、进食及吞咽，舌苔干燥、口唇干燥脱皮、口角皲裂。

3. 并发症 牙齿的龋坏是口腔干燥最主要的并发症。牙齿龋坏的发展过程极为迅速，尤其好发在牙颈部，称之为猖獗龋，有时在头颈部肿瘤放疗后7～14天即可出现。

（三）心理、社会状况

评估患者的性格特点、精神状态，是否有焦虑、孤独、害羞、抑郁等不良心理；

同时还应评估患者来自于亲属的关心和支持度。

（四）实验室及辅助检查

1. 腺体分泌量测定 采用含糖法，将一定重量的糖块放入口内含化3分钟后，取出称重量，通过糖重量的变化来评估唾液分泌量，是一种简单快速的检测方法。

2. X线检查 可以用来检查唾液腺分泌功能。

（五）诊断及治疗要点

1. 诊断要点 主要根据患者口干的突出主诉，结合病史、口腔检查、腺体分泌量测定，但最重要的是找出引起口腔干燥的原因。

2. 治疗要点 目前尚无特殊治疗方法，主要是针对缓解症状和预防并发症的治疗。如不用或少用影响唾液分泌的药物，适当应用胆碱能药物等促进唾液分泌，针灸疗法和使用免疫调节剂，症状严重的可使用人工唾液、口腔含漱液润滑口腔，缓解症状。

二、常见的护理问题

1. 有感染的危险 与唾液分泌减少导致口腔自洁能力下降、口腔溃疡有关。

2. 营养失调 低于机体需要量 与唾液分泌减少引起的龋齿、吞咽困难有关。

三、护理措施

1. 保持口腔舒适，促进唾液分泌及减轻口干 如果因药物引起，应减药量。如果唾液腺尚有分泌功能，可咀嚼口香糖、含酸性零食刺激唾液分泌，必要时使用胆碱能药物。症状较重者，可使用人工唾液，或含服含有10%甘油加蒸馏水的制剂。

2. 加强营养 进食足够的蛋白质、热量和维生素的食物。根据老人喜好选择柔软、清淡的食物，如稠稀饭、饺子、面条、鱼肉、瘦肉沫和蔬菜等，尽量选用蒸、炖或煮等烹调方法，少食多餐。保持进餐环境的清洁、安静、舒适，鼓励老人与他人一起进餐。吞咽困难者，给予鼻饲。定期测体重，检查血红蛋白及电解质。

3. 重视对牙齿、牙龈的保健 保持口腔卫生，饭后漱口、早晚正确刷牙。限制甜食和黏性大的食物摄入。每天轻轻对叩牙齿数十下，按摩牙龈，每天2~3次，每次2~3分钟，促进血液循环。经常看口腔医生，必要时进行洁牙。使用软毛牙刷。戴义齿的老人口腔干燥常出现如压痛、固位不良等症状，使用义齿软衬剂的使用，可有效缓解症状。教会老人正确护理义齿。

4. 戒酒 酒精对口腔黏膜有较大的损伤，会加重症状并易引起感染。

5. 心理护理 针对精神心理因素引起的口腔干燥，可采用心理护理，必要时建议到精神－心理专科治疗。

四、健康教育

1. 饮食指导 选择甘寒生津的水果，如西瓜、梨、甜橙等。多食滋阴清热生津食物，如丝瓜、鲜藕、芹菜、苦瓜、黄花菜。忌食辛辣刺激性食物，如浓茶、咖啡、酒、油炸食物、葱、姜、蒜、胡椒、花椒、辣椒等。

2. 口腔卫生指导

（1）5分钟系统化口腔护理法 用含漱药液浸润口腔，棉签擦拭口腔黏膜1分钟；

用舌刷从舌的后方往前面轻擦 10 次（0.5 分钟）；用圆形牙刷清洁牙面，必要时对口腔黏膜也进行清洁（2.5 分钟）；自己用含漱药液漱口（1 分钟）。通过系统化口腔护理，使舌苔清洁，减轻口臭、牙龈出血、肿胀，促进食欲。

（2）掌握正确刷牙方法　刷牙的咬合面时，应将刷毛放在咬合面上，前后来回刷；对牙齿外侧面和内侧面从牙龈往牙冠方向旋转刷，牙刷毛束的尖端朝向牙龈，即上牙朝上，下牙朝下，刷毛与牙面呈 45°角，顺牙缝刷洗，即将内外牙面刷干净。经常更换牙膏品牌，避免使细菌产生耐药性。

（3）牙刷的选择和保管　选用磨头软毛牙刷，每月更换新牙刷。刷毕，清洗牙刷，刷头向上，置于通风处晾干，以减少细菌的滋生。

（4）叩齿和按摩牙龈　鼓励每天叩齿、按摩牙龈，增强牙周组织的功能和抵抗力，保持牙齿的稳定性。

第二节　慢性便秘

慢性便秘（constipation）是指排便次数减少（每周少于 3 次），且排便困难，粪便干结，便后无舒畅感。便秘可以是功能性异常，也可以是器质性病变的一种表现，老年人以慢性功能性便秘多见。其发生率随着增龄而增高。因为老年人牙齿脱落，进食以精细食物为主，缺少含纤维素类食物；老年人胃肠的消化、吸收及蠕动功能均下降，大便在肠道内停留时间延长；加之老年人活动量减少，这些因素均会引起便秘症状，严重影响老年人的生活质量。

一、护理评估

（一）健康史

评估平时饮食种类和饮水量；有无精神过度紧张或抑郁的现象；活动量；有无过大的压力；有无中枢神经系统疾病：如脊髓损伤、帕金森病、脑血管病变、痴呆；有无结肠出口梗阻、肛裂、肛门周围脓肿；有无内分泌性疾病：如甲状腺功能低下、糖尿病；有无使用引起便秘的药物，如阿片类镇痛剂、钙离子拮抗剂、利尿药、抗帕金森病药、抗胆碱类药、抗抑郁药等；有无滥用泻剂和灌肠现象；大便的次数和性状，近期有无排便习惯的改变。了解便秘的起病时间，发生的缓急。

（二）身体状况

1. 症状和体征　因粪便过于坚硬，排便时可有肛门疼痛，甚至大便表面带血。粪便在直肠停留时间过久，可有下腹坠胀或排便不尽感。亦可引起全身症状，如头晕、头痛、乏力、口苦、食欲不振、烦躁、焦虑及坐卧不安等。排便后症状可以减轻或缓解。部分老人无便意，借助导泻药或灌肠后才能排便。可在左下腹触及包块，直肠指检可触及粪块。

2. 并发症　粪便嵌塞和痔疮出血是老年人便秘最常见的并发症。

（三）心理、社会状况

因精神心理障碍（如抑郁、焦虑等）和老年性痴呆者，主动排便能力下降，粪便停留在肠道内时间过长，水分过度吸收，易发生便秘。故要评估患者有无抑郁、焦虑的心理，有无痴呆，还要评估与家人相处的是否和睦。

（四）实验室及辅助检查

1. 大便检查　应观察大便的形状、硬度、有无脓血和黏液等。并作大便常规检查及隐血试验。

2. 纤维乙状结肠镜检查　能观察直肠、乙状结肠的黏膜及腔内有无病变和狭窄。

3. 腹部平片检查　能显示肠腔扩张及粪便停留和液气平面。

4. 直肠指检　有助于发现直肠癌、痔疮、肛裂、炎症、狭窄、坚硬粪块堵塞。

（五）诊断及治疗要点

1. 诊断要点　排便次数少于每周 3 次，并且排便费力，大便不易排出，粪质坚硬，有以上表现者可诊断为便秘。

2. 治疗要点　以对症治疗为主，多种治疗方法结合，合理用药。制订长期综合治疗方案，常有饮食疗法、行为疗法、药物治疗、灌肠治疗、生物反馈疗法等。

二、常见的护理问题

便秘与肠蠕动减慢、药物不良反应有关。

三、护理措施

1. 调整饮食结构　摄入富含纤维素的食品，如蔬菜、水果。保证每天的饮水量在 2000 ~ 2500ml。

2. 适当运动　根据年龄和健康状况做一些力所能及的活动，如散步、体操、打太极拳等。卧床或坐轮椅的老年人可通过转动身体，挥动手臂等方式进行锻炼。

3. 创造排便环境　不能自行如厕者，可加用屏风以保护老年人隐私。协助排便时，只协助其无力完成的事宜，不可在旁守候，以免老年人害羞而影响排便。更不要催促，让其产生麻烦别人的心理引起精神紧张而憋便，导致便秘。

4. 腹部按摩并行腹壁肌和肛提肌的锻炼

（1）收腹鼓腹运动　平卧时深吸气将腹部鼓起，呼气时缩腹，反复做 10 分钟左右。

（2）提肛运动　平卧或坐位时进行收缩肛门运动。腹部自我按摩在清晨和晚间排尿后进行，按摩同时可做肛门收缩动作。

5. 必要时辅助通便　粪便嵌顿可用生理盐水灌肠，采用边灌肠边更换卧位法。肛管插入长度 7 ~ 10cm，液体 500ml，嘱老年人先采取左侧卧位，注入 100ml 液体后改为平卧，继续灌注 100ml，再右侧卧位灌注 200ml，最后左侧位灌注 100ml，嘱其保留7 ~

> **➪ 课堂互动**
>
> 回顾一下腹部按摩的顺序。

10 分钟后再排便。根据便秘情况，必要时还可以应用开塞露。对于坚硬的粪块可以先用油剂保留灌肠，将粪便软化后，用手指将粪块粉碎后取出，操作过程中注意观察老人生命体征的变化。开塞露通便、灌肠通便和人工取便法详见《基础护理学》。

四、健康教育

1. 选用有助润肠通便的食物　多吃含粗纤维的食物如蔬菜、香蕉、李子、西瓜、核桃、瓜子、芝麻、松子、豆类、粗粮等有利于通便。忌食辛辣刺激的食物和浓茶、含咖啡因的饮料。也可早晨起床后空腹饮 1 ~ 2 杯蜂蜜水、淡盐水或温开水、可以促进肠蠕动，有助于排便。坚持锻炼，每天至少步行 2 个公共车站路程。

2. 养成良好的排便习惯　为老年人制订排便时间表，时间要充足，尽量安排在早餐后为宜，避免他人干扰。有便意时不要忽视，马上排便，勿憋便。心脏病老人避免用力排便。

3. 保证排便环境的舒适　便器应清洁而温暖。体质虚弱的老年人可使用坐便器排便，必要时提供坐便椅。排便时心情要放松，先深呼吸，后关闭声门，向肛门部位用力排便。

4. 通便药物使用指导

（1）盐性轻泻剂　如硫酸镁、磷酸钠，此类泻剂可引起水电解质紊乱，不宜长期使用，对有粪便嵌塞者可灌肠排除粪便。有肾功能不全者不宜使用含镁制剂。

（2）润滑剂　石蜡油能软化粪便，可以口服或灌肠，适用于老年人心肌梗死后或肛周疾病手术后，避免用力排便，对药物性便秘无效。石蜡油长期服用会影响脂溶性维生素的吸收，老年人应避免睡前服用，以免吸入肺内引起脂性肺炎。

（3）刺激性泻药　如果导片、番泻叶等，刺激结肠蠕动，6 ~ 12 小时即有排便作用，但会产生腹痛、水电解质紊乱。宜在睡前 1 小时服用。

（4）高渗性泻剂　乳果糖（杜秘克）口服 15 ~ 30ml/d，24 ~ 48 小时即有排便功效。

（5）便通胶囊　纯中药制剂，本品用量小，通便作用可靠，具有"通而不泻，补不滞塞"的特色。

容积性泻药服用的同时需饮水 250ml；润滑性泻药不宜长期服用，以免影响脂溶性维生素的吸收。温和的口服泻药多在服后 6 ~ 10 小时发挥作用，晨起后排便，故宜在睡前 1 小时服用。通便药物对人体有一定的副作用，不宜长期服用。个体间对药物的敏感程度不同，勿短时间内未排便而加药量。

第三节　胃食管反流病

胃食管反流病（gastroesophageal reflux disease，GERD）是指胃内容物，包括从十二指肠流入胃的胆盐和胰酶等反流入食管，引起烧心等症状，并可导致食管炎和咽、喉、气道等食管以外的组织损害。包括反流性食管炎和内镜检查阴性的非糜烂性反流性食管炎。发病随年龄增长而增加。

一、护理评估

（一）健康史

了解有无胃部烧灼感，反酸、反食、吞咽困难的现象及发生时间。不适感是否与饮食、体位有关。有无引起胃食管反流病的消化性疾病和全身性疾病如食管裂孔疝、胃泌素瘤、十二指肠溃疡、糖尿病并发神经病变等。有无吸烟、喝浓茶、喝饮料和进食高脂肪食物的习惯。是否服用降低食管下段括约肌张力的药物（如钙通道阻滞剂、地西泮）。

（二）身体状况

老年人胃食管反流病的临床表现轻重不一，症状、体征多不典型。

1. **胸骨后疼痛与烧心** 烧心是指胸骨后或剑突下烧灼感，常由胸骨下段向上延伸。胸骨后疼痛与烧心多在餐后特别是饱餐后出现，常伴有反酸、反食。弯腰、咳嗽、仰卧、酗酒等可诱发和加重烧心。

2. **反流** 反流是胃内容物回流到咽部和口腔。反流物可含胃酸或胆汁，也可为食物。其他消化道症状，有打嗝、嗳气、恶心、上腹饱胀等。

3. **吞咽困难和吞咽痛** 部分患者有吞咽困难，进食固体或液体食物均可发生。少部分患者吞咽困难是由食管狭窄引起，此时，吞咽困难可呈持续性进行性加重。有严重食管炎或并发食管溃疡，可伴吞咽疼痛。

4. **其他** 一些患者诉咽部不适，有异物感、阻塞感，但无真正吞咽困难，称为癔球症，可能与胃酸反流引起食管上段括约肌压力升高有关。反流物刺激咽喉部可引起咽喉炎、声嘶，反流物吸入气管和肺可反复发生肺炎，甚至出现肺间质纤维化；有些非季节性哮喘也可能与反流有关。如伴随的反流症状不明显或被忽略，则导致误诊误治。

5. **并发症**

（1）上消化道出血 有反流性食管炎者，因食管黏膜炎症、糜烂及溃疡，可有呕血和（或）黑粪。

（2）食管狭窄 食管炎反复发作使纤维组织增生，最终导致瘢痕狭窄，是严重食管炎的表现。

（3）Barrett 食管 在食管黏膜修复过程中，鳞状上皮被柱状上皮取代称之为 Barrett 食管。可发生消化性溃疡，又称 Barrett 溃疡。Barrett 食管是食管腺癌的主要癌前病变，其腺癌的发生率较正常人高 30～50 倍。

（三）心理、社会状况

评估患者及亲属对疾病的发生、病程、预后知识是否了解；Barrett 食管是食管腺癌的主要癌前病变，容易使患者产生不良的情绪，所以应评估患者的性格特点、精神状态，是否有焦虑、恐惧、抑郁等不良反应；进食具有选择性，担心给家人带来负担而减少与他人共同进餐的机会，减少正常的社交活动。同时还应评估患者来自于亲属的关心和支持度，患者的经济状况、文化教育背景、医疗费用支付情况等。

（四）实验室及辅助检查

1. **X 线钡餐检查** 可见钡剂频繁地反流入食管下段，食管蠕动减弱，食管下段痉挛及运动异常；有时可见食管黏膜粗糙，有龛影、狭窄，部分患者有食管裂孔疝的表现。

2. **胃镜检查** 食管黏膜可有损伤、炎症或狭窄，同时，结合病理活检，可明确是否为 Barrett 食管。Barrett 食管是指距食管与胃交界的齿状线 2cm 以上部位的鳞状上皮被柱状上皮取代。在老年 GERD 中发生率高。

3. 其他 食管酸灌注试验可鉴别胸痛为食管源性还是心源性。食管测压试验可明确食管下括约肌的基础压力及动态变化，了解食管蠕动情况及食管清除功能。24 小时食管 pH 监测可确定胸痛与反流之间的关系、胃食管反流的程度、食管清除反流物的时间。

（五）诊断及治疗要点

1. 诊断要点 根据患者胸骨后疼痛与烧心、反流、食管外刺激症状，结合内镜检查、X 线钡餐检查、食管测压试验确诊。

2. 治疗要点 减少胃食管反流，避免反流物刺激损伤的食管黏膜及改善食管下括约肌的功能状态，一般老年人通过内科保守治疗就能达到治疗目的，对重症患者经内科治疗无效者，采用手术治疗。

二、常见的护理问题

1. 疼痛 与反酸引起的烧灼及反流物刺激食管痉挛有关。
2. 营养失调 低于机体需要量 与咽下疼痛和吞咽困难导致进食少有关。

三、护理措施

1. 一般护理 减少进食量，进食应细嚼慢咽，改变进餐速度过快的不良习惯，少量多餐，晚餐尤其不宜过饱，睡前 4 小时不宜进食，保持胃处于非充盈状态。避免食用降低食管下段括约肌张力和增加胃酸分泌的食物：如酸性饮料、高脂饮食、巧克力和辛辣食品、烟酒等，尤其是烈性酒可使食管蠕动收缩的频率下降。烹调以煮、炖、烩为主，不用油煎炸。增加蛋白质摄入，食物中可以适当增加一些蛋白质，例如，瘦肉、牛奶、豆制品、鸡蛋清等。饮食宜少刺激性食物。避免或减少冷冻食品及西红柿汁和柑橘汁的摄入。少吃零食。

2. 体位护理 卧位时，床头垫高 15cm，以利抗反流，必要时可加至 25cm，单纯抬高头部对食管反流并无帮助，应告知患者采取上身抬高的斜坡位，坡度 15°，通过重力使睡眠时除酸的速度提高。睡眠时尽量采用左侧卧位，可减少胃食管反流症状。睡眠时不可两上臂上举或枕于头下，这样可引起膈肌抬高，胃内压力随之增加，使胃液逆流而上。进餐后宜保持直立位，避免餐后立即卧床或剧烈运动。对于立位反流者，让患者穿宽松衣服，避免牵拉、上举或弯腰的动作。

3. 尽量减少增加腹内压的活动，避免饭后剧烈运动，控制咳嗽、气喘、防止便秘。积极减轻体重。

4. 忌酒戒烟

5. 药物护理 某些药物能降低食管下段括约肌压力导致反流或使其加重，如抗胆碱能药物、钙通道阻断剂、硝酸盐类药物、肌肉松弛剂等，胃食管反流病患者应尽量避免使用这些药物。

四、健康教育

1. 知识指导 讲解老年人胃食管反流病的原因、主要的临床表现及治疗要点、预防不适的措施。指出烟、酒、咖啡、巧克力、解热镇痛药对胃黏膜的危害。提醒出现烧心、反酸、反食等症状及时就医。

2. 日常生活指导 指导老人休息、活动等方面的注意事项，避免增加腹压的因素，如勿剧烈咳嗽、裤带不要束得过紧、勿用力排便、体重超标者要减肥等。

3. 指导老年人正确认识疾病 嘱老年患者既不要轻视疾病，又不能过于紧张，给予宣教，使其保持最佳的身心状态接受治疗。

4. 饮食指导 合理饮食、少食多餐，避免摄入过冷、过热、粗糙、油腻及刺激性食物，戒烟酒，不可暴饮暴食。

5. 用药指导 老年人用药应谨慎，如合并支气管哮喘则应尽量避免应用茶碱及多巴胺受体激动剂，合并心血管疾患者应适当避免服用硝酸甘油制剂及钙拮抗剂，以免加重反流。指导老年人掌握治疗 GERD 药物的种类、剂量、用法及用药过程中的注意事项，尤其要提醒老年人服药时须保持直立位，至少饮水 150ml，以防止药物直接刺激食管。

第四节 肠 梗 阻

肠梗阻（intestinal obstruction）是指肠内容物由于各种原因不能正常运行、顺利通过肠道，其病情多变，发展迅速，若不及时处理常危及患者生命，尤其是绞窄性肠梗阻，是常见的外科急腹症之一。老年人以机械性肠梗阻最常见。

一、护理评估

（一）健康史
询问老人既往有无腹部手术史及外伤史、各种急慢性肠道疾病史及个人卫生史等；发病前有无饮食不当、饱餐后剧烈活动等诱因；有无腹痛、腹胀、呕吐、停止排气排便等症状及初发时间、程度、是否进行性加重；呕吐物、排泄物的量及性状。

（二）身体状况
老年肠梗阻由于梗阻的原因、部位、病程快慢、病变程度以及伴随疾病的轻重在临床表现上有很大的差异。但肠内容物不能顺利通过肠道则是共有的，故老年肠梗阻同样具有腹痛、腹胀、呕吐、停止排气排便。尽管这些表现在很多老年患者不是全部或同时出现，或以一种或几种症状为主，但不能排除肠梗阻的存在。在机械性肠梗阻可见肠型和蠕动波。麻痹性肠梗阻时腹胀多均匀。

（三）心理、社会状况
评估患者的心理情况，有无接受手术治疗的心理准备；有无过度焦虑或恐惧；是否了解围手术期的相关知识。了解患者的家庭、社会支持情况，包括家属对肠梗阻相关知识的掌握程度，对患者经济和心理的支持情况等。

（四）实验室及辅助检查
1. X 线检查 一般在肠梗阻发生 4～6 小时，腹部 X 线检查可显示扩张的胀气肠襻及多个呈阶梯状排列的气液平面。但无上述表现者，亦不能排除肠梗阻的可能。

2. 实验室检查 肠梗阻患者出现脱水、血液浓缩时可出现血红蛋白、红细胞比容及尿比重升高。而绞窄性肠梗阻多有白细胞计数和中性粒细胞比例的升高。血清电解质、血尿素氮及肌酐检查出现异常。呕吐物和粪便检查见大量红细胞或潜血试验阳性时提示肠管有血运障碍。

（五）诊断及治疗要点

1. 诊断要点　患者有腹痛、腹胀、呕吐、肛门排气排便停止的表现，腹部 X 线检查见扩张的胀气肠襻、气液平面。直肠指检如触及肿块，可能为直肠肿瘤；如见指套带血，应考虑绞窄性肠梗阻的可能。

2. 治疗要点

（1）基础疗法　胃肠减压、纠正水、电解质紊乱和酸碱失衡、防止感染和中毒。

（2）解除梗阻　绞窄性肠梗阻、肿瘤等引起的肠梗阻及非手术治疗无效的患者，都是手术治疗的适应证；非手术治疗适用于单纯粘连性肠梗阻、麻痹或痉挛性肠梗阻。治疗方法除基础治疗外，主要有口服或胃管注入植物油或石蜡油，采用腹部按摩、热敷、肛管排气、中医中药治疗等。

二、常见的护理问题

1. 体液不足　与频繁呕吐、肠腔内大量积液有关。

2. 疼痛　与肠蠕动增强或肠壁缺血有关。

3. 体温升高　与肠腔内细菌繁殖有关。

4. 潜在并发症　吸入性肺炎、腹腔感染、肠瘘、肠粘连等。

三、护理措施

1. 禁食　禁食间必要时给予胃肠外营养。若经治疗梗阻解除，肠蠕动恢复正常，则可进流质饮食，以后逐渐过渡为半流质及普食。

2. 胃肠减压　胃肠减压期间应观察和记录引流液的性质、颜色和量，如引流液呈血性，应考虑有绞窄性肠梗阻的可能。

3. 缓解腹痛　如排除绞窄性肠梗阻或肠麻痹，可适当应用 654-2 等抗胆碱药物解除胃肠道平滑肌痉挛，患有青光眼、良性前列腺增生等的老年患者应慎用。心功能不全的老年患者则不选择阿托品，因其有引起心率加快、心肌耗氧增加等不良反应。不可随意应用吗啡类止痛药，以免掩盖病情及引起老年患者呼吸抑制。可适当顺时针按摩腹部，并遵医嘱配合应用针刺疗法，或胃管内注入液体石蜡（每次 20~30ml）等方法缓解不适。

4. 病情观察　观察患者意识和神志、血压、心率、尿量，皮肤黏膜有无干燥及其弹性情况，有无眼窝下陷等脱水表现。记录 24 小时出入量。按医嘱定时检测和观察患者有无血钾、血钠、血氯等电解质紊乱和酸碱异常。观察腹痛程度、部位、性质和腹部体征，注意老年患者意识和生命体征情况。如有以下绞窄性肠梗阻的征象，应立即报告医生并做好术前准备：①腹痛发作急骤，开始即表现为持续剧烈疼痛，或在阵发性加重期间仍有持续性疼痛，肠鸣音不亢进，呕吐出现早、剧烈而频繁。②病情发展迅速，早期出现休克，抗休克治疗后症状改善不明显。③有腹膜刺激征，体温升高，脉率增快，白细胞计数和中性粒细胞比例增高。④出现不对称腹胀，腹部有局部隆起或触及有压痛的肿块。⑤呕吐物、胃肠减压抽出液、肛门排出物为血性，或腹腔穿刺抽出血性液体。⑥经积极非手术治疗后症状体征无明显改善。⑦腹部 X 线检查所见符合绞窄性肠梗阻的特点。

四、健康教育

1. 少食刺激性强的辛辣食物，宜食营养丰富、高维生素、易消化吸收的食物；反复发生粘连性肠梗阻的患者少食粗纤维食物；避免暴饮暴食。

2. 老年便秘患者应注意每天大便情况，如 3 天没有大便，应服用缓泻剂或适当使用开塞露通便，保持大便通畅，避免粪石性肠梗阻。如有腹痛、腹胀、肛门排气排便停止等表现，及时就诊。

3. 养成良好的生活习惯，嘱患者注意饮食卫生，不吃不清洁的食物，避免腹部受凉或饭后剧烈活动。

第五节 胆 石 症

胆石症（cholelithiasis）是指胆道系统（包括胆囊与胆管）的任何部位发生结石的疾病，其临床表现取决于结石是否引起胆道感染、胆道梗阻以及梗阻的部位与程度。

一、护理评估

（一）健康史

询问老人既往有无细菌感染或寄生虫感染、胆道炎症的发生；有无胃大部或全胃切除术病史；有无长期禁食或完全胃肠外营养治疗的经历，有无进高蛋白、高脂肪膳食的饮食习惯；有无十二指肠乳头旁憩室。

（二）身体状况

老年人胆石症的临床表现取决于胆石的大小、性质、动态、存在部位和并发症。由于老年机体的特点和青壮年不同，故其临床表现也有所不同。

课堂互动

回顾一下外科护理学学习的胆石病有哪些临床表现？

1. **静止性结石** 在老年人中最常见，随着人的寿命延长，每年约有 2% 的患者将出现各种症状。约有一半患者最终会出现症状，一旦出现症状成为症状性结石后，58% ~72% 的患者便将继续发作，甚至还可出现各种严重合并症，与青壮年胆石症相比病情严重，预后明显较差。

2. **老年人胆石症临床表现特点** 由于老年人机体反应能力弱，胆石症症状出现较慢且不典型，因而往往不易做出正确诊断。甚至部分患者急性发作住院后也追问不出胆道疾病的病史。老年人胆石症的发热、腹部阳性体征、白细胞增多均较少见。需要进行急诊手术患者中都仅有轻微腹痛，呈急性起病的患者中 1/3 以上不发热，1/4 无腹部触痛，有明显腹膜受累者不足半数。

3. **老年人的胆总管结石** 老年人患胆总管结石者较多。胆总管结石的并发症多，尤其老年患者一旦发生并发症预后不良。胆总管结石突出的临床表现是黄疸。

（三）心理、社会状况

评估家人对患者的关心程度，有无过度的强调营养现象，经济能力等。

（四）实验室及辅助检查

1. 实验室检查　血常规检查可见白细胞计数及中性粒细胞比例明显升高；血清胆红素、转氨酶和碱性磷酸酶升高。尿液检查示尿胆红素升高，尿胆原降低甚至消失，粪便检查示粪中尿胆原减少。

2. 影像学检查　B超检查可显示胆管内结石影，近端胆管扩张。

（五）诊断及治疗要点

1. 诊断要点　有恶心、呕吐、厌食、腹胀、腹部不适、腹痛、寒战、高热和黄疸等表现，但要注意老年人的临床表现不典型，重点结合影像学检查可诊断。

2. 治疗要点

（1）静止性胆囊结石　不需处理，观察。

（2）症状性胆囊结石　胆囊摘除术为首选方法。腹腔镜胆囊切除术或开腹胆囊切除术。

（3）肝外胆管结石　目前以手术治疗为主。

（4）肝内胆管结石　以手术为主的综合治疗。

二、常见的护理问题

1. 疼痛　与结石突然嵌顿、感染有关。

2. 体温过高　与胆管结石梗阻导致急性胆管炎有关。

3. 营养失调　低于机体需要量　与长时间发热及摄入不足有关。

4. 潜在并发症　出血、胆瘘及感染等。

5. 知识缺乏　缺乏胆石症和腹腔镜手术的相关知识。

三、护理措施

1. 减轻或控制疼痛　卧床休息，指导其有节律地深呼吸；进食清淡饮食，忌油腻食物；病情严重者予以禁食、胃肠减压；对诊断明确的剧烈疼痛患者，可遵医嘱通过口服、注射等方式给予消炎利胆、解痉或止痛药，不可使用吗啡。

2. 降温　根据患者的体温情况，采取物理降温和（或）药物降温的方法尽快降低患者的体温。遵医嘱应用足量有效的抗菌药，以有效控制感染。

3. 加强营养　禁食患者，通过胃肠外途径补充足够的营养；对梗阻已解除、进食量不足者，鼓励患者进食高蛋白、高碳水化合物、高维生素和低脂饮食。

4. 皮肤护理　胆道结石患者常因胆道梗阻而致胆汁淤滞、胆盐沉积而引起皮肤瘙痒等。应告知患者相关知识，勿用手抓挠，防止抓破皮肤。保持皮肤清洁。瘙痒剧烈者，可遵医嘱应用外用药物。

四、健康教育

1. 饮食指导　进食清淡、易消化、低脂饮食，忌油腻食物；不可暴食、少食多餐，鼓励多饮水；养成定时进餐的习惯。

2. 自我检测　如果出现腹痛、发热、黄疸及时到医院就诊，因胆石病复发率高。

综|合|测|试

A1 型题

1. 患者，男，68 岁，因餐后胸痛、反酸、烧心而就诊，且近半年出现腹部饱胀感，食欲不振。此患者最主要的护理诊断为

　　A. 疼痛与反酸引起的烧灼及反流物刺激食管痉挛有关

　　B. 反酸、烧心与反流物刺激食管痉挛有关

　　C. 营养失调：低于机体需要量，与咽下疼痛和吞咽困难导致进食少有关

　　D. 焦虑：与反流物刺激食管痉挛有关

　　E. 潜在并发症：出血

2. 老年便秘患者的饮食护理措施中不合理的是

　　A. 足量饮水　　　　　B. 食用精制面粉和糖　　　C. 选用小米、薯类、玉米等杂粮

　　D. 食用富含油脂的食物　　E. 多食蔬菜、水果

3. 以腹部按摩缓解老年人慢性便秘时，按摩的顺序为

　　A. 右下腹→右上腹→左上腹→左下腹　　　B. 右上腹→右下腹→左下腹→左上腹

　　C. 左下腹→左上腹→右上腹→右下腹　　　D. 左上腹→右上腹→右下腹→左下腹

　　E. 以上都不对

4. 老年人最常见的肠梗阻类型是

　　A. 机械性肠梗阻　　　B. 动力性肠梗阻　　　C. 血运性肠梗阻

　　D. 绞窄性肠梗阻　　　E. 以上类型均有可能

5. 患有消化系统疾病的老人进行护理评估时，下列不属于心理－社会资料评估内容的是

　　A. 患者的文化程度　　　　　　　　　B. 患者对疾病知识的了解程度

　　C. 生活或工作负担及承担能力　　　　D. 家庭成员对患者的关心程度

　　E. 注意饮食卫生，不吃不清洁的食物

6. 口腔干燥最突出的主诉是

　　A. 口干　　　　　　　B. 干硬食物难以下咽　　　C. 吞咽困难

　　D. 口腔灼热感　　　　E. 敏感性降低

A3 型题

（7～10 题共用题干）

　　李大爷，1998 年退休。退休前是一家杂志社的编辑。除外出购物，不爱活动。白天大部分时间在家看书报或电视节目。喜欢吃肉，不爱吃蔬菜。最近一次体检是在一个月前。检查结果显示，除血脂偏高外，无其他异常。既往有心脏病病史。最近一段时间自觉排便困难，每周排便2～3次，大便干结，自己曾到药房购果导片服用，但自觉效果不佳，又口服石蜡油后，食欲略有下降，故前来就诊。

7. 李大爷出现了什么问题

　　A. 抑郁症　　　　　　B. 消化性溃疡　　　　C. 老年慢性便秘

　　D. 胆囊结石　　　　　E. 胃食管反流病

8. 下列用于治疗老年人慢性便秘的药物中，长期服用可引起水电解质紊乱的药物是

　　A. 石蜡油　　　　　　B. 果导片　　　　　　C. 便通胶囊

　　D. 硫酸镁　　　　　　E. 乳果糖

9. 给李大爷的护理措施不正确的有

    A. 摄入富含纤维素的食品　　B. 做一些力所能及的活动　　C. 李大爷排便时在旁守候

    D. 腹部按摩　　　　　　　　E. 肛提肌的锻炼

10. 给李大爷健康教育内容中不包括

    A. 选用有助润肠通便的食物

    B. 养成良好的排便习惯

    C. 心脏病发作时为保持大便通畅，必要时用力排便

    D. 保证排便环境的舒适

    E. 通便药物使用指导

（陈　芳）

第十一章　老年人血液系统常见疾病的护理

【学习目标】

掌握：老年人血液系统常见病的护理评估、护理措施、健康教育。

熟悉：老年人血液系统常见病的护理诊断和临床表现。

了解：老年人血液系统常见病的实验室检查、诊断要点和治疗要点。

血液系统包括骨髓、胸腺、淋巴结、脾脏等器官，以及通过血液运行散布在全身的血细胞。老年人由于生理上的变化，身体功能衰退，应变能力降低，修复能力下降，急、慢性损伤及后遗症也随之增多。因此，全面了解这些特点，提高对老年人血液病的认识具有实践意义。

第一节　贫　血

贫血是指单位容积的外周血中血红蛋白浓度、红细胞计数及血细胞比容低于同龄、同性别正常人的最低值。其中血红蛋白浓度降低作为贫血诊断及严重程度判断的依据更为可靠。红细胞生产减少、红细胞破坏过多、失血是贫血的三大类常见原因。我国老年人的血常规正常值和贫血诊断大致参照国内成年人的标准。

老年人贫血发生缓慢、隐匿，常被其他系统疾病掩盖，或本身就是其他系统疾病的表现之一，贫血老年人的神经精神症状如淡漠、无欲、反应迟钝等较明显，容易被误认为是老年精神健康问题，如心慌、胸闷、气短等常被误认为是心血管疾病的症状。因此，老年人贫血的诊断及护理尤为重要。

> **⇒ 课堂互动**
>
> 回顾内科护理学中的贫血如何分类。

一、护理评估

（一）健康史

应详细询问现病史和既往史、家族史、营养史等，从现病史了解贫血发生的时间、速度、程度、并发症、可能的诱因与其他疾病有无关联。了解既往史有时可以获得贫血的原发病线索，要注意有无出血倾向或隐性出血的迹象、有无腹泻等胃肠道及其他慢性病史，这对缺铁性贫血有辅助诊断价值。有无皮肤及巩膜感染、有无化学毒物、放射线或特殊接触史以及家族中有无类似病史。了解平时的营养状况及有无偏食习惯，对缺乏叶酸或维生素 B_{12} 等造血原料所致的贫血有辅助诊断价值。

（二）身体状况

1. 症状　皮肤黏膜苍白、疲乏无力、头晕、耳鸣、心悸气短，表情淡漠、精神忧郁或易于激动，注意力不集中，记忆力明显下降，甚至精神错乱、幻觉、幻想等，常被误诊为老年精神病。消化系统也可有明显的表现，如口腔炎、唇炎、慢性胃炎等，此外，也可以出现下肢溃疡、肢端麻木等症状。

2. **体征**　除皮肤黏膜苍白外常表现为皮肤干燥、皱缩、毛发干枯易脱落，指甲条纹隆起，严重者呈"反甲"、薄脆易裂。巩膜、皮肤黄染、舌乳头萎缩、严重时伴有脾大。

3. **并发症**

（1）严重的贫血可使心肌缺氧而发生心力衰竭。另一方面，心肌能量来源的激活需要借助于维生素 B_{12} 的作用，如果维生素 B_{12} 缺乏，则能影响 ATP 的激活，而加重心肌的损伤，促使心力衰竭的发生。因此对严重的巨幼细胞贫血患者，在治疗开始时，应注意有无心血管疾病，以便采取必要的措施，防止意外事故的发生。

（2）出血　血小板减少及其他凝血因子的缺乏，有时可发生脑出血或其他部位出血。

（3）痛风　严重的巨幼细胞贫血可见骨髓内无效造血引起的血细胞破坏亢进，致使血清内尿酸值异常升高，引起痛风发作，但极为罕见。

（4）精神异常　严重的巨幼细胞贫血不仅可发生外周神经炎，亦有发生精神异常者，如兴奋不安、忧郁寡言，甚至梦游症等。这可能与维生素 B_{12} 缺乏所致的脑神经组织异常有关。

（三）心理、社会状况

1. 评估患者日常生活、工作的影响，如贫血患者常因活动耐力下降、记忆力减退，而影响日常生活、工作和学习。

2. 患者对疾病性质、过程、预后及防治知识的了解。

3. 注意观察患者的性格特征、情绪反应及程度。患者易产生焦虑、抑郁、紧张、恐惧，这些不良的心理状态影响疾病的治疗和恢复。因此，评估患者的心理状态，有针对性地进行心理疏导和支持。

4. 评估社会系统，包括家庭成员组成、家庭经济情况、文化、教育背景。家庭成员对患者的关心程度，工作单位及社会提供的帮助和支持，有无医疗保障，患者出院后继续就医的条件等。

（四）实验室及辅助检查

1. **血液检查**

（1）血常规检查　准确的血红蛋白测定是贫血最简单而可靠的诊断方法。

（2）外周血液涂片检查　可直接观察红细胞的大小、形态和染色情况。既有助于细胞的形态学分类，又能发现异型红细胞及白细胞与血小板的变化。

（3）网织红细胞计数　有助于了解骨髓红细胞增生情况，溶血性贫血时增多，再生障碍性贫血时减少。

2. **骨髓检查**　骨髓穿刺涂片或活检是诊断贫血的重要手段。根据骨髓增生情况，可将贫血分为增生性贫血和增生不良性贫血。再生障碍性贫血属于增生不良性贫血，而缺铁性贫血、巨幼红细胞性贫血、溶血性贫血、珠蛋白合成障碍性贫血及失血性贫血均属增生性贫血。

3. 其他检查　根据需要选择血清铁及铁蛋白测定、血红蛋白电泳、酸溶血实验等。为明确贫血的原因还可以选择尿液检查、肾功能检查、粪便虫卵检查及潜血试验、胃肠道 X 线检查及内镜检查等。

（五）诊断及治疗要点

1. 诊断要点　贫血的诊断首先要确定贫血的类型及程度。

（1）应详细询问病史、药物接触史、慢性病史、失血史、营养状况等。

（2）注重体格检查，除全面的体格检查外，还要注意患者皮肤黏膜有无苍白、出血及黄染，有无疲乏无力、头晕、耳鸣、心悸气短、表情淡漠等临床表现。

（3）实验室检查，结合血红蛋白测定值，成年男性血红蛋白 $<120g/L$，红细胞 $<4.5 \times 10^{12}$，成年女性血红蛋白 $<110g/L$，红细胞 $<4.0 \times 10^{12}$ 可以诊断为贫血。

2. 治疗要点

（1）病因治疗　尽快纠正出血原因，才能彻底根治出血性贫血。某些药物所致的溶血性贫血，应立刻停止使用并避免再次使用。

（2）补充造血原料　营养性贫血除病因治疗外，还要针对性地补充造血原料，如铁剂、维生素 B_{12} 和叶酸。

（3）刺激红细胞生成的药物　已广泛应用于临床的有康力龙、安雄、达那唑等。

（4）免疫抑制药　肾上腺皮质激素、抗胸腺球蛋白等，常用于急性再生障碍性贫血。

（5）脾切除术　脾切除术可作为遗传性球形细胞增多症的首选治疗。

（6）输血治疗　老年或合并心功能不全的贫血患者应输入红细胞，纠正贫血以改善体内缺氧状态；急性大量失血者应及时输血或输入红细胞和血浆，以恢复血容量而纠正贫血。

二、常见的护理问题

1. 活动无耐力　与各种原因引起的全身组织缺血、缺氧有关。
2. 营养失调　低于机体需要量　与营养素摄入不足、吸收不良、丢失过多有关。
3. 口腔黏膜改变　与贫血引起口腔炎、舌炎有关。
4. 知识缺乏　缺乏有关营养方面的知识。
5. 焦虑　与所患疾病有关。
6. 潜在并发症　贫血性心脏病。

三、护理措施

1. 心理护理　密切观察患者情绪变化，做好心理疏导。

2. 加强病情的观察　注意观察患者贫血症状、体征、评估其活动的耐受力。

➡ **课堂互动**

如何对营养缺乏的老年人进行健康指导？

3. 饮食护理　指导老年人进食含铁丰富的食物，如肝、蛋黄、鱼、豆类。巨幼红细胞性贫血指导老年人进食富含叶酸和维生素 B_{12} 的食物，叶酸缺乏者多吃绿色蔬菜、水果、谷类等，维生素 B_{12} 缺乏者多吃动物肝、肾、禽、蛋类及海产品。

4. 用药护理　遵医嘱正确给药，口服铁剂易引起胃肠道反应，应饭后或餐中服用。口服液体铁剂应使用吸管，避免牙齿变黑。在服药期间出现异常，应及时通知医生。贫血老年人在补充维生素 B_{12} 后，注意观察有无低钾现象，做到及时补钾。

5. 并发症的预防　贫血老年人抵抗力低，易被感染，注意保暖。同时易患口腔炎、舌炎或唇干裂，指导老年人注意口腔卫生。

四、健康教育

1. 生活指导　轻度贫血者可进行正常活动，中度贫血者可参加部分轻体力劳动，重度贫血者以卧床休息为主。

2. 疾病相关知识指导　加强营养知识宣传教育，向老年人及家属讲解有关疾病的基本知识。

3. 饮食指导　切实遵循饮食原则和计划，安排好营养食谱，根据贫血类型补充铁剂、叶酸和维生素 B_{12}。

4. 用药指导　遵医嘱按时、按量服药，服药时避免同时食用影响铁剂吸收的物质，定期到门诊检查血象。

第二节　白血病

白血病是一类造血干细胞的恶性克隆性疾病，白血病细胞具有恶性增殖能力，但分化障碍而停滞在不同的发育阶段，聚集于骨髓并浸润其他组织和器官，而正常造血受到抑制，表现出不同程度的贫血、出血、感染以及肝、脾、淋巴结肿大等浸润现象。

> **➡ 课堂互动**
>
> 请大家回顾内科护理学中根据白血病自然病程和细胞成熟程度，将白血病进行分类。

白血病随着年龄的增长，发病率呈上升的趋势，老年白血病多以大于 60 岁为年龄界限，以急性髓细胞白血病多见。由于人口老龄化导致老年人白血病患者日渐增多。老年人是一个特殊的群体，其生理特点及白血病生物学、预后因素等方面均与年轻患者有着明显不同，因此，应引起医务工作者的重视。

一、护理评估

（一）健康史

仔细询问患者就诊的原因及主要症状，有无贫血、出血、感染；有无面色苍白、乏力、气短、咽痛、咳嗽、咳痰等；有无骨痛、关节痛；有无呕血、便血等，主要症状的持续时间。了解老年患者是否从事接触放射线物质或化学毒物的工作；家族中是否有类似的疾病患者。

（二）身体状况

1. 症状　老年白血病患者骨髓造血功能受抑，出现头昏、乏力、心悸、面色苍白等贫血症状；白血病细胞大量增生出现骨关节痛。慢性白血病多见于老年人，患者起病缓慢，早期无任何症状，往往因其他疾病或健康体检时发现脾大或血象异常而确诊。老年人不典型病例隐匿，主要是贫血，缺乏发热、出血表现，可外周血幼稚细胞出现率低，骨髓为低增生性，易误诊为再生障碍性贫血，主要表现为进行性消瘦、乏力及苍白。

2. 体征　可有不同程度的发热，高热提示继发感染，感染以口腔炎、牙龈炎、咽峡炎多见，严重者可发生败血症。在全身各部位出现瘀斑、瘀点和牙龈出血，眼底出血导致视力下降，有时出现致命性的颅内出血。肝、脾及淋巴结肿大，这是急性白血病常见的体征，多为肝、脾轻到中度肿大。

3. 并发症　肺部感染，白血病患者正常中性粒细胞减少，免疫功能低下，常常导致肺部感染；可出现化疗药物副作用，静脉周围组织炎症或组织坏死、骨髓抑制，恶心、呕吐等消化道反应，肝肾功能损害，尿酸性肾病。

（三）心理、社会状况

患者是否了解所患疾病，其心理承受能力如何。家庭成员对疾病的认识，对患者的态度，家庭经济状况，有无医疗保障等。

（四）实验室及辅助检查

1. 血象　多数患者白细胞数量增多，血小板计数减少。

2. 骨髓象　骨髓检查是诊断白血病及其类型的重要依据，急性白血病骨髓增生极度活跃或明显活跃，正常造血细胞受抑制。

3. 其他检查　细胞化学染色有助于白血病细胞类型的鉴别，细胞免疫学检查。

（五）诊断及治疗要点

1. 诊断要点　根据临床表现，典型的血象、骨髓象改变、脾大、染色体检查阳性等特点即可作出白血病的诊断。

2. 治疗要点

（1）支持及对症治疗　①适当休息：保持体力可防止外伤及出血等意外的发生，病情较轻或缓解期患者可适当休息；明显感染、出血倾向、严重贫血的卧床休息；有颅内出血倾向者绝对卧床休息。②纠正贫血、控制感染：保持病室空气新鲜，定期空气和地面消毒，做好清洁护理。③合理饮食，维持营养：保证营养素的正常供给，保持充足的饮水量。④纠正贫血，控制出血：贫血严重和出血者可输入新鲜全血、红细胞悬液、血小板悬液。⑤防止高尿酸血症：鼓励患者多喝水，必要时静脉补液，以碱化尿液。

（2）化学治疗　采取早期、联合、充分、间歇的化疗原则。①诱导缓解治疗：老年人采用强化疗后骨髓抑制期死亡率较高，因此主张减少化疗剂量。②缓解后治疗：其目的是争取患者长期无病生存或痊愈。

二、常见的护理问题

1. 活动无耐力　与白血病代谢增高、贫血及大量长期的化疗副反应有关。

2. 有损伤的危险　出血　与血小板减少、白血病细胞浸润有关。

3. 疼痛　与白血病细胞浸润骨骼、四肢肌肉、关节有关。

4. 自我形象紊乱　与化疗药物引起脱发有关。

5. 营养失调　低于机体需要量　与机体代谢亢进有关。

6. 潜在并发症　化疗药物的副作用。

三、护理措施

1. 心理护理　了解白血病患者不同时期的心理反应，如焦虑、恐惧、忧伤、悲观失望等，有针对性的护理。帮助患者认识不良的心理状态对健康的不利，指导患者及家属正确对待疾病。

2. 一般护理　患者在诱导缓解治疗期间为患者提供保护性隔离，积极控制感染，注意休息，长期卧床者注意更换体位，防止褥疮。

3. 饮食护理　鼓励患者进高蛋白、高热量、高维生素、易消化饮食。

4. 病情观察　注意监测患者生命体征，观察患者有无发热。每天检查口腔及咽喉部有无牙龈肿胀、咽红、吞咽疼痛等。注意患者的皮肤、黏膜有无破损、红肿，发现感染先兆，报告医生及时处理。由于老年人皮肤色素沉着，应仔细观察皮肤黏膜有无出血。

5. 用药护理　注射化疗药物注意保护血管，确认针头在血管内方可推药，推药速度要慢，避免药液外漏造成组织损伤坏死，一旦外溢，立刻用利多卡因局部封闭，减轻局部损伤。

四、健康教育

> **课堂互动**
>
> 如何做好老年白血病患者的心理护理？

1. 生活指导　向患者或家属说明目前白血病由于化疗的进展及造血干细胞移植的应用，不少患者得到缓解甚至治愈。要求患者配合治疗，保持情绪稳定，家属多给予精神及物质上的支持，帮助患者及家属树立信心。

2. 疾病相关知识指导　预防感染和出血，注意个人卫生，经常检查口腔、咽部有无感染。避免用牙签剔牙、挖鼻孔，避免创伤，并教会患者自测体温。

3. 活动及饮食指导　生活规律，保证充足的休息和营养，缓解期可进行散步、打太极等健身活动，以提高抗病能力；饮食应富含营养、清淡、少刺激。

4. 用药指导　遵医嘱按时服药，定期复查血象；注意化疗时血管的保护，知晓常用药物的作用、用法、常见的不良反应，能进行自我监测。

第三节　淋巴瘤

淋巴瘤是原发于淋巴结或结外淋巴组织的恶性肿瘤，来源于淋巴组织或组织细胞的恶变。根据病理组织分为霍奇金淋巴瘤和非霍奇金淋巴瘤。

一、护理评估

（一）健康史

仔细询问患者就诊的原因及主要症状，有无发热、盗汗、消瘦，淋巴结有无肿大、疼痛，肝、脾有无肿大；老年患者的年龄、身体健康状况、耐受能力等；有无病毒感染史、有无使用免疫抑制剂、家族中有无类似病史；患者受教育层次、文化背景及对本病知识了解、认识情况。

（二）身体状况

1. 症状　部分患者可以持续性或周期性发热，表现为发热、盗汗、消瘦，此外可有瘙痒、乏力等。

2. 体征　首发淋巴结常呈无痛性、进行性肿大；肝受累可引起肝大、肝区疼痛、黄疸，随病情变化可出现脾大。胃肠道和肾损害可出现腹痛、腹泻、肾肿大等。

3. 并发症

（1）胃肠道　食欲减退、腹痛、腹泻、腹胀、肠梗阻和出血等。

（2）肝胆　肝实质受侵可引起肝区疼痛。

（3）骨骼　临床表现有局部骨骼疼痛及继发性神经压迫症状。

（4）皮肤　非特异性损害常见的有皮肤瘙痒症。瘙痒症在霍奇金病较为多见（占85%）。

（5）扁桃体和口、鼻、咽部　淋巴瘤侵犯口、鼻、咽部者，临床有吞咽困难、鼻塞、鼻出血。

（6）其他　淋巴瘤尚可浸润胰腺，发生吸收不良综合征。

（三）心理、社会状况

淋巴瘤为恶性肿瘤，病程长，治疗效果差，反复放、化疗和疾病的折磨、经济上的拮据等，给患者带来沉重的打击，患者常出现恐惧、悲伤、失望等不良情绪反应。注意评估患者是否了解所患疾病，其心理承受能力如何，家庭成员对疾病的认识，对患者的态度，家庭经济状况，有无医疗保障等。

（四）实验室及辅助检查

1. 血象　变化较早，常有轻度或中度贫血，白细胞数量正常或增多，常有中性粒细胞增多。

2. 骨髓象　大多为非特异性改变，如能找到里-斯（Reed-Sternberg）细胞对诊断有意义。

3. 病理学检查　是确诊的主要方法。

4. 其他检查　血沉加快，碱性磷酸酶升高。

（五）诊断及治疗要点

1. 诊断要点　对慢性无痛性进行性淋巴结肿大，尤其伴发热时应考虑本病。淋巴结病理切片是最可靠的确诊手段。

2. 治疗要点　老年人治疗与成年人治疗相同，但要注意全身健康状况，有无合并症；治疗速度不宜过快，注意观察治疗反应及毒性反应。加强免疫治疗、支持治疗及合并症的治疗是老年患者治疗的要点。①放射治疗：采用高能放射装置，最好用^{60}Co或直线加速器。放射治疗适合Ⅰ、Ⅱ期病例，Ⅲ、Ⅳ期以化疗为主，必要时放疗。②化学治疗：多采用联合化疗，争取首次治疗获得缓解，有利于患者长期存活。③其他治疗：干扰素、造血干细胞移植均可用来治疗淋巴瘤。

二、常见的护理问题

1. 焦虑　与躯体症状及疾病对生命的威胁有关。
2. 营养失调　低于机体需要量　与持续高热或放化疗有关。
3. 有感染的危险　与机体免疫力下降有关。
4. 有皮肤完整性受损的危险　与放疗引起局部皮肤烧伤有关。
5. 潜在并发症　放、化疗不良反应、骨髓抑制。

三、护理措施

1. 一般护理　早期患者适当活动，有发热和明显浸润症状时卧床休息，减少消耗，并做好口腔清洁护理；保持皮肤清洁，尤其是保护放疗部位皮肤，避免一切刺激因素，如日晒、冷、热、各种消毒剂、肥皂、胶布等对皮肤的刺激。化疗期间做好保护性隔离，减少探视，尤其是少到人群聚集的地方。

> ➡ **课堂互动**
>
> 　如何做好老年淋巴瘤患者皮肤护理？

2. 对症护理　患者发热时按发热常规护理；呼吸困难者给予高流量氧气吸入，适量镇静剂；发生病理性骨折根据骨折部位作相应处理。
3. 饮食护理　给予高热量、高蛋白、丰富维生素、易消化食物，多饮水。以增强机体对化疗、放疗承受力，促进毒素排泄。
4. 加强病情观察　定期检查血象，注意白细胞的变化；观察全身症状如贫血、乏力、消瘦、盗汗、发热、皮肤瘙痒、肝、脾大等；观察淋巴结肿大累及范围、大小；严密观察有无深部淋巴结肿大引起的压迫症状，如纵隔淋巴结肿大引起咳嗽、呼吸困难、上腔静脉压迫症，腹膜后淋巴结肿大可压迫输尿管引起肾盂积水；观察有无骨骼浸润，警惕病理性骨折、脊髓压迫症发生。
5. 心理护理　关心体贴患者，耐心与患者交谈，通过交谈确认患者对疾病知识的了解程度和对疾病、未来生活的顾虑，并给予清楚、充分的解释和说明。

四、健康教育

1. 生活指导　注意保证充足的休息、睡眠，加强营养，心情舒畅，以提高免疫力。
2. 疾病相关知识指导　向患者及家属讲述有关疾病的知识和治疗原则，放疗、化疗的不良反应，鼓励患者积极治疗，并与医护人员积极配合。
3. 饮食指导　加强营养，保持愉快的心情，以提高免疫力。
4. 用药指导　遵医嘱坚持用药，不能擅自停药、换药、增减药物剂量，定期复查，如有身体不适或发现肿块及时就医。

第四节　多发性骨髓瘤

多发性骨髓瘤是单克隆浆细胞异常增生的疾病，以分泌大量单克隆免疫球蛋白为主要特征。老年性多发性骨髓瘤由于瘤细胞倍增时间长，患者可较长期无症状、有时甚至可达数年。我国多发性骨髓瘤的发病年龄大多在 50～60 岁之间，40 岁以下者较少见，男女之比为 3:2。

一、护理评估

（一）健康史

仔细询问患者就诊的原因及主要症状，有无骨痛、头晕、疲乏无力、心悸、气促等；有无发热、咳嗽、咳痰等；皮肤有无出现瘀斑，舌、口腔黏膜血泡等；淋巴结有无肿大、疼痛，肝脾有无肿大；老年患者的年龄、身体健康状况、耐受能力等；家族中有无类似病史，患者受教育层次、文化背景及对本病知识了解及认识情况。

（二）身体状况

1. 症状　本病常见于中老年人，骨骼疼痛为首发症状，出现头晕、疲乏无力、心悸、气促等，不少患者起病时已出现并逐渐加重，晚期更严重；肺部和尿路感染，表现为咳嗽、咳痰甚至呼吸困难或尿频、尿急、尿痛伴发热；鼻出血或血尿等出血表现。

2. 体征　病变部位骨骼叩击痛、压迫疼痛加重；贫血时口唇、结膜和面色苍白；有出血倾向时，皮肤出现瘀斑，或舌、口腔黏膜血泡等；肝、脾轻度、中度肿大，颈部淋巴结肿大，肾脏损害；部分患者在早期或后期可出现肢体瘫痪、嗜睡、昏迷、复视、失明、视力减退。

3. 并发症

（1）骨折　病理性骨折，常见于颅骨、盆骨、肋骨、脊柱骨等。

（2）高钙血症　骨髓瘤合并高钙血症在欧美患者中的发生率可达30%～60%，临床可表现为食欲不振、恶心、呕吐、多尿、昏迷。

（3）肾脏损害　是多发性骨髓瘤常见和重要的并发症，也是患者死亡的主要原因之一，急、慢性肾衰竭是多发性骨髓瘤的重要并发症之一，也是诊断上的重要线索，它可发生在多发性骨髓瘤的任何阶段。

（4）血液系统并发症　贫血、出血、血栓。

（5）感染　在病程中可反复出现感染、发热，如皮肤感染、肺部感染等。

（三）心理、社会状况

多发性骨髓瘤是浆细胞的恶性肿瘤，病程长，治疗效果差，反复放、化疗和疾病的折磨、经济上的拮据等，给患者带来沉重的打击，患者常出现恐惧、悲伤、失望等不良情绪反应。注意评估患者是否了解所患疾病，其心理承受能力如何，家庭成员对疾病的认识，对患者的态度，家庭经济状况，有无医疗保障等。

（四）实验室及辅助检查

1. 血象　贫血为首发征象，多属正常细胞性贫血，血片中红细胞排列成缗钱状，可伴有少数幼红、幼粒细胞；血沉显著增快；晚期骨髓瘤细胞在血中大量出现，形成浆细胞白血病。

2. 骨髓　异常浆细胞大于10%，并伴有质的改变，细胞大小形态不一，骨压痛处穿刺可提高阳性率。

3. 血液生化检查　球蛋白升高，大多在30～80g/L或更高，正常球蛋白减少；血清钙正常或增高，血清磷酸盐正常；肾衰竭时，血尿素氮及肌酐增高。

4. 骨病变X线检查　广泛的骨质疏松、局灶性的溶骨性损害、病理性骨折。

（五）诊断及治疗要点

1. 诊断要点　单克隆免疫球蛋白（M 蛋白）；溶骨性损害；骨髓瘤细胞，骨髓涂片上至少超过 15%～30%，形态不正常。3 项中至少有 2 项阳性，结合临床可作出诊断。

2. 治疗要点

（1）全身化疗　治疗期间严密观察其毒性反应，特别是骨髓抑制。

（2）支持治疗　积极对症支持治疗。

二、常见的护理问题

1. 疼痛　与浆细胞对骨骼和骨髓的浸润有关。

2. 躯体移动障碍　与骨质疏松、骨质破坏引起骨折、化疗后虚弱有关。

3. 有感染的危险　与营养不良、获得性免疫异常有关。

4. 潜在并发症　出血　与肿瘤细胞恶性增殖抑制了红细胞系和巨核细胞系增生的作用继发血小板减少有关。

三、护理措施

1. 一般护理　评估患者日常活动的能力和水平，鼓励患者表达自己的感受，在卧床期间协助患者洗漱、进食、大小便及个人卫生等；每日紫外线空气消毒，保持室内空气新鲜。

2. 对症护理　评估患者疼痛的部位，并正确引导患者对疼痛的性质定级，有利于制订患者的护理计划。选用非药物性措施，使疼痛缓解，如减少噪音和活动，室内光线柔和；可采用舒适的体位；充足的休息和睡眠。通过看电视、听广播等转移患者对疼痛的注意力。遵医嘱给予止痛剂，并告诉患者用药的剂量、方法和途径，以利于患者更好地配合治疗。

3. 病情观察　密切监测患者的生命体征、观察并记录患者的血小板变化及有无出血的症状和体征，并同时教会患者如何观察，如皮肤有无瘀点瘀斑、牙龈有无渗血、大小便颜色、有无头痛、视力模糊等。及时发现病情变化，及时处理。注意口腔、鼻腔、会阴、肛周及皮肤的卫生，要养成勤洗手、勤漱口和勤换内衣的习惯，以减少发生感染的机会。

4. 饮食护理　增强机体抵抗力，加强饮食营养，多食用高蛋白、高维生素、易消化饮食。

5. 心理护理　关心体贴患者，耐心与患者交谈，通过交谈确认患者对疾病知识了解程度和对疾病、未来生活的顾虑，并给予清楚、充分的解释和说明。

四、健康教育

1. 生活指导　指导患者避免各种可引起出血的活动，告诉患者使用软毛牙刷刷牙，不要用牙签，不要用力擤鼻涕，大便时不要用力过度，不要穿紧身衣裤；教会患者每日自我观察口腔、鼻腔、皮肤有无破溃、肿胀等，发现异常及时报告医生。

2. 疾病相关知识指导　告诉患者和家属尽量减少探视的次数，并避免与有感染的患者接触，防止交叉感染；鼓励并帮助患者在可以活动的限度内进行活动，以防止骨骼进一步脱钙。增进患者自我照顾的能力和信心，并在活动时给予正面鼓励，但注意适当休息。

3. 饮食指导　加强饮食营养，多食用高蛋白、高维生素、易消化饮食。

4. 用药指导　告诉患者及家属化疗者的毒性反应，正确认识药物治疗的作用及药物的用法等。

A1 型题

1. 缺铁性贫血的主要原因是
   A. 铁吸收不足　　　　　　　　B. 铁吸收障碍　　　　　　　C. 慢性失血
   D. 骨髓造血功能受损　　　　　E. 铁需要量增加

2. 老年急性白血病早期最常见的临床表现是
   A. 出血　　　　　　　　　　　B. 中枢神经系统白血病　　　C. 进行性贫血
   D. 发热　　　　　　　　　　　E. 肝、脾、淋巴结肿大

3. 某急性再生障碍性贫血患者，突然出现头痛、呕吐、双侧瞳孔大小不等，对光反射消失，首先考虑
   A. 颅内感染　　　　　　　　　B. 颅内出血　　　　　　　　C. 脑膜炎
   D. 脑血栓　　　　　　　　　　E. 败血症

4. 再生障碍性贫血与急性白血病的主要区别是
   A. 全血细胞减少　　　　　　　B. 网织红细胞减少　　　　　C. 有无肝、脾淋巴结肿大
   D. 骨髓象特点　　　　　　　　E. 血常规检查

5. 老年急性白血病最常见的临床表现是
   A. 出血　　　　　　　　　　　B. 白血病细胞浸润　　　　　C. 进行性贫血
   D. 胸痛　　　　　　　　　　　E. 牙龈肿胀

6. 淋巴瘤首发临床表现是
   A. 发热　　　　　　B. 贫血　　　　　　　C. 无痛性、进行性颈部及锁骨上淋巴结肿大
   D. 消瘦　　　　　　E. 乏力

7. 血液病患者最应最警惕的情况是
   A. 皮肤黏膜血肿　　　　　　　B. 呼吸道出血　　　　　　　C. 消化道出血
   D. 泌尿生殖道出血　　　　　　E. 颅内出血

A3 型题

（8～10 题共用题干）

　　患者，女性，81 岁，退休干部，白血病住院治疗，住院前 3 天与护士关系融洽，第 4 天，年轻护士张某在为其进行静脉输液时，静脉穿刺 3 次失败，更换李护士方才成功，患者非常不满，其女儿向护士长进行抱怨。从此，患者拒绝张护士为其护理。

8. 针对此患者的特点，最佳的护患关系模式为
   A. 指导型　　　　　　　　　　B. 被动型　　　　　　　　　C. 共同参与型
   D. 指导 - 合作型　　　　　　　E. 主动 - 被动型

9. 护患关系发生冲突的主要原因是
   A. 角色压力　　　　　　　　　B. 责任不明　　　　　　　　C. 角色模糊
   D. 信任危机　　　　　　　　　E. 理解差异

10. 护患关系冲突的主要责任人是
    A. 患者　　　　　　　　　　　B. 张护士　　　　　　　　　C. 李护士
    D. 护士长　　　　　　　　　　E. 患者女儿

（张绍敏）

第十二章 老年人常见内分泌、代谢性疾病的护理

【学习目标】

<u>掌握</u>：老年糖尿病、痛风、骨质疏松症的护理评估、护理措施及健康教育。

<u>熟悉</u>：骨质疏松症的概念和诊断标准；老年糖尿病、痛风、骨质疏松症的临床表现、护理诊断。

<u>了解</u>：老年人糖尿病、痛风、骨质疏松症的病因和检查治疗要点。

随着年龄的增长，老年人内分泌腺的结构与功能发生退行性变化，主要体现在腺体萎缩、结缔组织增生及纤维化。某些重要器官功能的增龄性减退，致使糖、蛋白质、脂肪的消化与吸收、合成、分解、排泄异常，导致多种代谢性疾病。

第一节 糖 尿 病

老年糖尿病（diabetes mellitus, DM）是指年龄在 60 岁以上的老年人，由于体内胰岛素分泌不足或胰岛素作用障碍，引起内分泌失调，从而导致物质代谢紊乱，出现高血糖、高血脂、蛋白质和水电解质紊乱等内分泌代谢性疾病。老年人糖尿病大多为 2型糖尿病，包括 60 岁后发生的糖尿病和 60 岁前发生的糖尿病延续到 60 岁以后者。

2 型糖尿病的发生与发展有着很强的遗传基础，此外与自身免疫、环境因素、高热量饮食、活动量减少、肥胖、老化以及多种药物（糖皮质激素、烟酸、噻嗪类利尿剂、阿司匹林等）的应用有关。老年人普遍存在胰岛素抵抗（insulin resistance, IR），有学者认为 IR 可能是肥胖型老年人糖尿病的主要致病因素。胰岛 B 细胞功能衰竭也是老年糖尿病发病机制的特点之一，在老年糖尿病的发生与发展过程中起驱动作用。

一、护理评估

（一）健康史

了解患者有无糖尿病、高血压、高血脂、心脑血管病史，是否有家族史，本次发病时间、治疗护理经过及转归。日常休息、活动情况及饮食习惯、食量、饮水量，有无尿量和体重的明显变化。了解患者既往用药史，以及药物名称、剂量、用法及效果。

（二）身体状况

老年糖尿病具有以下几方面的特点：

1. 病情隐匿，"三多一少"症状不典型 老年糖尿病症状不典型，仅有 1/4 ~ 1/3

的患者有典型的"三多一少"症状，很多是在体检或其他疾病就诊时发现。部分患者是以疲乏无力、轻度口渴、尿频、多汗、皮肤瘙痒和阳痿等非特异性表现为主，老年人肾糖阈普遍升高，口渴中枢的敏感性下降，以至在高血糖状态下也仅有20%～40%的患者会出现多尿、烦渴和多饮等表现（非老年患者可高达85%以上），且症状轻微或不典型，易误诊。还有特殊表现如肩关节疼痛、糖尿病心肌病、精神心理改变、足部皮肤大疱、肾乳头坏死等。临床上若出现两项以上的非特异性表现，即应考虑糖尿病的可能。

2. 并发症多　老年糖尿病患者常因并发症就诊，常见的并发症有感染、高渗性昏迷、酮症酸中毒、糖尿病足及糖尿病性心、肾、视网膜、神经病变等，这些并发症已成为老年糖尿病患者致残和致死的主要原因。

老年糖尿病合并并发症较为突出的临床特点有：合并脑血管病时脑梗死多，脑出血少；中小梗死多，多发病灶多；椎基底动脉梗死多，直接引起死亡少；癫痫发作多。合并感染时病情重而症状轻，老年糖尿病患者合并肺部感染时可无明显呼吸道症状，体温不高，白细胞无增多，仅表现为神情冷漠、食欲不振等；合并尿路感染时约有1/3患者无膀胱刺激征；当老年糖尿病患者并发急性感染时，糖尿病本身常被激发，血糖骤然升高。

3. 多种老年病并存　老年糖尿病易并存各种慢性非感染性疾病，如心脑血管病、缺血性肾病、白内障等。

4. 易发生低血糖　在糖尿病早期（与胰岛素分泌和血糖高峰不同步有关）、口服降糖药或注射胰岛素过量、用药后未能及时进餐或摄入量不足的情况下发生低血糖。

（三）心理、社会状况

老年糖尿病患者的注意力、对新知识的回忆能力和想象力均较同年龄非糖尿病患者差。糖尿病病程长，需终身用药，后期并发症多，很多患者缺乏信心，治疗依从性差，而且易产生焦虑、悲观等不良情绪。应仔细评估患者心理状态，患者及家属对糖尿病相关知识的了解程度，家属的关心支持度，以及社区医疗服务支持情况等。

（四）实验室及辅助检查

1. 糖尿病期　空腹血浆葡萄糖（FPG）≥7.0mmol/L（126mg/dl），口服葡萄糖耐量试验（OGTT）中2小时血浆葡萄糖（2HPG）≥11.1mmol/L（200mg/dl），在无急性代谢紊乱引起的高血糖状态下，需在另一天重复检测上述指标之一，如仍超出上述范围即可确诊。

2. 糖尿病前期状态　糖尿病前期状态包括，糖耐量减低（IGT）即空腹血糖<7.0mmol/L，OGTT 2小时血糖7.8～11.1mmol/L；空腹血糖异常（IFG）即空腹血糖6.1～7.0mmol/L，OGTT 2小时血糖<7.8mmol/L。

（五）诊断及治疗要点

1. 诊断要点　根据症状体征，结合空腹血浆葡萄糖（FPG）≥7.0mmol/L（126mg/dl），口服葡萄糖耐量试验（OGTT）等可初步诊断。

2. 治疗要点　糖尿病以饮食治疗为主，配合运动疗法和药物治疗。

二、常见的护理问题

1. 营养失调　高于或低于机体需要量　与糖、蛋白质、脂类代谢异常有关。

2. 有感染的危险　与高血糖、微循环障碍、机体防御功能减弱有关。

3. 有受伤的危险　与低血糖反应、末梢感觉功能障碍有关。

4. 潜在并发症　酮症酸中毒、糖尿病足等。

5. 知识缺乏　缺乏糖尿病的预防和自我护理知识。

6. 排尿异常　与渗透性利尿有关。

三、护理措施

护理目标是控制血糖，防止及延缓各种并发症的发生，提高老年人的生活质量。具体措施如下：

1. 合理饮食　向患者强调饮食治疗的目的和具体要求。忌食葡萄糖、蔗糖、蜂糖及其制品（各种糖果、甜糕点、冰淇淋、含糖软饮料等）。提倡食用绿叶蔬菜、豆类、根茎类、粗粮、含糖成分低的水果等。限制饮酒。

（1）定期测量体重　体重在理想体重±10%内。

（2）制订总热能　根据理想体重和工作性质，参照原来的生活习惯等因素，计算每日所需总热能。

（3）糖类、蛋白质和脂肪比例　糖类占饮食总热能的50%～60%，提倡进食粗制米、面和一定量杂粮。蛋白质占总热能的15%～20%，蛋白质来源应至少有1/3来自动物蛋白质，以保证必需氨基酸的供给。脂肪占总热能的20%～25%。

（4）合理分配　每日热能分配，结合饮食习惯，可按每日3餐分为1/5、2/5、2/5或1/3、1/3、1/3，少量多餐，防止血糖浓度波动过大。

2. 运动锻炼　运动前评估老年患者的年龄、体力、病情及有无并发症等情况，选取合适的运动方式和运动量，并指导患者进行长期有规律的体育锻炼。运动方式主要有步行、慢跑和跳绳、骑自行车、做广播体操、打太极拳等全身运动及采用训练器训练肌力。运动时间以进餐后1小时为宜，但可灵活掌握，运动时随身携带糖块、饼干等。由于老人易合并心、脑血管病变，因此不宜做剧烈运动，餐后散步20～30分钟是改善餐后血糖的有效方法。

3. 用药护理　了解各种降糖药的作用、剂量、用法、不良反应和注意事项，指导患者正确使用。嘱患者按时按量服药，不可随意增减。磺脲类药物主要副作用是低血糖反应；水杨酸类、磺胺类、保泰松、利血平等，可增强磺脲类降糖药的作用；双胍类药物不良反应有腹部不适、口中金属味、恶心、腹泻等，宜餐中服药；α葡萄糖苷酶抑制剂应与第一口饭同时服用，服用后常有腹部胀气等症状；瑞格列奈应餐前服用，不进餐不服药；噻唑烷二酮主要不良反应为水肿，有心力衰竭倾向和肝病者应注意观察；加用胰岛素者应根据血糖结果从小剂量开始。由于老年患者对低血糖的耐受性较差，血糖控制不可过严，基本达标要求是空腹血糖＜7.8mmol/L，2小时血糖＜11.1mmol/L。用药的同时，还要注意观察患者血糖、尿糖、尿量和体重的变化，评价药物疗效和药物剂量。

4. 足部护理

（1）保持清洁　用温水（不超过38℃）泡脚，每天1～2次。特别要注意保持足趾间皮肤的清洁和干燥。洗足后用柔软的毛巾轻轻擦干足部皮肤，然后用护肤品或植物油轻轻涂搽按摩足部。

（2）防止损伤 外出活动避免赤脚步行，防止异物损伤足部皮肤。剪趾甲注意勿将趾甲剪得过短，不要用锐器抠老茧和鸡眼。足底慎用热水袋，以防烫伤。

课堂互动

胰岛素使用注意事项有哪些？

（3）合适鞋袜 袜子要选择纯棉或纯毛织品，袜口不能过紧，以免影响血液循环。鞋子要挑选头部宽大、合脚、透气性好、感觉舒适的布鞋，避免鞋面与鞋底质地过硬。

5. 心理护理 老年糖尿病患者常存在焦虑心理，护理人员关心、鼓励患者说出自己的感受，耐心解答疑问，让患者以良好的心理状态配合治疗。

四、健康教育

1. 生活指导 指导患者建立健康的生活方式。生活规律，合理膳食，适量运动，戒烟限酒，控制体重，注意个人卫生。正确应对生活中的各种压力。

2. 疾病知识指导

（1）饮食与运动疗法的重要性、具体方法及注意事项的指导。

（2）指导患者及家属熟悉糖尿病常见并发症的主要临床表现和处理措施。

（3）用药与监测 需向患者详细讲解口服降糖药及胰岛素的名称、剂量、给药时间和方法，教会其观察疗效和不良反应，强调用药注意事项；正确使用胰岛素笔，掌握注射方法；不可自行改变药量或停药。学会自我监测血糖并准确记录，以便就诊时参考。向有便携式血糖测定仪者说明并演示血糖仪的使用方法，同时应指导老年患者了解尿糖和血糖测定结果的意义及评价。

（4）指导患者掌握糖尿病足的预防和护理知识，经常观察足部皮肤，防止外伤。

3. 加强自我保护 外出随身携带识别卡，备好药品及食物，以防意外。

4. 心理调适 说明情绪、精神压力对疾病的影响，并指导患者正确处理疾病所致的生活压力。强调糖尿病的可防可治性，解除患者及家属的思想负担，树立信心。

5. 指导患者定期复诊 每 1~2 个月复查血脂、血糖和体重一次，每 3~6 个月门诊定期复查，每年全面体检一次，以便及早防治慢性并发症。

第二节 痛 风

痛风（gout）是嘌呤代谢紊乱和尿酸排泄障碍引起，临床上以高尿酸血症、急性关节炎反复发作、痛风石的形成为特征的一种代谢性疾病。痛风分原发性和继发性两种，老年人以原发性为主，其发病率随着年龄的增长而升高，男性为多，是老年人的常见病与多发病。

痛风与遗传、老化引起的肾小球滤过及肾小管排泄功能减退有关，也可因高蛋白、高嘌呤饮食、长期饮酒、肥胖、高血压、糖尿病、慢性肾脏疾病、药物（利尿剂、阿司匹林、左旋多巴、烟酸、某些泻药）等原因引起。

一、护理评估

(一) 健康史

询问有无高血脂、高血压、动脉硬化和冠心病、糖尿病、关节炎病史；有无痛风家族史，饮食习惯、食物性质，既往所用药物的名称、剂量，有无受寒、劳累、饮酒等诱因，此次发病时间、治疗、用药及疗效等。

(二) 身体状况

1. 无症状高尿酸血症　从血尿酸增高到症状出现时间约数年至数十年之久，甚至有人终身无症状。

2. 急性痛风性关节炎　突发局部关节的剧烈疼痛，伴红、肿、热和功能障碍，是痛风的首发症状，以拇指及第一趾关节受累最常见，其次为踝、膝、腕、指和肘关节。

3. 痛风缓解期　无症状，有些患者急性期症状轻微未被发现，出现关节畸形后才被发现。

4. 慢性痛风石性痛风　此期的特点有痛风石形成，出现关节畸形和活动受限，外耳轮及跖趾、指间和掌指关节等处皮下结缔组织处形成黄白色赘生物。晚期出现肾功能不全。

(三) 心理、社会状况

本病病程长、易复发，患者压力较大。评估患者的心理状态，对治疗的依从性，家属对疾病知识的知晓以及关心支持度等。

(四) 实验室及辅助检查

实验室检查血尿酸 $>7mg/dl$，关节腔穿刺可见针形尿酸盐结晶，痛风石活检，影像学检查有助于判断关节情况。

(五) 诊断及治疗要点

1. 诊断要点　根据患者出现的症状，结合体征和实验室及辅助检查，血尿酸测定水平的升高可支持诊断。

2. 治疗要点　目前尚无根治方法。急性发作期消除关节疼痛和炎症。发作间歇期和慢性期，主要是控制高尿酸血症。

二、常见的护理问题

1. 疼痛　关节痛　与尿酸结晶沉积引起关节炎有关。
2. 知识缺乏　缺乏与痛风有关的饮食知识。
3. 躯体活动障碍　与关节受累、关节畸形有关。
4. 潜在并发症　肾衰竭。
5. 有皮肤完整性受损的危险　与痛风石形成和破溃有关。

三、护理措施

护理目标是患者疼痛次数减少、程度减轻。具体措施如下：

1. 饮食护理　给予低脂、低热量、少刺激、富含维生素与纤维素的饮食。限制高碳水化合物食物及饮料，忌酒，尤其是啤酒（含嘌呤极高）；避免进食富含嘌呤的食物，如动物内脏及肉类、鱼、虾、贝、蟹、蘑菇、豆类及其制品；多吃新鲜蔬菜、水果及牛奶、鸡蛋和马铃薯等碱性食物；多饮水，保持每日尿量在 2000ml 以上。

2. 休息与活动　间歇期及慢性期应适当规律运动以控制体重；急性期应绝对卧床休息，抬高患肢。

3. 病情观察　观察疼痛的部位与关节活动度，尿液的颜色及性状，血压、血尿酸和肝、肾功能等。

4. 皮肤护理　保持皮肤清洁干燥，勿用力挤压痛风结节。若结节已破溃要注意伤口的清洁，及时换药。

5. 用药护理　遵医嘱正确用药，并注意观察药物疗效及不良反应。治疗痛风的药物大都有胃肠刺激和肝、肾损害，有些药物如秋水仙碱和别嘌呤醇还有骨髓抑制、脱发、皮疹等不良反应。应餐后服药，多饮水，口服碳酸氢钠及以碱化尿液，定期检测血尿常规和肝、肾功能。

四、健康教育

1. 避免诱发因素　老年人应该注意保暖，防止感染和过饱饮食，以免诱发痛风。避免食用兴奋神经系统的食物及饮料，如咖啡、酒、浓茶、辣椒、咖啡等；避免长期使用影响尿酸排泄的药物。

2. 饮食指导　解释饮食治疗的作用，提供书面的饮食指导手册并详细指导，列出富含嘌呤以及不含嘌呤的食物，便于老人及家属挑选，鼓励患者多饮水。

3. 服药指导　痛风老人应该遵医嘱及早用药治疗，以控制急性发作；为预防复发应按医嘱坚持小剂量服用秋水仙碱和别嘌呤醇，不能随意停药。

4. 定期监测病情　定期复查血尿酸与肾功能，有异常及时就诊。定期进行尿液的 pH 测定。可每周测 1~2 天，每天测 3 次。pH 值 <6.0 时，应按医嘱服用碱性药物以碱化尿液，使尿液的 pH 值保持在 6.5~7.0 左右，减少痛风石的形成。

第三节　骨质疏松症

骨质疏松症（osteoporosis，OP）是以骨量减少、骨的微观结构退行性变为特征，导致骨脆性增加，容易发生骨折的一种全身性代谢性疾病。本病有原发性与继发性之分，老年人以原发性为主。患 OP 的老人极易发生股骨颈骨折和脊椎骨折，其发病率随着年龄的增长而升高，且有明显的性别差异，女性多于男性。

骨质疏松症的发生与遗传、老化导致的激素水平下降，饮食中钙的摄入不足，维生素 C 缺乏，长期低蛋白或高蛋白、高盐饮食，酗酒、咖啡或咖啡因摄入过多，吸烟、体重过低，长期卧床及活动过少，长期服用某些药物等有关。

一、护理评估

（一）健康史

询问老人有无酗酒、吸烟、偏食等不良习惯；是否长期卧床、活动过少及光照较少；既往病史，是否服用糖皮质激素、抗癫痫药、甲状腺素、含铝抗酸剂等易导致骨质疏松症的药物；有无家族遗传史和骨折史。

（二）身体状况

1. **症状** 骨痛和肌无力是 OP 出现较早的症状，以腰背酸痛最为常见，其次是膝关节、肩背部等。疼痛为弥漫性，无固定部位，劳累或活动后加重，负重能力下降或不能负重。

2. **体征** 身长缩短与驼背是骨质疏松症最重要的体征。骨质疏松严重时，可因椎体骨密度减少导致脊椎椎体压缩变形、缩短，严重者伴驼背。

3. **并发症** 骨折是导致老年骨质疏松症患者活动受限、寿命缩短最常见和最严重的并发症。常因持物、突然转身和跌倒而诱发，其中跌倒是最主要的诱因。老年前期以桡骨远端最为多见，老年期以腰椎和股骨上端多见。

（三）心理、社会状况

老人可能因为外形改变而不愿社交，也会因身体活动不便或担心骨折而减少活动。

（四）实验室及辅助检查

1. **生化检查**

（1）骨钙素（BGP） 是骨更新的敏感指标，可有轻度升高。

（2）尿羟赖氨酸糖苷（HOLG） 是骨吸收的敏感指标，可升高。

（3）血清镁、尿镁 均有所下降。

2. **X 线检查** 当骨量丢失超过 30% 时，才能在 X 线片上显示出骨质疏松。

3. **骨密度测定** 骨密度低于同性别峰值骨量的 2.5 个标准差可诊断为骨质疏松症。

（五）诊断及治疗要点

1. **诊断要点** WHO 对骨质疏松症的诊断标准：骨密度（BMD）与正常青年人的平均值比较，相差达到 1.1～2.4 标准差（SD）为骨量减少；≥2.5SD 为骨质疏松症；≥2.5SD 且伴有 1 个或 1 个以上部位的骨折，为严重骨质疏松症。诊断原发性骨质疏松症需排除继发性骨质疏松症。

2. **治疗要点** 老年骨质疏松症的治疗以饮食疗法、康复锻炼配合药物治疗以及性激素补充治疗为主。钙剂与维生素是防治骨质疏松症最基本的药物，其次是二磷酸盐制剂、降钙素、雌激素及其受体调节剂等。中药骨疏康、丹参酮等也有一定的治疗作用。

二、常见的护理问题

1. **疼痛** 与肌肉痉挛、骨吸收增加有关。

2. **有受伤的危险** 与骨量减少、骨的微观结构改变有关。

3. **知识缺乏** 缺乏骨质疏松症的预防和自我护理知识。

4. **焦虑** 担心疾病的预后。

5. **营养失调 低于机体需要量** 与饮食中钙、蛋白质、维生素 D 的摄入不足有关。

6. **潜在并发症** 骨折等。

三、护理措施

1. **饮食护理** 低盐低脂饮食，宜食用牛奶、酸奶、豆类及其制品、坚果等，增加

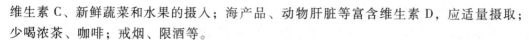

维生素 C、新鲜蔬菜和水果的摄入；海产品、动物肝脏等富含维生素 D，应适量摄取；少喝浓茶、咖啡；戒烟、限酒等。

2. 减轻或缓解疼痛 卧床休息，宜选择加薄垫的木板或硬棕床，仰卧时头不可过高，在腰下垫一薄枕。也可通过洗热水浴、按摩、擦背以促进肌肉放松，听音乐、暗示疏导等方法以缓解疼痛。必要时遵医嘱使用止痛剂。

3. 休息与活动 能活动的老人根据自身情况进行合理活动和适当锻炼。疼痛明显者可适当增加卧床时间，但不宜过长。卧床期间，指导老人维持关节的功能位，每天进行关节的活动训练，同时进行肌肉的等长、等张收缩训练，以保持肌肉的张力。

4. 防跌倒 跌倒是诱发骨质疏松症患者发生骨折最常见的原因，尤其是髋部与桡骨远端骨折。因此，防止跌倒是预防骨折最重要的措施。此外，应嘱患者避免用力咳嗽或打喷嚏，改变体位时动作要慢。

5. 用药护理

（1）雌激素及其受体调节剂 用药前及用药期间应定期进行乳腺和妇科检查。

（2）降钙素 可出现纳差、恶心、双手与颜面潮红等不良反应，用药前须做皮试。

（3）钙剂与维生素 D 多饮水，增加尿量，以减少泌尿系结石的发生；避免与含鞣酸的食物同服，如茶、咖啡、绿叶蔬菜等。

（4）二磷酸盐制剂 常用药物有阿仑磷酸钠和骨磷，由于肠道吸收少，宜空腹（餐前半小时以上）服用。阿仑磷酸钠有导致食管炎的可能，患者晨起空腹用药时，应饮水 200ml，并尽量避免躺卧，以防止药物在食管内停留。

6. 心理护理 因疼痛、活动受限，易产生焦虑情绪和消极思想，与老人交谈，鼓励其表达内心的感受，明确老人忧虑的原因并做好耐心的疏导。

四、健康教育

1. 运动锻炼 增加户外活动，多晒太阳。常用的运动方式有步行、健身跑、体操、骑自行车、跳舞、游泳、登山、太极拳和气功等。骨质疏松症患者尽量不做弯腰、负重动作。

2. 合理饮食 是预防骨质疏松症的有效方法，帮助老人选择富含钙及维生素 D 的食物。

3. 用药指导 指导老人服用可咀嚼的片状钙剂，且应在饭前 1 小时及睡前服用，钙剂应与维生素 D 同时服用。教会老人观察各种药物的不良反应，明确各种不同药物的使用方法及疗程。

4. 预防骨折和跌倒 介绍防止骨质疏松性骨折的方法，指导防止跌倒的具体方法。

第四节 高脂血症

高脂血症（hyperlipidaemia）是指血浆中总胆固醇（TC）和（或）甘油三酯（TG）水平升高。由于血脂在血中以脂蛋白形式运输，因而高脂血症就是高脂蛋白血症（hyperlipoproteinemia，HLP）。高脂血症是冠心病的重要危险因素，长期高脂血症可导致动脉粥样硬化、增加心脑血管病的发病率和死亡率。随着生活水平提高和生活方

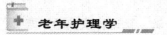

式改变，我国高脂血症的患病率已明显升高。

高脂血症可以简单分为高胆固醇血症、高甘油三酯血症、混合型高脂血症和低高密度脂蛋白胆固醇血症。按病因又可分为原发性高脂血症和继发性高脂血症两大类。原发性病因不明，属于遗传性脂代谢紊乱性疾病。继发性高脂血症可由于全身系统性疾病所引起，也可由于应用某些药物所引起。在排除了继发性高脂血症后，就可以诊断为原发性高脂血症。原发性和继发性高脂血症可同时存在。

脂蛋白代谢过程极为复杂，不论何种病因，若引起脂质来源、脂蛋白合成、代谢过程关键酶异常或降解过程受体通路障碍等，均可能导致高脂血症。

一、护理评估

（一）健康史

详细询问病史，包括个人饮食和生活习惯、有无引起继发性高脂血症的相关疾病、引起高脂血症的药物应用史以及家族史。体格检查须全面、系统，并注意有无黄色瘤、角膜环和高脂血症眼底改变等。

（二）身体状况

高脂血症的临床表现主要包括：

1. 黄色瘤、早发性角膜环和脂血症眼底改变　由于脂质局部沉积所引起，其中以黄色瘤较为常见。黄色瘤是一种异常的局限性皮肤隆起，颜色可为黄色、橘黄色或棕红色，多呈结节、斑块或丘疹形状，质地一般柔软，最常见的是眼睑周围扁平黄色瘤。早发性角膜环出现于40岁以下，多伴有高脂血症。严重的高甘油三酯血症可产生高脂血症眼底改变。

2. 动脉粥样硬化　脂质在血管内皮沉积引起动脉粥样硬化，引起早发性和进展迅速的心脑血管和周围血管病变。某些家族性高脂血症可于青春期前发生冠心病，甚至心肌梗死。

（三）心理、社会状况

多数高脂血症患者无任何症状和异常体征，而于常规血液生化检查时被发现，早期大部分患者不够重视。长期高脂血症可导致动脉粥样硬化、增加心脑血管病的发病率和死亡率，常与肥胖症、高血压、冠心病、糖耐量异常或糖尿病等疾病同时存在或先后发生，患者易产生焦虑、悲观等不良情绪。

（四）实验室及辅助检查

常用的实验室检查是生化检查：测定空腹状态下（禁食12～14小时）血浆或血清TC、TG、LDL－C和HDL－C。决定治疗前，至少有两次血脂检查的结果。

（五）诊断及治疗要点

1. 诊断要点　根据国家胆固醇教育规划（the national cholesterol education program, NCEP）确定，和根据《中国成人高脂血症防治指南（2007年）》，结合化验结果可诊断。

国家胆固醇教育规划（NCEP）确定，TC＜200mg/dl（＜5.18mmol/L）为正常值；200～240mg/dl（5.18～6.22mmol/L）为临界值；＞240mg/dl（＞6.22mmol/L）为增高值。

2. 治疗要点　治疗性生活方式改变（therapeutic lifestyle changes，TLC）为首要基

本的治疗措施。药物治疗需严格掌握指征，必要时考虑血浆净化疗法或外科治疗，基因治疗尚在探索之中。继发性高脂血症应以治疗原发病为主。

二、护理措施

1. 焦虑　与病情的发展变化有关。

2. 知识缺乏　缺乏饮食方面的知识。

3. 自我形象紊乱　与营养失调有关。

4. 潜在并发症　糖尿病、肥胖症、高血压、冠心病等。

三、护理措施

1. 饮食护理

（1）限制高脂肪食品　主食之中应搭配部分粗粮，副食以鱼类、瘦肉、豆及豆制品、各种新鲜蔬菜、水果为主，尤其是多吃含纤维素多的蔬菜，可以减少肠内胆固醇的吸收。饮食应有节制，少食精制食品、甜食、奶油、巧克力等。不能片面强调限制高脂肪的摄入，因为一些必需脂肪酸的摄入对身体是有益的。适量的摄入含较多不饱和脂肪酸（控制饱和脂肪酸）的饮食是合理的。

（2）严格选择胆固醇含量低的食品　各种植物油类均含有丰富的多不饱和脂肪酸，而动物油类，如猪油、羊油、牛油则主要含饱和脂肪酸。食物的胆固醇全部来自动物油食品，蛋黄、鸡皮、鸭皮、虾皮、动物内脏、鱼子和脑等，含胆固醇较高，应忌用或少用。

（3）海带、紫菜、木耳、金针菇、香菇、大蒜、洋葱等食物有利于降低血脂和防治动脉粥样硬化，可以常吃。饮牛奶宜去奶油，不加糖。蛋类原则上每日不超过1只，烹调时避免油炒、油煎。

（4）改变做菜方式　烹调食物用植物油，少放油，尽量以蒸、煮、凉拌为主。少吃煎炸食品，花生因其中含油甚多应少吃，可以食用核桃肉、瓜子仁、果仁等。

（5）限制甜食　糖可在肝脏中转化为内源性甘油三酯，使血浆中甘油三酯的浓度增高，所以应限制甜食的摄入。

（6）戒烟、限酒　适量饮酒，可使血清中高密度脂蛋白明显增高，低密度脂蛋白水平降低。因此，适量饮酒可使冠心病的患病率下降。酗酒或长期饮酒，则可以刺激肝脏合成更多的内源性甘油三酯，使血液中低密度脂蛋白的浓度增高引起高胆固醇血症。

2. 控制体重　对体重超过正常标准的人，应在医生指导下逐步减轻体重，以每月减重1~2公斤为宜。降体重时的饮食原则是低脂肪、低糖、足够的蛋白质。

3. 加强体力活动和体育锻炼　积极参加体育锻炼，并坚持不懈以利于脂肪的消耗。体力活动不仅能增加热能的消耗，而且可以增强机体代谢，提高体内某些酶，尤其是脂蛋白酯酶的活性，有利于甘油三酯的运输和分解，从而降低血中的脂质。

（1）选择合适的运动项目　根据自身情况，选择长距离步行或远足、慢跑、骑自行车、体操、太极拳、气功、游泳、爬山、乒乓球、羽毛球、网球、迪斯科、健身操及健身器等。

（2）掌握运动强度　运动时心率为本人最高心率的 60% ~ 70%，约相当于 50% ~ 60% 的最大摄氧量。一般 40 岁心率控制在 140/min，50 岁心率控制在 130/min，60 岁以上 120/min 以内为宜。

（3）适当的运动频率　中老年人，特别是老年人由于机体代谢水平降低，疲劳后恢复的时间延长，因此运动频率可视情况增减，一般每周 3 ~ 4 次为宜。

（4）合适的运动时间　每次运动时间控制在 30 ~ 40 分钟，下午运动最好，并应坚持长年运动锻炼。

4. 避免过度紧张　情绪紧张、过度兴奋，可以引起血中胆固醇及甘油三酯含量增高。凡有这种情况，可以应用小剂量的镇静剂（遵医嘱）。

5. 药物治疗护理　通过上述方法仍不能控制的高脂血症患者应加用药物治疗。药物的选择请在咨询专业医生之后，由医生根据具体病因和病情做出选择。

6. 定期化验检查　有冠心病、糖尿病及原发性高脂血症家族史者应每年定期做血脂、血糖、肝功能等全面检查。生化检查应于空腹 12 小时后晨间静脉抽血以确保血脂检查结果的准确性。采血前应维持原来规则的饮食至少 2 周，并保持体重恒定。应在生理和病理情况比较稳定的情况下抽血，4 ~ 6 周内无急性病发作，如急性感染、发热、急性心肌梗死、妇女月经期和妊娠以及服用某些药物等。

四、健康教育

1. 合理膳食　低热量、低脂肪、低胆固醇、低糖、高纤维膳食。

2. 适量运动　强度低、有节奏、不中断、持续时间长的有氧运动。

3. 戒酒　长期饮酒可以刺激肝脏合成更多的内源性甘油三酯，使血中的低密度脂蛋白增高。

4. 避免过度紧张　情绪紧张，过度兴奋可以引起血中胆固醇及甘油三酯增高。

5. 定期体检　为能够早期和及时地发现高脂血症，建议 20 岁以上的成年人至少每 5 年测定一次血脂，40 岁以上男性和绝经期后女性每年进行血脂检查；对于缺血性心血管疾病及其高危人群，则应每 3 ~ 6 个月测定一次。首次发现高脂血症时应在 2 ~ 4 周内，再予复查。

6. 用药指导　遵医嘱按时服药，知晓常用药物的作用、用法、常见的不良反应，能进行自我监测。不同个体对同一治疗措施或药物的疗效和副作用差异很大，应监测血脂水平以指导治疗。在药物治疗时，必须监测不良反应，定期检查肌酶、肝功能、肾功能和血常规等。

综|合|测|试

A1/A2 型题

1. 诱发骨质疏松症老人骨折的最常见原因是

　　A. 举重物　　　　　　　B. 用力咳嗽　　　　　　　C. 跌倒

　　D. 突然变换体位　　　　E. 提重物

2. 高脂血症患者饮食，以下哪项不正确

   A. 限制高脂肪食品   B. 严格选择胆固醇含量低的食品 C. 多食植物油

   D. 限制甜食   E. 少食动物脂肪

3. 老年人预防糖尿病的最有效的方法是

   A. 定期监测血糖   B. 学习糖尿病的相关知识   C. 改变不良生活方式和习惯

   D. 预防感染   E. 适当锻炼

4. 痛风患者饮食要注意哪些，以下不正确的是

   A. 给予低脂、低热量、少刺激、富含维生素与纤维素饮食

   B. 限制高碳水化合物食物及饮料

   C. 忌酒，尤其是啤酒（含嘌呤极高）

   D. 多食动物内脏及肉类、鱼、虾、贝、蟹

   E. 少食蘑菇、豆类及其制品

5. 不适宜老年糖尿病患者的运动形式有

   A. 步行   B. 慢跑   C. 打篮球   D. 散步   E. 太极拳

6. 患有骨质疏松症的老人最常见的临床表现是

   A. 腰背痛   B. 身长缩短   C. 驼背

   D. 骨折   E. 关节挛缩

7. 老年冠心病最主要的独立危险因素是

   A. 血脂异常   B. 糖尿病   C. 吸烟   D. 高血压   E. 运动少

8. 关于老年糖尿病的临床特征，下列陈述中正确的是

   A. 明显"三多一少"症状   B. 慢性并发症少   C. 合并感染时病情轻而症状轻

   D. 以特异性表现为主   E. "三多一少"症状不明显

9. 最常见于老年人，可以是老年糖尿病患者首发症状的并发症是

   A. 感染   B. 高渗性非酮症糖尿病昏迷   C. 乳酸性酸中毒

   D. 视网膜病变   E. 低血糖反应

10. 一位72岁患有痛风的男性老人突发局部关节的剧烈疼痛伴红、肿、热和功能障碍，表明其痛风的病程处于

   A. 无症状期   B. 急性关节炎期   C. 痛风石期

   D. 慢性关节炎期   E. 以上都不是

（赵秀玲）

第十三章 老年人运动、感官系统常见疾病的护理

【学习目标】

掌握：老年颈腰椎病、类风湿关节炎、骨性关节炎、老年骨折、年龄相关性白内障、老年性耳聋的护理评估、护理措施和健康教育。

熟悉：老年人颈腰椎病的病因；老年类风湿关节炎、骨性关节炎、老年骨折、年龄相关性白内障、老年性耳聋的临床表现、常见的护理问题。

了解：老年颈腰椎病、类风湿关节炎的概念和诊治要点。

随着年龄的增加，尤其在 45 岁以后，人体总的骨量呈下降趋势。骨的修复与再生能力逐渐减退。伴随着总的骨量减少，骨骼的持重能力明显减退，甚至不能承受正常的生理负荷，骨骼容易发生变形和骨折。老年人椎间隙变窄，骨质增生，严重者导致脑供血不足。老年人的视力、听觉等系统也逐渐衰老，严重影响其生活质量。老年人运动、感官系统疾病以颈腰椎病、类风湿关节炎、骨性关节炎、老年骨折、年龄相关性白内障、老年性耳聋最常见。

第一节 颈腰椎病

颈腰椎病指颈腰椎间盘退行性变及继发性椎间关节退行性变所致脊髓、神经、血管损害的相应症状和体征。腰颈椎病是 50 岁以上人群的常见病，男性居多。椎间盘退行性变是腰颈椎病发生和发展的最基本原因，可造成两方面影响。一是使椎间盘处于松弛状态，向四周膨隆或向后突出，直接刺激相邻的脊髓、神经或血管。二是造成腰颈椎力学的功能紊乱，引起对脊髓、神经、血管的压迫或刺激。先天性椎管狭窄和急、慢性损伤可诱发或加重本病的发展。

一、护理评估

（一）健康史

询问并了解患者的生活习惯、工作性质、是否吸烟、患者有无外伤史、长期腰颈肌劳损和骨关节炎，发作时有无急慢性损伤等诱因。询问应注意：有椎间盘突出或增生、滑脱，不一定有症状；有症状，不一定有腰椎间盘突出、滑脱。

（二）身体状况

1. 症状　90% 以上的患者有腰痛症状，多表现为腰部酸痛不适，活动轻度受限，

但也可以表现为从下腰部向臀部、大腿后侧、小腿前或后外侧至足跟的放射性刺痛；腹压增加可使疼痛加重。常有双侧大腿、小腿后侧及会阴部感觉迟钝，严重者大、小便失控。病程往往较长，可反复发作。

（1）颈椎病　临床上以神经根型颈椎病多见，患者表现为颈肩痛，向上肢放射并有麻木感，并且沿受累神经根方向有疼痛不适，打喷嚏、用力咳嗽、活动后加重。上肢牵拉实验阳性，压头试验阳性；脊髓型病变呈慢性进行性发展，患者肢体无力，不能完成精细动作，行走不稳，易跌倒，常感胸腹部有束带感；交感神经型多因颈椎处于强迫姿势过久而发病，晨起颈部僵硬、疼痛似"落枕"，同时有头痛、恶心、呕吐、记忆力减退、心悸、耳鸣等交感神经症状；椎动脉型主要为椎动脉供血不足的表现，头痛、旋转头颈时出现眩晕、患者突发弱视、复视或失明，可有猝倒史，旋转试验阳性。

（2）腰椎间盘突出　最常发生于腰3～腰4、腰4～腰5、腰5～骶1。①腰痛。是多数患者最先出现的症状。为急性剧痛或慢性隐痛，严重时仅能短距离行走，而且行走时疼痛难忍，患者弯腰、咳嗽、排便等用力时疼痛加剧。②坐骨神经痛最多见。表现为从下腰部向臀部、大腿后侧、小腿后外侧和足外侧疼痛，比腰痛重且与体位有明显关系。③马尾神经受压。双侧大小腿、足跟后及会阴部感觉迟钝，大小便功能障碍。④腰椎侧突，活动受限，直腿抬高试验和加强试验阳性；感觉减退、肌力下降、反射异常。

2. 体征　腰椎生理前凸变浅或消失，多数有腰椎侧突；棘突旁深压痛和叩击痛，腰椎活动受限；直腿抬高试验阳性；伴有受压神经根相应支配区感觉麻木和肌力减弱。

（三）心理、社会状况

颈腰椎病的主要表现为反复或持续的疼痛、功能障碍，给老年人的日常生活及心理健康带来很大的危害，使老年人不愿意过多走动，社会交往减少，产生自卑心理；疾病的迁延不愈使老年人对治疗失去信心，产生消极悲观的情绪。

（四）实验室及辅助检查

1. X线检查　脊柱侧弯，有时可见椎间隙变窄、椎体边缘唇状增生。

2. CT或MRI　可见椎间盘突出、椎管和神经根管狭窄及腰颈神经受压，移位。

（五）诊断及治疗要点

1. 诊断要点

（1）颈椎病　根据病史、体检，特别是神经系统检查，以及X线摄片可做出诊断，必要时辅以脊髓造影、椎动脉造影、CT、MRI及核医学等特殊检查。

（2）腰椎间盘突出症　根据病史、症状、体征，以及X线平片上相应神经节段有椎间盘退行性表现者即可做出初步诊断。结合脊髓造影、CT、MRI等检查能准确判断神经受压情况。

2. 治疗要点

（1）非手术治疗　给予牵引、推拿按摩、理疗、药物、硬脊膜外封闭等缓解症状。

（2）手术治疗　适用于非手术治疗无效、反复发作腰颈椎病压迫症状进行性加重者。

二、常见的护理问题

1. 疼痛　与腰颈椎受损、神经根受压或手术有关。

2. 躯体活动障碍　与神经根受压、牵引或手术有关。

3. 焦虑　与治疗疾病信心不足有关。

4. 潜在并发症　有受伤、神经根粘连的危险。

5. 知识缺乏　缺乏颈椎病相关知识。

三、护理措施

1. 非手术治疗的护理　以缓解症状为主，如绝对卧床休息，限制活动，可佩戴腰围和颈托，正确实施牵引，加强病情观察，教会患者正确起坐、上下床，指导患者活动及功能锻炼。

2. 手术治疗的护理

（1）观察病情　术后观察伤口有无出血，引流是否通畅、固定，患者的呼吸、血压、下肢皮温、颜色及感觉和运动恢复情况等。

（2）腰颈部制动　制动十分重要。术后需严格卧床休息、睡硬板床，卧床时间约为3～4周。早期翻身应由护理人员协助，不宜自行强力翻转。如果术中有植骨，则宜用石膏固定3～4个月，待植骨完全愈合后再下床活动。注意腰颈活动的自我保护，以防止疾病复发。

（3）心理护理　消除悲观情绪，增强治疗信心。

四、健康教育

1. 生活指导　加强腰颈部保护，防止腰颈部突然用力、大范围活动，养成良好的坐姿和睡姿，枕头的高度和硬度科学合理，控制体重。

2. 避免诱发因素　防止外伤、落枕、受凉、劳累和强迫体位。

3. 休息和活动　坚持适当运动，注意劳逸结合。

第二节　类风湿关节炎

类风湿关节炎（rheumatoid arthritis，RA）是一个累及周围关节为主的多系统性炎症性的自身免疫病。60岁以上者发病率明显增高，女性患者高于男性。其发病病因尚不完全明确，可能与感染、遗传、激素等因素有关。

一、护理评估

（一）健康史

询问患者有无家族遗传史，生活习惯、工作性质，是否经常剧烈活动。评估关节僵硬与活动受限发生的时间、部位、持续时间、缓解方式，关节僵硬与活动的关系；评估患者的生活自理能力、活动能力以及活动的安全性，患者及家属对疾病相关知识的了解程度；有无不能活动或活动受限而产生不良的心理反应，如紧张、恐惧等。

（二）身体状况

1. 症状

（1）关节内表现　①晨僵：清晨起床后关节僵硬，称"晨僵"。95%以上患者的病变关节在夜间或日间静止不动后出现较长时间（至少1小时）的僵硬，是观察本病活动的一个重要指标。②关节痛与压痛：其关节炎的特点是主要累及小关节的对称性多关节炎。最常出现在腕部、掌指关节、近端指间关节，多呈对称型、持续性，往往伴有压痛。③其他：可出现关节肿、关节畸形、关节障碍等症状。

（2）关节外表现　①类风湿结节是本病的特异性皮肤表现。②类风湿血管炎，多见于甲床梗死、指端坏死、小腿溃疡或末端知觉神经病变。

2. 体征　在出现明显关节症状前有数周的低热、乏力、全身不适、体重下降等症状。

3. 并发症　可引起一个或多个脏器受损，如神经病变，心包炎，干燥综合征等。长期RA可并发肾淀粉样变性。

（三）心理、社会状况

本病因反复发作，迁延不愈，并因关节疼痛、活动受限和脏器功能受损而影响患者的日常生活、工作和社会活动，加之长期治疗造成的经济负担，可使患者出现各种心理问题。应注意评估患者的心理、情绪、经济状况以及亲属的关心支持。

> **课堂互动**
>
> 类风湿关节炎的特征性表现是什么？

（四）实验室及辅助检查

1. 血液检查　轻至中度贫血，活动期患者血小板增高。血沉增快、C反应蛋白（C - reactive protein，CRP）增高说明本病的活动性。自身抗体类风湿因子（RF）、抗角蛋白抗体谱等可协助诊断。

2. 关节滑液检查　正常人的关节腔内滑液不超过3.5ml，RA患者滑液黏度差，含糖量低于血糖，白细胞增多。

3. 影像学检查　关节X线检查对关节病的分期、检测病变的演变均很重要。CT及MRI对早期诊断有帮助。

4. 类风湿结节的活检　其典型的病理改变有助于本病的诊断。

（五）诊断及治疗要点

1. 诊断要点　美国风湿病学会1987年对本病的分类标准如下：①晨僵持续至少1小时（每天），病程至少6周；②有3个或3个以上的关节肿，至少6周；③腕、掌指、近指关节肿至少6周；④对称性关节肿至少6周；⑤有皮下结节；⑥手X线片改变（至少有骨质疏松和关节间隙的狭窄）；⑦类风湿因子含量升高。符合其中4项或4项以上即可诊断为类风湿关节炎。

2. 治疗要点　由于本病病因不明，目前临床上尚缺乏根治和预防的方法。

（1）一般治疗　急性期应卧床休息，关节制动。恢复期关节功能锻炼、防止关节畸形和肌肉萎缩，也可配合理疗、按摩。卧床休息只适宜急性期、发热以及内脏受累患者。

（2）药物治疗　包括非甾体类抗炎药、慢效抗风湿药、肾上腺皮质激素。

（3）手术治疗　较晚期关节有畸形并失去功能者可行关节置换术；滑膜切除术可使病情得到一定的缓解。

二、常见的护理问题

1. 有失用综合征的危险　与关节疼痛、畸形引起功能障碍有关。

2. 预感性悲哀　与疾病久治不愈、关节可能残废、影响生活质量有关。

三、护理措施

1. 休息与体位　急性活动期应卧床休息，保护关节功能位。

2. 晨僵护理　鼓励患者早晨起床后行温水浴，或用热水浸泡僵硬关节后活动。

3. 预防失用　在症状基本控制后，鼓励患者及早下床活动，坚持每天定时进行被动和主动的全关节活动锻炼，也可配合理疗、按摩治疗活络关节。

4. 心理护理　患者因病情反复、顽固的关节痛、疗效不佳等原因，常表现出情绪低落和忧虑，护士应态度和蔼，耐心疏导、及时安慰和鼓励。

四、健康教育

1. 疾病知识教育　帮助患者及家属了解疾病的性质、病程和治疗方案。避免感染、寒冷、潮湿、过劳等各种诱因，注意保暖。

2. 生活指导　指导患者注意休息和治疗性锻炼，增强机体抗病能力，保护关节功能。

3. 用药及就医指导　告知患者用药方法和注意事项，用药期间应严密观察药物疗效和不良反应，定期检测血、尿常规及肝、肾功能等。自觉遵医嘱用药，不可随意停药、换药、增减药量。病情加重时应及时就医。

第三节　骨性关节炎

骨性关节炎（Osteoarthritis，OA）又称退行性骨关节病、骨质增生、骨关节病。是由于关节软骨发生退行性变造成的，以关节软骨损伤及骨质增生为特征。多发生于中老年人，以负重关节和多动关节发生率高。女性发生率高于男性，且病情较男性重。老年人骨性关节炎绝大部分为原发性。其发病是多因素联合作用的结果，如遗传、增龄、肥胖、性激素、骨密度、吸烟等。长期不良姿势导致的关节形态异常、长期频繁的关节剧烈活动对关节磨损等也可导致本病发生。

一、护理评估

（一）健康史

询问患者有无吸烟、外伤、糖尿病史和家族遗传史，生活习惯、工作性质，是否经常剧烈活动。

（二）身体状况

1. 症状

（1）关节疼痛　特点为隐匿发作、持续钝痛。随病情进展疼痛加剧，活动或受累后明显，休息后减轻或缓解，与天气变化、受凉有一定关系。部分患者静止或晨起时疼痛，称为"休息痛"。膝关节炎在上下楼梯时疼痛明显，久坐或下蹲后突然起身可导致关节剧痛；髋关节病变疼痛则以股外侧和股内侧痛多见，内侧痛可放射到膝部。

（2）僵硬　与类风湿性关节炎不同，这种僵硬持续时间短暂，活动 15～30 分钟可缓解，一般不超过 30 分钟，但疾病晚期，关节不能活动是永久的。

（3）局部表现　关节肿胀、畸形半脱位，关节周围压痛。

（4）功能受限　关节活动时有摩擦感，活动受限。

2. 体征　受累关节可有轻度肿胀和压痛，活动关节时有摩擦声，病情发展严重者可有肌肉萎缩及关节畸形。本病症状和 X 线征象不成正比。

（三）心理、社会状况

骨性关节炎主要表现为反复或持续的关节疼痛、功能障碍和关节变形，给老年人的日常生活及心理健康带来很大的危害，疾病的迁延不愈使老年人对治疗失去信心，功能障碍使老年人的无能为力感加重。应评估患者的心理、情绪、经济状况以及亲属的关心支持度。

（四）实验室及辅助检查

影像学检查具有特征性改变。X 线平片典型表现为受累关节间隙狭窄，软骨下骨质硬化及囊性变，关节边缘骨赘形成，关节内游离骨片。严重者关节面萎缩、变形和半脱位。CT 和 MRI 有利于早期诊断。

（五）诊断及治疗要点

1. 诊断要点　根据患者的典型临床症状结合影像学检查可确诊。

2. 治疗要点　治疗原则是减轻或消除症状，改善关节功能，减少致残。以非手术治疗为主，适当的医疗锻炼、针灸、制动、理疗、控制体重、使用助行器以及药物止痛。症状严重、药物治疗无效，影响患者日常生活者，考虑手术治疗。

二、常见的护理问题

1. 慢性疼痛　与关节退行性变有关。

2. 躯体活动障碍　与关节疼痛、畸形或脊髓压迫有关。

3. 自理能力下降　与疾病引起的活动障碍等有关。

三、护理措施

1. 一般护理　规律而适宜的运动可有效预防和减轻病变关节的功能障碍，患退行性关节炎的老年人宜动静结合。肥胖老年人更应坚持锻炼。应指导患者注意调节饮食，减少高脂、高糖食物的摄入，少吃或不吃海产品，多食含钙高的食物。

2. 减轻关节的负重　适当休息，可借助助行器站立或行走。疼痛严重者，可采用卧床牵引限制关节活动。

3. 功能锻炼　通过主动和被动的动能锻炼，可以保持病变关节的活动，防止关节粘连和功能障碍。

4. 增强自理　根据活动受限的老年人自身条件及受限程度，适当调整环境。如室内地板避免有高低落差，以防滑为重点；过道、楼梯、厕所、浴缸外沿都应装扶手，床的高度应保证双脚能着地，常用物品放到易取之处等。

5. **用药护理**　常用药物包括：①非甾体抗炎药，应在炎症发作期使用，症状缓解后停止服用，防止过度用药。对应用按摩、理疗等方法可缓解疼痛者，最好不用药。②氨基葡萄糖。最好吃饭时服用。③玻璃酸钠。关节内注射，对保护残存软骨有一定作用。用药期间加强病情观察，监测 X 线和关节积液。

6. **手术护理**　对症状严重、关节畸形明显的晚期骨关节炎老年人，多行人工关节置换术。关节置换术后应保持有效牵引，保证老年人在牵引状态下的舒适和功能。

7. **心理护理**　为老年人安排舒适的环境，提供一些能使老年人体会到成功的活动，增强其信心，鼓励学会自我控制不良情绪等。

四、健康教育

1. **保护关节**　进行各关节的功能锻炼，注意防潮保暖，防止关节受凉受寒。尽量使用大关节而少用小关节。避免从事可诱发疼痛的工作或活动，如长期站立等；减少爬山、骑车等剧烈活动；少做下蹲动作。

2. **用药指导**　用明显的标记保证老年人定时、定量、准确服药，并告知药物可能出现的副作用，教会老年人自我监测的方法。

3. **知识指导**　结合老年人的自身特点，介绍本病的病因、不同关节的表现、X 线片结果、药物及手术治疗的注意事项等。

4. **心理指导**　告知此病如果早期采取可行的措施，坚持功能锻炼，大多预后良好，从而增强老年人战胜疾病的信心。

第四节　骨　折

骨折（fracture）指骨组织解剖结构连续性和完整性发生破坏。按皮肤是否受损、骨折是否与外界相通等，骨折可以分为开放性骨折和闭合性骨折。骨折可由创伤和骨骼疾病所致，其中创伤是骨折的主要原因，如交通事故、坠落或摔倒等；剧烈运动不当也可造成骨折。

骨折是老年人最易发生的创伤之一。老年人由于骨骼肌肉退行性改变，骨质疏松，容易发生骨折等意外。老年人骨折具有恢复慢、卧床时间长、并发症多等特点。老年人最常见的骨折部位是腰椎、股骨骨折及桡骨下端，特别是股骨上端骨折。

一、护理评估

（一）健康史

询问患者的年龄、职业特点和运动爱好等，有无酗酒，日常饮食结构；受伤的原因、部位和时间，受伤时的体位和环境，外力作用的方式、方向和性质，伤后患者功能障碍及伤情发展情况、急救处理经过；既往健康情况，如有无骨质疏松症、骨肿瘤病史、骨折和手术史；患者近期有无服用激素类药物和药物过敏史等。

（二）身体状况

1. **症状** 骨折表现为局部疼痛、肿胀和功能障碍。骨折后一般体温正常，出血量较大的骨折，如股骨骨折、骨盆骨折，血肿吸收时可出现低热，但一般不超过38℃。严重开放性骨折或并发重要内脏器官损伤时可导致休克。

2. **体征** 骨折特有体征为肢体畸形、骨折断端异常活动和骨摩擦音。

3. **并发症** 骨折治疗过程中出现的一些并发症，严重地影响骨折的治疗效果，应特别注意加以预防并及时正确予以处理。①休克：严重创伤，骨折引起大出血或重要器官损伤所致，常危及患者生命。②脂肪栓塞综合征：由于骨折处髓腔内血肿张力过大，骨髓被破坏，脂肪滴进入破裂的静脉窦内，可引起肺、脑脂肪栓塞。临床上常出现呼吸功能不全、发绀、胸部拍片有广泛性肺实变。动脉低血氧可致烦躁不安。嗜睡，甚至昏迷或死亡。③重要内脏器官或周围组织损伤：可导致相关部位器官或神经损伤，而造成一系列重症甚至截瘫。④骨筋膜室综合征：最多见于前臂、掌侧和小腿，常由创伤骨折的血肿和组织水肿使其室内容物体积增加或外包扎过紧、局部压迫使骨筋膜室容积减小而导致骨筋膜室内压力增高所致。根据缺血的不同程度可导致肌挛缩，挛缩畸形，坏疽，严重者可导致休克、心律不齐和急性肾衰竭。⑤晚期并发症：晚期可并发坠积性肺炎、褥疮、下肢静脉血栓形成、感染、损伤性骨化、创伤性关节炎、关节僵硬、急性骨萎缩、缺血性骨坏死、缺血性肌挛缩等。

（三）心理、社会状况

患者的心理状态取决于损伤的范围和程度。多发性损伤患者多需住院和手术等治疗，由此形成的压力可影响患者与家庭成员的心理状态和相互关系。因此应评估患者和家属的心理状态、家庭经济情况及社会支持系统。

（四）实验室及辅助检查

1. **血常规检查** 骨折致大量出血患者可见血红蛋白和红细胞比容降低。

2. **X线检查** X线检查可明确骨折的部位、类型、移位和畸形。骨折的X线检查一般包括邻近一个关节在内的正、侧位片，必要时应拍摄特殊位置的X线片。

3. **CT和MRI检查** 可发现结构复杂的骨折和其他组织的损伤。

（五）诊断及治疗要点

1. **诊断要点** 患者有外伤史，根据肢体畸形、骨折断端异常活动和骨摩擦音三个特有体征之一，结合X线摄片检查，即可确诊。

2. **治疗要点**

（1）**复位** 骨折复位有手法复位和切开复位两种方法。早期正确的复位，是骨折愈合过程顺利进行的必要条件。

（2）**固定** 骨折的固定方法有两种，即外固定和内固定。固定后可使骨折在良好对位情况下达到牢固愈合，是骨折愈合的关键。

（3）**早期康复治疗** 应在不影响固定的情况下，尽快地恢复患肢的舒缩活动。早期合理的功能锻炼，可促进患肢血液循环，消除肿胀，减少肌萎缩，保持肌肉力量，防止骨质疏松、关节僵硬和促进骨折愈合，是恢复患肢功能的重要保证。

二、常见的护理问题

1. 有周围神经血管功能障碍的危险　与骨和软组织创伤、石膏固定不当有关。

2. 疼痛　与骨折、软组织损伤、肌痉挛和水肿有关。

➜ 课堂互动

如何指导老年骨折患者进行正确的功能锻炼？

3. 有感染的危险　与软组织损伤、开放性骨折、牵引或应用外固定架有关。

4. 潜在并发症　有肌萎缩、关节僵硬及深静脉血栓形成的危险。

三、护理措施

1. 促进神经循环功能的恢复　根据医嘱输液、输血；及时处理出血，保持血压在正常范围。注意室温和躯体保暖，保持合适的体位，促进静脉回流。

2. 加强观察　观察患者的意识、体温、脉搏、血压、呼吸、尿量和末梢循环、患肢骨折远端脉搏情况、皮温和色泽，有无肿胀及感觉和运动障碍。

3. 减轻疼痛　根据疼痛原因，采取药物、物理方法止痛。

4. 预防感染　定时测量患者的体温和脉搏等，体温和脉搏明显增高时，常提示有感染发生。骨折处疼痛减轻后又进行性加重或称搏动性疼痛，皮肤红、肿、热，伤口有脓液渗出或有异味时，应警惕继发性感染。

5. 指导功能锻炼　与患者一起制订适宜的锻炼和康复计划。按照循序渐进的方法进行肌肉等长收缩练习和等张练习。长期卧床患者需深呼吸以增加肺活量。

四、健康教育

1. 安全指导　老年患者大都伴有骨质疏松和各种内科疾病，因此应注意日常安全防护。指导患者及家属注意评估环境的安全性、有无影响患者活动的障碍物。

2. 生活指导　老年患者一旦发生骨折，应合理进行护理干预及精心治疗，做好心理护理和病情观察，注意功能锻炼，加强营养，合理补钙，预防骨质疏松及各种并发症的发生，使患者最大限度地恢复机体功能，提高患者主动适应性、生活自理能力和生活质量。

3. 定期复查　告知患者如何识别并发症，如有肢体肿胀或疼痛明显加重，骨折远端肢体感觉麻木、肢端发凉等，应立即到医院复查。

第五节　年龄相关性白内障

年龄相关性白内障（age – related cataract，ARC）又称老年性白内障，指随着年龄的增长，中老年所发生的晶状体混浊，是晶状体老化后的退行性变。发生率随年龄增加而升高。常为双侧发病，可先后或同时发生，从发病到成熟可历时数月至数年。其发病病因复杂，与老化、代谢、过多的紫外线辐射、全身性疾病（如糖尿病、心血管疾病等）、外伤、营养和遗传等多种因素长期作用有关。

一、护理评估

（一）健康史

询问老年人自觉视力有无改变或视力减弱，头痛或眼睛疲倦，发作的程度、部位、时间及特点。了解老年人有无全身性疾病，如糖尿病、高血压病等。家庭中有无青光眼、黄斑变性病史。询问有无营养不良、过多的紫外线辐射、外伤等。

（二）身体状况

1. 症状　视力呈现无痛性进行性减退，下降的程度与晶状体混浊的程度和部位有关。早期偶有视野中暗影或单眼复视出现。老年性白内障为双眼疾病，但双眼发病可有先后及轻重不等，主要表现为渐进性无痛性视力下降直至仅剩光感。初期眼前出现固定不动的黑点，也可有单眼复视或多视、屈光改变等症状。

2. 体征　肉眼、聚光灯、裂隙灯显微镜下可见晶状体混浊。类型不同混浊的特征不同。

3. 并发症　可诱发青光眼。

（三）心理、社会状况

患者因视力障碍，不能接受外界视觉信息，影响生活、社交、工作、学习，易产生孤独、焦虑心理。评估时应了解家属对老人的关心支持程度。

（四）实验室及辅助检查

晶体检查：了解晶体全貌，充分散瞳后在暗室内进行。

（五）诊断及治疗要点

1. 诊断要点　患者有渐进性无痛性视力下降或屈光改变等症状，结合眼部检查晶体浑浊，即可诊断本病。

2. 治疗要点

（1）药物治疗　抗氧化药物如谷胱甘肽、牛磺酸等滴眼液可预防或延缓老年性白内障的发生和发展；营养类药物如维生素 C、维生素 B_2、维生素 E 等；中成药如障眼明片、明目清障片、珍珠明目液、视明露滴眼液等。

（2）手术治疗　通常行白内障囊外摘除术联合人工晶体植入术、白内障超声乳化术、联合人工晶体植入术。

二、常见的护理问题

1. 自理缺陷　与视力下降有关。
2. 感知改变　视力障碍，与晶状体混浊有关。
3. 有受伤的危险　与视功能障碍有关。
4. 知识缺乏　缺乏白内障自我保健相关知识。
5. 潜在并发症　有继发性闭角型青光眼、晶状体过敏性葡萄膜炎的危险。

三、护理措施

1. 一般护理　向患者及家属介绍病区相关护理常识，如传呼系统的使用、物品的摆放、无障碍活动空间、厕所方便设施的使用等，使患者适应病区生活环境，预防意外损伤；指导其注意个人生活卫生，洗头、洗澡时，防止脏水入眼；外出活动尽量安排在白天，每天看书报、电视时间不宜过长，更不宜在行走、乘车、暗弱的环境下阅读；给予低脂、丰富维生素清淡易消化饮食，保持大便通畅；戒烟限酒，适量饮水。

2. 用药护理　白内障发病早期，遵医嘱使用卡他灵滴眼液、谷胱甘肽滴眼液、口服维生素 C、维生素 B$_2$等药物，以延缓白内障进展。

课堂互动

如何对老年白内障患者进行健康指导？

3. 白内障手术患者的护理

（1）术前护理　协助患者进行全身检查和眼科检查，做好术眼手术的准备；术前遵医嘱使用抗生素眼药水、镇静剂、散瞳剂等，注意观察瞳孔的变化和药物不良反应。

（2）术后护理　术后带眼罩，避免术眼受伤，并遵医嘱按时点眼药，预防手术后并发症。常用药物为含激素抗炎眼药水，散瞳剂等。注意观察病情，若患者突然出现眼痛、头痛加剧、出现发热等异常情况，应及时报告医生。

4. 病情观察　观察患者视力变化，手术前如有突然眼胀、眼痛提示发生青光眼。观察术眼敷料是否干燥、固定，如术眼出现疼痛、脓性分泌物、视力下降应警惕眼内感染。及时报告医生做相应处理。

5. 心理护理　讲解手术复明知识及预后效果，使患者保持情绪稳定，避免因情绪激动而导致并发症。

四、健康教育

1. 宣传防盲治盲知识　介绍年龄相关性白内障的病因及特点，外出时可戴太阳镜以减少紫外线的辐射，避免用眼过度疲劳。

2. 生活指导　指导患者锻炼身体、加强营养，戒烟限酒，积极防治心血管疾病。

3. 病情监测　指导患者术后遵医嘱用药，定期复诊。教会患者保护术眼，3～6 个月避免重体力劳动、剧烈运动、低头作业，不能用力揉眼或碰撞。

4. 预防脱水　人体发生脱水的情况下，体内液体正常代谢紊乱，就会产生一些异常的化学物质，损害晶状体，导致白内障发生，而对已有白内障的患者，脱水可使病情加剧。因此，一旦遇到各种原因引起的腹泻、呕吐，或在高温条件下大量出汗，都应及时补充液体，一般情况下，只需要喝白开水、茶水即可。

第六节　老年性耳聋

老年性耳聋（presbycusis）是指随着年龄的增长，双耳听力进行性下降，高频音的听觉困难和语言分辨能力差的感应性耳聋。60 岁以上的中老年人中约有 30% 受听力损失或耳病的困扰。老年性耳聋主要为听觉器官的退化所致，年龄越大，退化越快，但亦有个体差异。可提前、加速及影响老化的因素有：遗传因素、环境噪声、慢性疾病、心脑血管病变（高血压、动脉硬化）、感染（中耳炎）、耳毒性药物或化学物质损害、代谢紊乱（糖尿病、甲状腺功能亢进等）、饮食营养、生活条件、劳动强度、精神压力、情绪及气候变化等。

一、护理评估

（一）健康史

询问是否有高血压、冠心病、动脉硬化、高脂血症、糖尿病、中耳炎史，是否长期高脂饮食，有无耳鸣和使用耳毒性药物、用药时间，有无长期吸烟和挖耳等不良嗜好及噪音接触史。

（二）身体状况

1. 症状

（1）听力下降　老年人耳聋起病隐匿，渐渐发生，所以常不能及时发觉。一般表现为：双侧对称性听力下降，进展缓慢，典型病例是低频听力比高频听力好。

（2）耳鸣　60%患者伴有高音调耳鸣，开始间断性，仅出现于夜深人静时，以后呈持续性，有些患者伴有搏动性耳鸣，可能与伴有高血压、动脉硬化有关。

2. 体征　言语识别率的下降较纯音听力减退严重，听话时喜慢怕快，更怕嘈杂。伴有记忆力和注意力集中能力下降。可有孤独、压抑、反应迟钝等精神改变。

3. 并发症　耳部听力下降可引起多疑、抑郁等心理障碍，严重者可导致老年痴呆症。

（三）心理、社会状况

评估患者及亲属对疾病的发生、病程、预后及健康保健知识是否了解；随着听力的逐步下降，老年人与外界的沟通和联系产生障碍，由于耳聋而造成生理性隔离，容易产生焦虑、孤独、抑郁、社交障碍等一系列心理问题。

（四）实验室及辅助检查

1. 对耳部的评估　耳部有无触压痛，做耳道检查，有无充血、肿胀、分泌物、异物、耵聍栓塞、鼓膜是否完好。

2. 听力检查　有无耳鸣、两侧听力是否一致，测试者先用耳塞塞住老年人听力较差侧耳朵，站在离老年人约50cm处对另一侧耳朵小声发出两音节的数字，让老年人复述。测试者的声音强度可由小到大，但测试者的脸不能面对老年人的眼睛。

3. 纯听力检查　通过测得的听力图，了解患者的听力损失情况，可为佩戴助听器提供参考。

（五）诊断及治疗要点

1. 诊断要点　患者出现不明原因的双侧对称性听力下降，纯音听力测试有不同程度的听阈提高。

2. 治疗要点　目前尚无有效的手段治愈老年性耳聋。

（1）积极防治老年高血压、动脉硬化、高脂血症、糖尿病。

（2）用倍他司汀、金纳多、银杏叶提取物、都可喜等血管扩张剂和营养神经药。慎用耳毒性药物，如氨基糖苷类的链霉素、庆大霉素和卡那霉素等均属于耳毒性药物。

（3）合理饮食，戒除烟酒嗜好，补充适量的维生素A类、E类、D类。

（4）听力损失已影响到患者的正常生活和社会交往时，应佩戴合适的助听器。

二、常见的护理问题

1. 听觉障碍　听力下降，与血供减少、听神经退行性改变有关。

2. 社会隔离　与听力下降有关。

3. 自我保护能力受损　与听力下降有关。

4. 舒适改变　眩晕、耳鸣，与内耳病变有关。

5. 焦虑　与病情较重且发展迅速有关。

三、护理措施

1. 建立健康的生活方式　合理饮食，少吃高脂饮食，多食新鲜蔬果，保持轻松愉快的心情，远离噪音环境，注意休息，戒烟酒，坚持适度的体育锻炼，定期体检。

2. 创造有助于交流的环境　保持家居或病室环境安静，给电话听筒加装增音装置等，谈话时可借助表情或手势等帮助老人理解其语意，对老年人说话要清楚且慢，不高声交谈，使用短句表达意思。

3. 治疗配合　遵医嘱给予扩张血管、营养神经类药物治疗，补充 B 族维生素、微量元素等。定期做听力监测。当老年人耳聋经听力测试语频听力损失双侧均在 35 ~ 80dB 时，可指导佩戴适当型号的助听器，使老年人能正常地参与社会生活。

4. 安全护理　注意安全，不单独外出，以防受伤。

5. 心理护理　关心体贴患者，多与老人沟通、交流、及时给予帮助。

四、健康教育

1. 疾病相关知识介绍　介绍老年性耳聋的基本知识，积极治疗相关疾病，减缓对血管的损失。指导患者不随便挖耳，防止外耳道和鼓膜的损伤。

2. 用药护理　避免使用耳毒性药物，必须使用时，剂量要小，时间不能太长，加强用药监测。

3. 加强个体防护　尽量减少噪声等有害因素的刺激。经常参与适合老年人的体育活动，促进全身血液循环，加强内耳器官的血液供应，改善内耳器官的代谢。

4. 疾病监测　定期体检，定时复诊。

综|合|测|试

A1 型题

1. 可引起听力障碍的药物是

　A. 青霉素　　　　　　　　B. 红霉素　　　　　　　　C. 链霉素

　D. 氯霉素　　　　　　　　E. 庆大霉素

2. 关于老年性白内障临床表现的描述，下列哪项不妥

　A. 老年人常见致盲性双眼病　　　　　B. 两眼发病有先后及轻重之别

　C. 主要症状为无痛性渐进性视力下降　D. 皮质性白内障为本病最常见的一种

　E. 视力障碍程度与晶状体混浊轻重无关

3. 某患者双手掌指关节肿胀疼痛 3 年，晨起有黏着感，活动后渐缓，查血类风湿因子（+），诊断为类风湿关节炎，为保持关节功能应注意

　A. 长期卧床休息　　　　　　B. 进食高热量、高蛋白饮食　　　C. 小夹板固定

　D. 长期服抗生素防感染　　　E. 坚持进行关节功能锻炼

4. 周女士，头晕乏力半年，手足关节痛 3 年余，查体双手指肌肉萎缩，手指向尺侧偏，X 线显示关节腔变窄，关节半脱位，血沉 38mm/h，此患者最可能的诊断是

　　A. 退行性骨关节病　　　　　B. 类风湿性关节炎　　　　　C. 先天性关节畸形

　　D. 风湿性关节炎　　　　　　E. 系统性红斑狼疮

5. 腰椎间盘突出症最主要的病因是

　　A. 椎间盘退行性变　　　　　B. 先天性椎管狭窄　　　　　C. 损伤

　　D. 重体力劳动　　　　　　　E. 低钙

6. 骨关节炎的疼痛最主要的特点是

　　A. 运动痛　　　　B. 静止痛　　　　C. 不定时痛　　　　D. 阴雨天痛　　　　E. 寒冷痛

7. 可提前、加速及影响老年人耳聋的因素有

　　A. 遗传因素　　　　B. 慢性疾病　　　　C. 耳毒性药物　　　　D. 精神压力　　　　E. 以上都是

A3 型题

(8～12 题共用题干)

　　患者，女，65 岁，双手腕、掌指，指间关节疼痛，肿胀 18 年。患者双手呈天鹅颈样畸形，饮食起居困难。X 线检查可见手指及腕关节面出现虫凿样破坏性改变。

8. 该患者最可能的诊断是

　　A. 骨性关节炎　　　　　　　B. 系统性红斑狼疮　　　　　C. 风湿性关节炎

　　D. 类风湿性关节炎　　　　　E. 强直性脊柱炎

9. 以下哪项指标可以帮助判断患者处于活动期

　　A. 关节疼痛　　　　　　　　B. 关节肿胀　　　　　　　　C. 晨僵

　　D. 关节畸形　　　　　　　　E. 关节功能障碍

10. 患者目前存在的主要护理问题是

　　A. 有失用综合征的危险　　　B. 生活自理缺陷　　　　　　C. 知识缺乏

　　D. 疼痛　　　　　　　　　　E. 功能障碍性悲哀

11. 该疾病活动期间，其护理措施错误的是

　　A. 注意姿势，减轻疼痛　　　B. 预防压疮　　　　　　　　C. 保持关节功能位

　　D. 禁止病变关节活动　　　　E. 使用支架，避免关节畸形

12. 该患者出院时，健康教育中错误的一项是

　　A. 介绍疾病的性质、病程和治疗方案

　　B. 坚持按医嘱服药

　　C. 避免各种诱发因素

　　D. 绝对卧床休息，由别人料理生活

　　E. 每天定时做全身和局部相结合的主动活动

（张　琼）

第十四章　老年人神经精神系统
常见疾病的护理

【学习目标】

掌握：老年人神经精神系统常见病的护理评估、护理措施。

熟悉：老年人神经精神系统常见病的临床表现、护理诊断。

了解：老年人神经精神系统常见病的病因、实验室检查、诊断要点和治疗要点。

第一节　脑血管疾病

脑血管疾病是由各种病因引起的脑部血管疾病的总称。脑血管疾病是中老年人一种主要致死、致残常见病，它与心脏病、恶性肿瘤成为目前人类三大死因。脑血管疾病又称中风、卒中，以急性脑功能损害为主要特征。临床上将其分为急性和慢性两种类型。

一、短暂性脑缺血发作

短暂性脑缺血发作是颈内动脉系统或椎－基底动脉系统短暂性血液供应不足，数分钟至数小时的局限性神经功能缺失，24 小时内完全恢复，可有反复发作。

【护理评估】

（一）健康史

询问患者本病发作的主要症状及持续时间，既往有无类似发作史及发作次数，平时饮食习惯及有无烟酒嗜好等。

（二）身体状况

1. 症状与体征　中老年男性多于女性，起病突然，颈动脉系统短暂性脑缺血发作，常见症状为对侧单肢无力或不完全性偏瘫，对侧感觉异常或减退，可出现短暂的肢体麻木、单瘫、偏瘫、同向偏盲、失语、失用等。椎－基底动脉系统短暂性脑缺血发作出现眩晕、晕厥、猝倒、黑蒙、复视、视物变形、视野缺损、平衡障碍、延髓性麻痹、遗忘、失认等，一侧神经麻痹、对侧肢体偏瘫或感觉障碍为椎－基底动脉系统短暂性脑缺血发作的典型表现。

2. 并发症　脑血栓形成、脑出血。

（三）心理、社会状况

本病突然发病，恢复后不留后遗症而被患者及家属忽视。评估患者及家属有无紧张、恐惧的心理以及对本病的认识，家属的关心程度及经济支持度。

（四） 实验室及辅助检查

1. 血糖、血脂、血常规的常规检查。

2. 颈动脉超声检查显示动脉硬化斑块。

3. 评估颅内外动脉血管病变最准确的是数字减影血管造影（DSA）检查。

（五） 诊断及治疗要点

1. 诊断要点　主要根据病史和临床表现，中年以上突发局部脑缺血征象，持续时间较短，24 小时内完全恢复；间歇期正常，可反复发作。

2. 治疗要点　①病因治疗：控制血压、心律失常、心肌病变、稳定心脏功能，纠正血液成分异常等，注意防止颈部过度活动等诱因。②药物治疗：用阿司匹林、潘生丁等抗血小板聚集剂；用钙通道阻滞剂，扩张血管，防止脑动脉痉挛。③外科手术治疗。

【常见的护理问题】

1. 恐惧　与突发眩晕和单侧肢体活动障碍有关。

2. 有受伤的危险　与眩晕、复视、共济失调有关。

3. 潜在并发症　脑血栓形成。

【护理措施】

1. 病情观察　注意生命体征的变化，观察和记录该病发作的持续时间、间隔时间、伴随症状，如有呕吐、头痛、大汗、高热等表现，应及时通知医生。

2. 生活护理　给予低脂、低盐、低胆固醇、适量碳水化合物、丰富维生素饮食，禁烟酒、辛辣刺激性食物，切忌暴饮暴食或过度饥饿。适当参加体育锻炼。

3. 用药护理　抗凝药物治疗时注意观察有无出血倾向，出现全身青紫或瘀斑及时报告医生，积极治疗。

4. 心理护理　与患者谈心，了解患者及家属的思想顾虑，消除恐惧心理，树立与疾病作斗争的信心。

【健康教育】

1. 生活指导　保持心情愉快，情绪稳定，避免精神过度紧张及操劳过度，向患者及家属讲清本病可能发生脑梗死及脑出血，经常发作的患者尽量避免外出，防止意外；坚持锻炼身体，戒烟、戒酒，遵医嘱服药，不可随意换药及停药。

2. 疾病相关知识指导　积极治疗原有疾病，高血压、动脉硬化、心脏病等。避免各种引起循环血容量减少、血压降低的因素，如呕吐、腹泻、高热、大汗等。正确认识本病，向患者强化此病的危害性，及时治疗。

3. 饮食指导　给予低脂、低盐、低胆固醇、适量碳水化合物、丰富维生素饮食。

4. 用药指导　遵医嘱给药，定期复查血糖、血脂、血压，注意观察抗凝药物治疗的并发症。

二、脑血栓形成

脑血栓形成是脑血管疾病中最常见的一种，颅内外供应脑部的动脉血管壁发生病理改变，使血管腔变狭窄，或在此基础上形成血栓，最终完全闭塞，引起某一血管供血范围内的脑梗死，出现相应的神经系统症状和体征。动脉粥样硬化是脑血栓形成最常见的原因，其次是脑动脉炎、脑血管畸形、结缔组织病等。

【护理评估】

（一）健康史

询问患者患病时间，有无明显诱因，主要症状的特点，有无伴随症状及并发症。多数脑血栓患者就诊时常用头晕、头痛等，也有患者有短暂性脑缺血发作病史。常有各种类型的失语、偏瘫。询问患者有无高血压、脑动脉硬化、高血脂及糖尿病等。

（二）身体状况

1. 症状　本病好发于中年以后，多见于 50～60 岁以上者，多伴有高血压、冠心病、糖尿病。病前可有头昏头痛前驱症状，常在睡眠或安静休息时发病。

2. 体征　可出现"三偏征"（病变时对侧偏瘫、偏身感觉障碍、对侧同侧偏盲）、失语、共济失调等。

3. 并发症　肺部感染、上消化道出血、褥疮、脑血管病后抑郁症和焦虑反应。

（三）心理、社会状况

评估患者的心理状态，患者及家属对疾病的认识程度。同时还应评估患者及亲属的关心和支持度，患者的经济状况、文化教育背景、医疗费用支付情况等。

（四）实验室及辅助检查

1. CT 检查，发病当天多正常，24 小时后梗死区出现低密度灶。

2. 脑脊液检查正常，压力升高或正常，感染性栓塞脑脊液白细胞升高。

3. 脑血管造影检查，提示动脉狭窄或闭塞。

（五）诊断及治疗要点

1. 诊断要点　高龄患者，有高血压、动脉硬化等病史，病前有短暂性脑缺血发作，在安静休息时发病，症状逐渐加重，无明显意识障碍，有相应的脑动脉供血区的脑功能缺失体征，脑脊液正常，CT 检查有助诊断。

2. 治疗要点　①早期治疗：早期溶栓治疗，尽快恢复供血，常用的溶栓药有尿激酶、链激酶等；稳定患者血压、控制脑水肿、改善微循环等。②恢复期治疗：积极而系统地进行患肢运动、语言功能的训练和康复治疗，促进神经功能的恢复。

【常见的护理问题】

1. 自理缺陷　与肢体偏瘫、活动能力丧失有关。

2. 语言沟通障碍　与脑血栓压迫神经有关。

3. 躯体移动障碍　与脑血栓压迫神经有关。

4. 吞咽障碍　与意识障碍或延髓麻痹有关。

【护理措施】

1. 病情观察　密切观察生命体征、瞳孔、意识、肢体活动等的变化，如血压 >220/120mmHg，应该缓慢降压，如有异常配合医生处理。

2. 生活护理　给予低盐、低脂饮食，如吞咽困难、饮水呛咳时给予流质或半流质小口喂食，必要时给予鼻饲。糖尿病患者予糖尿病饮食。协助患者做好生活护理，如穿衣、洗漱、如厕、沐浴等。保持皮肤清洁、干燥，及时更换衣服、床单。恢复期尽量要求患者完成生活自理活动。

3. 用药护理　密切观察使用低分子右旋糖酐时是否有发热、皮疹等过敏反应。使用溶栓、抗凝药物时注意剂量准确，观察有无出现倾向。

4. 对症护理　对偏瘫患者 2~3 小时翻身一次，翻身时做一些主动或被动的肢体功能锻炼，教会患者保持关节功能位。指导失语患者简单而有效的交流技巧，加强语言功能的锻炼。

5. 心理护理　偏瘫患者往往存在自卑、消极的心理。由于偏瘫、失语、生活不能自理等，患者性情急躁，甚至发脾气，常导致血压升高、病情加重。护士主动关心体贴患者，应教会患者简单的哑语。嘱咐患者家属给予物质和精神上的支持，使患者树立战胜疾病的信心。

6. 自我监护　向老年人和家属讲解所患疾病的相关知识，教会老年人和家属在脑梗死发作时可按如下处理方法：①让老人静卧不动，垫高头部。②转移老年人时，一人托稳头部，多人协作。③老人意识清醒，可让其仰卧，保持头部平稳，头略向后仰，以利气道通畅。④发生呕吐时，防堵塞气道、窒息。

【健康教育】

1. 生活指导　平时适度参加体育锻炼，以促进血液循环。

2. 疾病相关知识指导　积极治疗原发病，如高血压、高血脂、糖尿病等。老年患者晨起不要急于起床，最好安静平躺 10 分钟后缓缓起床，以防止体位性低血压致跌倒。积极治疗脑缺血发作，减少脑血栓形成的发病率。

3. 饮食指导　低脂、低胆固醇、高维生素饮食，忌烟、酒。

4. 用药指导　遵医嘱给药，注意观察常用药物的作用、用法、常见的不良反应，能进行自我监测。

三、脑栓塞

脑栓塞指脑动脉被进入血液循环的栓子堵塞所引起的急性脑血管疾病，占脑卒中的 15%~20%。其发病年龄跨度较大，风湿性心脏病引起者以中青年为多，冠心病及大动脉病变引起者以老年为多。脑栓塞的主要来源是心源性栓子，其产生的原因是风湿性心脏病、亚急性细菌性心内膜炎、急性心肌梗死、心脏手术等。

【护理评估】

（一）健康史

询问患者有无高血压、冠心病、高脂血症及糖尿病等病史；询问发病的原因、时间、方式，有无前驱症状和伴随症状。询问老年人生活方式、饮食习惯及用药情况。

> **⇒ 课堂互动**
>
> 回顾内科护理学脑栓塞的病因及发病机制。

（二）身体状况

1. 症状　老年患者常有心脏病、高血压、动脉硬化病史或手术、骨折史。常由静态到动态时起病，发病急骤，在数秒或数分钟之内症状即达高峰。患者发病前曾有肢体发麻、运动不灵、言语不清、眩晕、视物模糊等征象。常于睡眠中或晨起发病，患肢活动无力或不能活动，说话含混不清或失语，喝水呛咳。多数患者意识清楚或轻度障碍。

2. 体征　患者常有短暂的意识障碍，可伴有症状性癫痫发作，且在动脉源性脑栓塞中更常见，男性多于女性。常有偏瘫、失语、偏身感觉障碍、偏盲等。面神经及舌下神经麻痹，眼球震颤，肌张力和腱反射减弱或增强，病理反射阳性，腹壁及提睾反射减弱或消失。

3. 并发症　①脑水肿；②肺部感染；③心脏并发症；④出血。

（三）心理、社会状况

评估患者及亲属的心理状态，对疾病的认识程度。同时还应评估亲属对患者的关心和支持度，患者的经济状况、文化教育背景、医疗费用支付情况等。

（四）实验室及辅助检查

1. 脑脊液　脑脊液可正常，亦可压力增高，出血性梗死时可见红细胞；感染性栓塞时白细胞计数可增高；脂肪栓塞时则可找到脂肪球。

2. 脑电图　两侧不对称，病灶侧呈慢波、波幅低及慢的 α 节律。

3. 脑超声波　病后 24 小时可见中线波向对侧移位。

4. CT 扫描　梗死部位血管分布区域出现吸收值降低的低密度区。

5. 血象可升高，血沉可加快。

（五）诊断及治疗要点

1. 诊断要点　发病年龄较高，有动脉硬化及高血压等中风危险因素或有过短暂脑缺血发生，急骤发病，在睡眠中或睡醒后出现症状，常逐渐加重。多无剧烈头痛及意识障碍，偏瘫、失语体征明显。

2. 治疗要点　治疗包括脑部病变及引起栓塞的原发病两方面的治疗。脑部病变的治疗与脑血栓形成相同。原发病的治疗在于根除栓子来源，防止脑栓塞复发。

【常见的护理问题】

1. 焦虑　与偏瘫、失语、预后等有关。

2. 躯体移动障碍　与偏瘫或平衡能力降低有关。

3. 语言沟通障碍　与语言中枢受损有关。

4. 吞咽困难　与意识障碍、延髓麻痹有关。

【护理措施】

1. 一般护理　急性期绝对卧床休息，注意皮肤护理，保持床单干净、整洁，按摩受压部位，防止压疮的发生。恢复期患者尽早进行功能锻炼，增强肌力，防止肢体关节强直及肌肉挛缩。

2. 加强病情观察　严密观察生命体征，注意心率、血压、瞳孔、意识等变化，发现异常及时报告；患者出现烦躁、恶心、呕吐、头痛等高颅内压增高症状时，应给予脱水剂等降低颅内压，协助患者的头偏向一侧，防止呕吐物阻塞气道；患者出现抽搐时，严密观察抽搐发生的部位、发作次数、持续时间及间隔时间等。

3. 饮食护理　饮食以营养丰富、易消化、软质饮食为原则，出现吞咽困难时可给予牛奶、鱼汤、鸡汤、果汁等鼻饲。

【健康教育】

1. 生活指导　指导老人起床和变换体位时动作要慢，不能太猛，每次洗浴时间不宜过长。

2. 疾病相关知识指导　向患者及亲属讲解本病相关知识，生活起居有规律，积极防治高血压、糖尿病、高脂血症、冠心病、肥胖症等，保持情绪稳定，避免过度劳累，预防感冒和用脑过度；坚持康复训练，教会患者本病的康复治疗知识和自我护理方法，坚持做力所能及的事情，促进患者康复。

3. 饮食指导　忌烟酒，合理饮食，以低盐、低脂、高维生素饮食为宜，多食新鲜蔬菜、水果。

4. 用药指导　遵医嘱按时服药，注意观察常用药物的作用、用法、常见的不良反应，能进行自我监测。

四、脑出血

脑出血是指自发性的脑实质内出血，占急性脑血管疾病的20%～30%。多数发生在大脑半球，是病死率最高的疾病之一。常分为外伤性和非外伤性脑出血两大类，临床上指的脑出血指的是非外伤性脑出血，又称为原发性或自发性脑出血。本病好发年龄为50～70岁，发病率随年龄的增高而增高，但70岁以后有所下降。

【护理评估】

（一）健康史

询问患者既往有无高血压或动脉粥样硬化史；起病前有无明显诱因，如情绪激动、过分兴奋、劳累、紧张等；有无头痛、头晕、言语不利、肢体麻木无力等前驱症状；病后主要症状的特点，目前治疗和用药的情况。

（二）身体状况

1. 症状　老年高血压患者多在情绪激动、过度兴奋、劳累、用力排便或脑力活动过度时发病。起病突然，往往在数分钟至数小时内病情达到高峰。出现头痛、呕吐、意识障碍，意识障碍多较重且持续时间长，多呈昏迷状态。

2. 体征　神经系统受损，出现典型的"三偏征"，急性期腱反射消失，数日后瘫痪肢体肌张力增强、腱反射亢进，出现病理反射；出现头晕、头痛、频繁呕吐、共济失调等。

3. 并发症　老年人脑出血多并发上消化道出血，为应激性溃疡所致。②脑出血后使颅内压升高，脑水肿进一步加重高颅压，促使脑疝发生。③长期卧床合并意识障碍、吞咽障碍导致肺部感染和吸入性肺炎；尿潴留或导尿易合并尿路感染。

（三）心理、社会状况

评估患者是否表现出情绪沮丧、心情烦躁、悲观失望。脑出血患者如神志清楚，面对突然发生的感觉障碍、肢体瘫痪、失语，担心其预后。同时还应评估患者来自于亲属的关心和支持度，患者的经济状况、文化教育背景、医疗费用支付情况等。

（四）实验室及辅助检查

1. 脑脊液检查　脑脊液压力增高，多呈血性。

2. CT检查脑出血呈高密度出血灶，可显示脑出血的部位、范围等情况。

3. 脑血管造影检查。

4. 血常规、血脂、血糖等检查。

（五）诊断及治疗要点

1. 诊断要点　老年有高血压病史的患者，在情绪激动或体力活动时突然发病，迅速出现不同程度的意识障碍及颅内压增高症状，伴偏瘫、失语等体征。脑脊液呈血性即可诊断，必要时结合 CT 检查。

2. 治疗要点　急性期治疗的主要原则是防止再出血，控制脑水肿、减低颅内压，防止并发症；后期加强锻炼、促进恢复、提高生存质量。

【常见的护理问题】

1. 意识障碍　与脑出血或脑水肿有关。

2. 自理缺陷　与意识障碍、偏瘫或长期卧床有关。

3. 皮肤完整性受损　与长期卧床、意识障碍、运动功能受损有关。

4. 语言沟通障碍　与语言中枢受损有关。

5. 焦虑　与生活自理受限和担心预后有关。

【护理措施】

1. 病情观察　密切观察生命体征、神志、瞳孔的变化，做好详细的记录，如患者出现剧烈头痛、频繁呕吐、极度烦躁、血压升高、脉搏变慢、呼吸不规则、瞳孔改变、意识障碍加重等，提示有脑疝的可能，应立刻通知医生，配合抢救。注意观察患者有无呕血、便血、血压下降、面色苍白等，如发生消化道出血，立即通知医生。

2. 生活护理　急性期绝对卧床休息，保持环境安静，避免各种刺激，各项诊疗操作应集中进行，动作轻柔；急性脑出血患者 24 小时内应禁食，神志不清者应鼻饲保证营养的摄入。

3. 用药护理　注意观察药物治疗的疗效及不良反应；脑疝患者输液量不宜过多。

4. 对症护理　高热者给予物理降温，不宜降温者可进行人工冬眠；高热惊厥者按医嘱予抗惊厥药；昏迷患者做好气道及皮肤护理；便秘、大小便失禁及尿潴留者做好大小便的相应护理。

5. 心理护理　对恢复神志的脑出血患者多关心体贴、精心护理，给予精神上的安慰，保持其情绪乐观，使其安心治疗。

【健康教育】

1. 生活指导　指导患者注意休息，生活规律，劳逸结合，避免过度疲劳、吸烟、饮酒、情绪激动、过度兴奋等，避免诱发因素。保持室内空气新鲜，阳光充足，温湿度适宜。

2. 疾病相关知识指导　向患者及家属介绍有关疾病的基本知识，如何避免诱因，防止再次出血。教会患者及家属测量血压，发现血压异常波动及时就诊；向其介绍脑出血的先兆症状，如出现立即就诊；告诉患者及家属脑出血现场急救处理措施，如使患者保持安静，松开紧身的衣服，维持呼吸道通畅，拨打急救电话等。

3. 饮食指导　肥胖症适当减肥，宜进低盐低脂饮食，患者戒烟戒酒，进食营养丰富易消化的饮食。

4. 用药指导　遵医嘱给药，注意观察药物治疗的疗效及不良反应，能进行自我监测。

第二节　帕金森病

帕金森病又称震颤麻痹，巴金森氏症，多在 60 岁以后发病，是一种较为常见的锥体外系疾病。主要表现为动作缓慢，手脚或身体其他部分震颤，身体失去柔韧性，变得僵硬。

帕金森病是老年人中第四位最常见的神经变性疾病，在 ≥65 岁人群中，1% 患有此病；在 >40 岁人群中则为 0.4%。

一、护理评估

（一）健康史

询问患者生活环境有无有毒物接触史、手术、外伤史；震颤出现的时间、发展过程、涉及的部位以及有无加重或缓解的因素；目前的治疗及用药情况；有无本病发作的家族史。

（二）身体状况

1. 症状　首发症状多为静止性震颤，出现有规律的拇指与屈曲的食指间呈"搓丸样"动作，每秒 4~6 次，活动和睡眠时减轻或消失，情绪紧张时加剧，震颤逐渐扩展，70 岁以上的老年患者可不出现震颤。肌强直可使患者出现特殊的屈曲体姿；运动迟缓，随意动作迟缓、减慢。

2. 体征　本病的早期体征有各种动作减少，面部表情缺乏，眨眼动作减少，强直多从一侧肢体的近心端开始蔓延至远端甚至全身，面肌强直表情和瞬目减少，造成面具脸；颈肌、躯干肌强直使躯体前屈姿势；行走时步距缩短，常见碎步、前冲的"慌张步态"，晚期姿势步态进一步异常，体位不稳，容易跌倒；运动减少，语声单调、低沉，进食饮水可致呛咳。

3. 并发症　损伤、心理障碍和智力减损、感染、压疮。

（三）心理、社会状况

评估患者是否因身体形象的改变以及生活不能自理导致烦躁、恐惧、自尊紊乱等心理反应。同时还应评估患者来自于亲属的关心和支持度，患者的经济状况、文化教育背景、医疗费用支付情况等。

（四）实验室及辅助检查

1. 血脑脊液常规检测及头部 CT、MRI 检查均无明显异常。

2. 脑脊液及尿液中多巴胺及其代谢产物高香草酸含量降低。

3. 单光子发射断层扫描或正电子发射断层扫描及基因检测可做进一步诊断。

4. 临床上也可以采用量表测定，如 Webster 修订记分法或统一帕金森评定量表进行检查。

（五）诊断及治疗要点

1. 诊断要点　中老年以后发病，进行性加重的震颤，运动减少，强直和体位不稳等典型神经症状和体征。

2. 治疗要点　①帕金森病的药物治疗都是对症治疗，多数药物在应用初期都有较大的副作用，最常见的是消化道症状，如恶心、呕吐等。②药物治疗，帕金森病患者在中晚期以后，有许多患者不可避免地出现药物疗效减退、症状波动和异动症等严重并发症，部分患者通过上述药物调整也无法解决，此时，适当的外科手术将是一个好的选择。

二、常见的护理问题

1. 知识缺乏　缺乏本病相关知识和药物治疗知识。
2. 自理能力缺陷　与肌肉强直、随意运动减少有关。
3. 语言沟通障碍　与喉肌及面部肌肉强直有关。
4. 营养失调　低于机体需要量　与吞咽困难有关。

三、护理措施

1. 病情观察　观察进行性加重的震颤、运动减少、强直和体位不稳等神经症状和体征；评估患者对病情进展、预后及常用药物的名称、用量、注意副作用的了解情况，注意观察患者长期卧床并发肺炎、压疮等情况。
2. 一般护理　保持病室安静、舒适；进食饮水尽量使患者保持坐位，使患者集中注意力；鼓励患者自我护理，避免过度依赖别人；克服胆怯心理，加强主动运动，但要防止跌倒。
3. 饮食护理　高热量半流质饮食，多吃水果蔬菜；对于流涎过多的患者，鼓励患者细嚼慢咽，也可以用吸管。
4. 用药护理　遵医嘱进行药物治疗，指导患者正确服药方法、注意事项，观察药效及不良反应。
5. 心理护理　注意倾听患者表达恐惧的心理，纠正患者对本病的错误认识，提供正确信息；了解患者思想动态，解除顾虑。

四、健康教育

1. 生活指导　经常活动躯体各个关节，防止强直与僵硬，在家属指导下适当进行锻炼、保持心情舒畅；注意保暖，防止上呼吸道及肺部感染。
2. 疾病相关知识指导　告诉患者及家属，本病是一种慢性进展性疾病，至疾病晚期往往因严重肌肉强直、全身僵硬将会导致卧床不起；不要独自外出，防止跌倒、摔伤。
3. 饮食指导　指导患者少量多餐，高热量半流质饮食，多吃水果蔬菜。禁烟酒。
4. 用药指导　在医生的指导下根据病情服药，指导患者正确服药方法、注意事项，观察药效及不良反应。

第三节　老年期痴呆

老年期痴呆是指发生在老年期，以智能的衰退及人格和行为的异常为主要临床表现的一组疾病，是由多种原因引起的脑功能失调的一种表现，严重危害老年人身心健康。老年期痴呆分为阿尔茨海默病、血管性痴呆、混合性痴呆及其他原因引起的痴呆。前两种是老年期痴呆中最常见的，约占全部痴呆的 70% ~ 80%。阿尔茨海默病又称老年性痴呆，是一组病因未明的原发性退行性脑变性疾病。

一、护理评估

（一）健康史

询问病史，观察患者的语言、行为、记忆力、思维及情绪的变化，并评估其痴呆的程度；了解患者有无脑外伤、心血管疾病、糖尿病、吸烟等，分析疾病的相关因素。

（二）身体状况

1. 症状　老年性痴呆患者主要表现为记忆障碍和精神症状，初期记忆力减退为首发症状，尤其是近事记忆力减退为主，如刚做过的事情就想不起来了、不知将物品刚放置何处。除记忆障碍、精神症状外，可出现脑血管损害的局灶性神经症状，如偏瘫、感觉障碍、视野缺失等。

2. 体征　语言能力下降，空间定向力逐渐丧失，人格改变而出现迷路、情绪不稳定、急躁易怒、孤僻、自私、敏感多疑。随着病情加重，老年人记忆力明显障碍，可出现失语、失认、失写、失用等，严重者生活不能自理，大小便失禁。

3. 并发症　肺部感染、泌尿系感染、压疮。

（三）心理、社会状况

痴呆患者病情长、自理缺陷、人格障碍、活动受限，可出现孤独、抑郁等，甚至有自杀行为，增添了家庭和社会的负担；要评估老年人心理特点、生活状况，家人的关心、照顾程度以及社会支持情况。

（四）实验室及辅助检查

1. 脑电图检查，阿尔茨海默病早期脑电图多正常，血管性痴呆可见有弥散性慢波及局灶性异常。

2. 颅脑 CT 扫描或 MRI 常显示不同程度的脑室扩大和皮质萎缩、脑沟变宽，这也是确诊老年痴呆症的辅助检查。

3. 认知功能测验及智力测验也用于老年痴呆症的检查，如简易智力状态检查（MMSE）、长谷川痴呆量表（HDS）可用于筛查痴呆。

（五）诊断及治疗要点

1. 诊断要点　智力状态分析是诊断本病的主要依据，痴呆患者主要表现为记忆能力、理解能力、判断能力、计算能力、定向能力及自制能力明显减退；患者思维缓慢，简单贫乏，缺乏逻辑性、连贯性；情绪不稳，动作、表情迟钝；严重时，饮食、大小便常不能自理。

2. 治疗要点　目前无特效治疗方法，重点在于预防和护理，早期干预、采取综合治疗和护理办法可以延缓疾病的进程，使患者脑功能得到最大限度的保留；重视个别症状的药物治疗，对于早中期患者，目前临床上用乙酰胆碱酯酶抑制剂，如盐酸多奈哌齐等，对于中晚期患者特别是有精神症状如亢奋及破坏性行为的患者，可使用兴奋性氨基酸拮抗剂，如美金刚等。此外，应积极治疗脑血管疾病，服用改善血液循环的药物，对改善认知功能、延缓疾病进展有一定作用。

二、常见的护理问题

1. 感知改变　与认知行为障碍有关。
2. 自理缺陷　与认知、感知障碍、神经肌肉受损有关。
3. 记忆受损　与记忆进行性减退有关。
4. 语言沟通障碍　与意识障碍、思维混乱有关。
5. 家庭应对无效　与家庭成员（主要照顾者）信息不足、负担过重、缺乏必要支持有关。

三、护理措施

课堂互动

如何制订老年痴呆患者的安全护理措施？

1. 生活护理　为防止老年人记忆力、言语及日常生活能力减退，应尽可能使老年人多说话，做有兴趣的手工活动，处理自己的日常生活等，如穿衣、进食、排泄、睡眠等；饮食要考虑量和质的平衡，选用易消化、易吞咽的食物；保持良好的卫生习惯，防止压疮的发生。

2. 用药护理　照料老年期痴呆患者服药应注意以下几点：①患者服药时必须有人在旁陪伴，帮助患者将药全部服下，以免遗忘或错服。②伴有抑郁症、幻觉和自杀倾向的老年痴呆患者，一定要把药品管理好，放到患者拿不到或找不到的地方。③遇到患者拒绝服药时，照料者耐心说服，向患者解释，服下后，让患者张嘴，确定是否咽下，防止患者在无人时将药吐掉。④患者服药后常不能诉说其不适，要细心观察有何不良反应，及时调整给药方案。⑤卧床患者、吞咽困难的患者不宜吞服药片，最好研碎后溶于水中服用。⑥昏迷的患者要通过鼻饲管，由胃管注入药物。

3. 心理护理　尊重和爱护老年人，走进患者的世界，换位思考对患者进行护理照顾；多鼓励、赞赏老年人在自理和适应方面的成绩，避免和患者争执；鼓励老年人参加有益的文娱活动和力所能及的社会、家庭活动。

4. 安全护理　①患者外出最好有人陪伴或佩戴写有患者姓名及家庭住址或联系方式的卡片或手镯。②伴抑郁症、幻觉和自杀倾向的老年痴呆患者，注意防止自我伤害，如自杀。③防止老年患者发生跌倒、走失、烧伤、煤气中毒、烫伤、误服等意外事故。

四、健康教育

1. 生活指导　指导老年人改变不良的生活习惯，戒烟限酒，坚持适量运动，积极用脑，劳逸结合，保护大脑，保证充足的睡眠，注意脑力活动多样化；培养广泛的兴趣爱好，积极参与有益的社会活动。

2. 疾病相关知识指导　积极向老年人及家属讲解有关老年性痴呆的相关知识，普及有关老年性痴呆的预防知识；重视对痴呆症状的早期发现，鼓励有记忆力明显减退的老年人及早就医，定期做体格检查；合理用药，尽量减少镇静剂及抗抑郁药的使用；通过动作、语言、声音等信息刺激提高记忆力进行智能康复训练。

3. 饮食指导　培养良好的卫生饮食习惯，多吃富含锌、锰、硒类的健脑食物，如海产品、鱼类、乳类、豆类、坚果类等，适当补充维生素 B 族及维生素 E。

4. 用药指导　遵医嘱给药，帮助或协助给药，并且做好药品的保管工作；让患者及家属知晓常用药物的作用、用法、常见的不良反应，能进行自我监测。

第四节　神　经　症

神经症又名神经官能症，它不是特定的疾病单元，而是由大脑功能紊乱而引起的一组精神障碍的总称，包括强迫症、焦虑症、躯体形式障碍等，主要表现为焦虑、抑郁、恐惧、强迫、疑病、躯体化症状或神经衰弱症状。病程大多持续迁延或呈发作性。

老年期的神经症是一种既让人感到痛苦，又能够治疗的常见疾病，相对于其他老年期的精神病或成人神经症来说，它往往被人忽视，随着精神卫生保健的日益完善，这类患者对精神卫生服务的需求明显增多。

一、护理评估

（一）健康史

询问患者就医的原因、临床表现、不愉快的情感体验；患者的性格特征、有无不良的社会刺激因素，如退休、丧偶、丧子；人际关系等；询问家族是否有类似病史。

（二）身体状况

1. 症状　老年期神经官能症的临床表现比较复杂，最常见的为失眠，其次是焦虑状态，头痛、记忆力减退、心悸、胸闷、恐惧等。症状的出现与应激性的生活事件或无法解决的心理冲突有关，多在一定的心理刺激下发病。

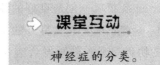

课堂互动

神经症的分类。

2. 体征　情绪不稳，焦虑不安；当久病不愈时，更是猜疑、恐惧、悲观失望，容易激动，但无神经系统器质性损害。

3. 并发症　经常出现为耳鸣、眼花、心慌、气短、消化不良、恶心呕吐、腹胀便秘、出汗、肢体震颤、遗精、阳痿、月经不调等并发症。

（三）心理、社会状况

神经症的治疗是一个漫长的过程，要评估老年人心理特点、生活状况，家人的关心、照顾程度以及社会支持情况。

（四）实验室及辅助检查

1. 心电图检查　心电图常表现为窦性心动过速，部分患者出现 ST 段压低，T 波低平、双相或倒置，多在 Ⅱ、Ⅲ、aVF 或 $V_4 \sim V_6$ 导联出现，并经常发生变化，心得安试验阳性；部分患者运动试验阳性，但进行"心得安运动试验"时 ST 段和 T 波恢复正常。

2. 心脏超声检查　心脏超声检查可排除心脏、大血管和瓣膜的结构异常。

3. 根据不同情况采取 X 线、内镜检查、胃液分析与粪便化验等检查手段。必要时行超声、CT 等检查以排除肝、胆、胰等腹腔脏器病变。

（五）诊断及治疗要点

1. 诊断要点　诊断上应注意鉴别神经官能症和因其他疾病引起的神经症症状群，

因此对神经症患者必须进行仔细的体格检查，至少要符合两个条件才能诊断神经官能症：①经过仔细检查没有发现相应的可以解释其症状的躯体疾病；②精神因素在其发病及病情变化上有很大的影响。

2. 治疗要点　心理治疗联合药物治疗是治疗神经症的最佳方法。一般来说，药物治疗对于控制神经症的症状是有效的，但神经症的发生与心理社会应激因素、个性特征有密切关系，病程长、迁延波动，可因生活事件反复发作，因此，成功的心理治疗更重要。神经官能症的药物治疗主要是新一代的抗抑郁药物及镇静催眠药。

二、常见的护理问题

1. 睡眠型态紊乱　与疼痛或身体不适；皮肤完整性受损；自理能力下降有关。

2. 焦虑、抑郁、恐惧　与心理功能障碍有关。

3. 有自杀的危险　与社会应对能力受损；个人应对无效；知识缺乏等有关。

三、护理措施

1. 安全护理　为患者提供安静舒适的环境，减少刺激，加强安全护理，避免环境中的危险品及其他不安全因素，防患于未然。

2. 一般护理　创造良好的睡眠环境，安排合理的作息制度，养成良好的睡眠习惯。

3. 心理护理　建立良好的护患关系，以和善、真诚、支持、理解的态度对待患者，耐心的协助患者；鼓励患者表达自己的情绪、内心的不愉快感受；协助其识别和接受负性情绪及相关行为；反复强调患者的能力和优势，忽略其缺点和功能障碍。

四、健康教育

1. 生活指导　遵守作息制度，劳逸结合，做到起居正常化和生活规律化，适当参加体育锻炼，增强体质。

2. 疾病相关知识指导　根据患者的具体情况，如性格特征、起病原因、病情缓急轻重等有的放矢做工作，培养良好的精神卫生习惯，冷静地对待矛盾和冲突，尽可能回避现实压力和挫折；积极参加社会实践活动，体现自身价值，增强治病信心；正确处理好人际关系；教会家属帮助患者恢复社会功能。

3. 饮食指导　培养良好的卫生饮食习惯，多吃营养丰富易消化的食物。

4. 用药指导　遵医嘱按时服药，知晓常用药物的作用、用法、常见的不良反应，能进行自我监测。

第五节　抑郁症

抑郁症是由各种原因引起的以抑郁为主要症状的一组心境障碍或情感性障碍。抑郁症高发年龄大部分在 50～60 岁之间。抑郁症是老年期最常见的功能性精神障碍，老年人的自杀通常与抑郁有关。

一、护理评估

（一）健康史

询问患者有无紧张、焦虑、头痛、失眠、心悸、胸闷、乏力、食欲减退、全身不适等躯体症状，何时发病，有无诱因，持续时间长短等。了解老年人有无躯体疾病；评估上述症状与现存躯体疾病的关系。

（二）身体状况

1. **症状与体征** ①情绪低落或抑郁是抑郁症的首发症状，表现为悲观、失望、哭泣、消极或厌世，严重者可有自杀企图或自杀行为；有的患者表现为焦虑、心烦、甚至焦躁不安。②躯体症状，如各种不明的疼痛，消化道不适等症状，称作躯体化表现。③可伴有妄想，如嫉妒妄想、被害妄想等。④自主神经系统症状，包括睡眠障碍、食欲不振或性功能下降等。睡眠障碍突出表现为早醒，醒后难以入睡，而且陷入痛苦绝望中。

2. **并发症** ①性欲明显减退。②思维迟缓，活动减少，记忆力减退，大脑反应慢，常个人独处等。③多有疲乏、心悸、胸闷、胃肠不适、便秘等躯体症状。④伴有焦虑、内疚感，担心给家庭增加负担。⑤睡眠障碍，以早醒为其典型表现。⑥自暴自弃，厌世或自杀心理。

（三）心理、社会状况

评估老年人是否遇到了如丧偶、子女分居等社会事件；与社会联系情况、对事物消极的评价等情况；评估患者及亲属对疾病的发生、病程、预后及健康保健知识是否了解；评估老年人心理特点、生活状况，家人的关心、照顾程度以及社会支持情况。

（四）实验室及辅助检查

抑郁症属功能性疾病，通常实验室检查可有尿（五羟色胺）排出减少及脑脊液五羟色胺含量减低。但临床上需排除因脑炎、脑肿瘤、脑血管病、帕金森病所伴发的抑郁情绪；同时需排除躯体疾病所伴发的抑郁情绪，如甲状腺功能低下，慢性肝炎、系统性红斑狼疮等。

（五）诊断及治疗要点

1. **诊断要点** ①临床症状特征以持久的情感低落为基本症状，伴有思维联想过程缓慢和思维内容障碍以及意志活动减退，大部分患者的思维及行为异常与低落的心境协调。②具有发作性病程，缓解期精神状态基本正常。③可有较高的情感性精神障碍的阳性家族史，躯体和神经系统检查以及实验室检查一般无阳性发现。

2. **治疗要点** ①三环类抗抑郁剂，常用的三环类抗抑郁剂丙咪嗪、多虑平等，治疗过程中注意观察抗抑郁剂治疗的副作用，如口干、视物模糊、尿潴留、直立性低血压。②单胺氧化酶抑制剂常首选苯乙肼，但肝病者慎用。③电休克治疗，电休克治疗对严重的抑郁症患者效果较好，收效较快，能较好地控制自杀观念。

二、常见的护理问题

1. **睡眠型态紊乱** 与精神压力有关。
2. **思维过程紊乱** 与消极认知态度有关。

3. 有自杀的危险　与严重抑郁、悲观情绪、消极观念和无价值感有关。

三、护理措施

1. 一般护理　提供安全舒适的环境，保持合理的休息和睡眠，生活有规律，鼓励白天参加娱乐活动和适当的体育锻炼，睡前避免看过于刺激的电视节目；为患者创造良好的入睡环境；严格做好药品及危险物品的保管工作，加强巡视，及时发现自杀征兆。

2. 饮食护理　给予营养丰富、易消化、清淡的饮食，如牛奶、鸡蛋、豆制品、瘦肉、新鲜水果和蔬菜，少吃糖类和淀粉食物。

3. 心理护理　鼓励老人倾诉，协助老人确认负向的想法并加以取代和减少。帮助老人回顾自己的优点、长处、成就的机会来增加正向的看法。从精神上安慰和鼓励，使其树立战胜挫折的信心，增强社会适应能力。

四、健康教育

1. 生活指导　培养患者兴趣，合理安排生活，多与社会保持联系，积极参加力所能及的活动。提倡子女与老人同住，子女不仅要在生活上照顾老人，同时要在精神上给予关心。

2. 疾病相关知识指导　社区和老年护理机构等要创造条件，鼓励老人参加一些健康讲座，进行心理健康教育和心理指导。

3. 饮食指导　指导患者及家属给予营养丰富、品种多样、易消化、清淡的饮食。

综|合|测|试

A1 型题

1. 下列哪项不是老年人脑血管疾病的特点
   A. 脑出血减少　　　　　　B. 高血压脑病明显减少　　　　C. 脑梗死增加
   D. 失语、偏瘫等体征明显　E. 一过性脑缺血发作明显增多

2. 脑血栓形成护理评估不正确的是
   A. 安静状态下发病　　　　B. 晨起出现半身瘫痪　　　　　C. 有动脉粥样硬化病史
   D. 可有发声障碍　　　　　E. 有严重意识障碍

3. 患者，女，66 岁，时常感到恐惧或提心吊胆，同时伴有紧张性不安，心烦意乱，时常感到大祸临头，请问该老年人的主要心理问题是
   A. 焦虑　　　B. 抑郁　　　C. 恐惧　　　D. 痴呆　　　E. 自闭症

4. 老年抑郁症患者最严重而危险的表现是
   A. 出走　　　B. 自杀　　　C. 头痛　　　D. 迟滞　　　E. 妄想

5. 短暂性脑缺血发作的临床表现是
   A. 血压突然升高，短暂意识不清
   B. 眩晕、呕吐、耳鸣，持续一日或数日
   C. 发作性神经功能障碍，24 小时内完全恢复
   D. 昏迷、清醒、再昏迷
   E. 一侧轻偏瘫，历时数日渐恢复

6. 关于帕金森病症状表现的说法下列哪项是错误的
   A. 手"搓丸样"动作　　　　　B. "面具脸"　　　　　C. "小字症"
   D. "慌张步态"　　　　　　　E. "舞蹈样动作"

7. 老年期痴呆患者最早的特征表现是
   A. 行为改变　　　　　　　　B. 意识改变　　　　　C. 记忆力改变
   D. 思维改变　　　　　　　　E. 抑郁

8. 帕金森病的首发症状多为
   A. 肌强直　　　　　　　　　B. 步行障碍　　　　　C. 运动迟缓
   D. 震颤　　　　　　　　　　E. 精神异常

A3 型题

(9 ~ 10 题共用题干)

患者，女，48 岁，晚餐后洗衣服时突然出现剧烈头痛，恶心、喷射状呕吐，随后意识不清，被家人送到医院，急做 CT，图像呈高密度阴影，脑膜刺激征阳性，无肢体瘫痪，既往体健。

9. 该病的诊断是
   A. 脑出血　　　　　　　　　B. 脑血栓　　　　　　C. 脑梗死
   D. 蛛网膜下腔出血　　　　　E. 短暂性脑出血发作

10. 本病最常见的病因为
    A. 先天性脑动脉瘤　　　　　B. 高血压　　　　　　C. 血小板减少
    D. 凝血机制障碍　　　　　　E. 身体健康

(11 ~ 14 题共用题干)

患者，男，60 岁，深静脉血栓溶栓治疗期间突然出现胸痛、呼吸困难、血压下降。

11. 该患者可能出现了
    A. 肺栓塞　　　B. 冠心病　　　C. 出血　　　D. 肺部感染　　　E. 脑梗死

12. 目前患者最主要的护理诊断是
    A. 舒适的改变：疼痛　　　　B. 气体交换受损　　　C. 活动无耐力
    D. 潜在并发症　　　　　　　E. 自理缺陷

13. 应立刻采取的护理措施
    A. 嘱患者半卧位　　　　　　B. 嘱患者深呼吸　　　C. 高浓度氧气吸入
    D. 给患者测体温　　　　　　E. 测出凝血时间

14. 预防此并发症的措施
    A. 鼓励急性期患者下地行走　B. 卧床期间增加床上活动　C. 密切观察神志变化
    D. 急性期患者禁止按摩患肢　E. 吸氧

(张绍敏)

第十五章 老年人泌尿生殖系统疾病的护理

【学习目标】

掌握：老年围绝经期综合征、尿路感染、前列腺增生症、老年性阴道炎的护理评估、护理措施和健康教育。

熟悉：老年围绝经期综合征的病因；尿路感染、前列腺增生症、老年性阴道炎的临床表现、常见的护理问题。

了解：老年围绝经期综合征、尿路感染的概念和诊治要点。

随着年龄的增加，老年人的泌尿生殖系统的结构和功能发生了相应的变化，对其功能影响表现为多种形式，正确认识老年人的泌尿生殖系统生理变化及常见疾病，对促进和保障老年人健康十分有益。

由于肾脏逐渐萎缩，老人对药物排泄速度减慢，易发生药物累积中毒；尿道、输尿管、膀胱功能减退，老人易出现尿液外溢、尿频、尿急、夜尿增多，逆行感染的几率大大增加。老年由于性激素水平下降，生殖系统也出现退行性改变，机体抵抗力显著降低，从而引起相关疾病。老年人常见的泌尿生殖系统疾病有老年围绝经期综合征、尿路感染、前列腺增生症、老年性阴道炎等。

第一节 围绝经期综合征

围绝经期（peirmenopausal period）指绝经过渡期至最后一次月经后一年。围绝经期综合征指妇女绝经前后，由于性激素减少所致的一系列躯体及精神心理症状。由于卵巢萎缩，使正常的下丘脑－垂体－卵巢轴之间平衡失调，影响了自主神经中枢及其支配下的各脏器功能，从而出现一系列性激素减少所致的症状。当卵巢切除或放射损失卵巢后症状更为明显。绝经期后血β－内啡肽及其自身抗体含量明显降低，引起神经内分泌调节功能紊乱。另外遗传、个体人格特征、神经类型，均与围绝经期综合征的发病和症状严重程度有关。

一、护理评估

（一）健康史

详细询问月经史、生育史，有无肝病、心血管疾病、泌尿生殖系统疾病和其他内分泌疾病史，有无卵巢切除或盆腔肿瘤放疗史。了解患者的职业、文化水平及性格特征，有无神经、精神症状等；既往有无妇科手术史和放疗史。

（二）身体状况

1. 症状

（1）月经紊乱　是最常见症状。约半数以上妇女绝经前出现无排卵性月经紊乱，常表现为不规则子宫出血、月经频发、月经稀发、经量增加及持续时间延长等。

（2）血管舒缩症状　表现为潮热，夜间或应激状态易促发，是雌激素降低的特征性症状。

（3）心血管症状　患者可有血压升高或波动，假性心绞痛，症状发生易受精神因素影响。绝经期妇女冠心病、高血压和脑出血发病率及死亡率逐渐增加。

（4）泌尿生殖道症状　出现尿急、尿失禁、排尿困难、反复发作的尿路感染、阴道干燥和老年阴道炎。

（5）骨质疏松　围绝经期雌激素水平下降引起骨骼压缩使体格变小、严重者导致骨折。

（6）精神、神经症状　激动易怒、情绪不稳定，常有焦虑、多疑、脾气暴躁而不能自我控制，同时还出现注意力不集中、记忆力减退、失眠等。

2. 体征　阴道上皮萎缩变薄、皱褶变平、弹性消失、分泌物减少、毛细血管趋于表面，因而极易创伤而出现充血或出血点。

（三）心理、社会状况

围绝经期妇女因家庭和社会环境因素的变化，身体与精神负担较重，易出现忧虑、多疑、孤独等情绪改变。评估患者对疾病的认识、家人的理解与关心程度。

（四）实验室及辅助检查

1. 激素水平测定　FSH升高。

2. B超、宫颈刮片及诊断性刮宫等。

（五）诊断及治疗要点

1. 诊断要点　根据患者有月经紊乱、潮热、多汗、激动易怒、抑郁、注意力不集中、心悸、失眠等临床表现，结合妇科检查，激素测定结果，可协助诊断。

2. 治疗要点

（1）一般治疗　饮食应摄取足量蛋白质和含钙丰富的食物，并补充钙剂，注意体育锻炼，重视精神心理治疗，必要时选用镇静剂、谷维素等。

（2）雌激素替代治疗　可改善激素缺乏所导致的症状、预防骨质疏松及心血管疾病。应采取最小有效量，尽量选用天然性激素，口服或经阴道、皮肤或皮下埋置给药。

二、常见的护理问题

1. 自我形象紊乱　与月经紊乱及神经精神症状有关。

2. 焦虑　与内分泌紊乱、围绝经期症状控制不良有关。

3. 知识缺乏　缺乏服用雌激素有关的知识。

4. 有感染的危险　与生殖泌尿道萎缩有关。

三、护理措施

1. 合理饮食　宜低脂、低胆固醇、适量蛋白质饮食；少食碳水化合物及甜食；多食含钙食物，防止骨质疏松；适当控制食量。

2. 药疗护理　遵医嘱用药，激素治疗时注意补钙，注意药物剂量、用法及可能出现的副作用。

3. 心理护理　使患者认识到围绝经期是一个正常的生理过程，可以通过自身调节达到平衡。介绍缓解压力的方法，鼓励患者多参加社会活动和体育锻炼，保持良好的情绪。

四、健康教育

1. 疾病知识讲解　向患者及家属讲解围绝经期综合征的表现和防治常识，使患者在家属的理解和关心下顺利渡过这一时期。

2. 生活指导　指导患者坚持适度的体育锻炼，合理膳食，规律生活，注意休息，防止肥胖。

第二节　尿路感染

尿路感染（urinary tract infection）是各种致病菌侵入泌尿系统而引起的炎症。尿路感染位居老年人感染性疾病的第二位，且随年龄增加而增加。好发于老年女性，男：女为1：10。主要致病菌株是大肠杆菌和变形杆菌，其次为铜绿假单胞菌和变形杆菌、克雷白杆菌、产碱杆菌等其他革兰阴性菌。近年来人们注意到革兰阳性球菌（如葡萄球菌、肠球菌等）导致的老年人泌尿系统感染也较常见。在泌尿系统结构或功能异常的老年人中，真菌（白色念球菌为主）或L型细菌的感染明显增加。体质衰弱或长期卧床的老年患者还可由各种非尿路致病菌或条件致病菌导致严重的泌尿系统感染。此外，老年女性的急性尿道综合征部分又由衣原体引起。

老年人尿路感染的主要原因为免疫力低、尿量减少、排尿不畅或尿失禁。老年人常伴有高血压、肾动脉及肾小动脉硬化、糖尿病等全身性疾病，另外，老年人肾小管功能及膀胱功能随年龄增长而降低，也影响了排尿及排便功能。这些均为老年人泌尿系感染发病率高、反复发作且难以治愈的因素。

一、护理评估

（一）健康史

了解老年人有无尿路感染、尿路梗阻性疾病、糖尿病、脑血管疾病史，精神状态、生活自理能力，排尿状态，症状持续时间及其程度；本次发病前使用抗生素情况，疗效及副作用。

（二）身体状况

1. 症状　常以寒战和发热为首发症状，伴有疲劳、乏力、精神萎靡、头痛及全身衰弱，局部症状有尿频、尿急、尿痛、排尿困难及腰部酸痛等，常被误诊或漏诊。老年人尿路感染后全身反应明显，严重者可发生败血症、感染性休克等。复发率及再感染率较高，且不易治愈，是诱发老年人慢性肾衰竭的重要原因之一。

2. 体征　部分老年人可出现高血压、轻度水肿、肾区叩痛等。

3. 并发症 极易并发菌血症、败血症及感染中毒性休克，是老年人败血症的主要原因。

（三）心理、社会状况

评估患者及亲属对疾病的发生、病程、预后及健康保健知识是否了解。老年人尿路感染大多慢性反复发作，严重影响患者的生活，容易使患者产生不良的情绪，所以应评估患者的性格特点、精神状态、是否有焦虑、恐惧、抑郁等不良反应。

（四）实验室及辅助检查

1. 尿液检查 尿液中有白细胞、红细胞、蛋白和细菌等，尿细菌培养菌落计数大于 $10^5/ml$。

2. 血液检查 血白细胞计数升高，中性粒细胞增多明显。

3. 影像学检查 尿路平片、排泄性尿路造影、膀胱或尿道造影检查、CT 或 B 超检查。

（五）诊断及治疗要点

1. 诊断要点 典型尿路感染可根据膀胱刺激征、尿液改变和尿液细菌学检查加以确诊。尿细菌学检查的诊断标准为新鲜清洁中段尿细菌定量培养菌落计数白细胞大于 $10^5/ml$。每高倍镜下超过 5 个则为脓尿，提示有尿路感染。

2. 治疗要点

（1）一般治疗 注意休息，生活要有规律。每天至少喝水 1000ml，保持尿量在 1500～2000ml，以加强尿流的冲洗作用。

（2）病因治疗 积极治疗原发病。长期卧床、尿失禁的老年人加强基础护理。

（3）抗菌治疗 据尿细菌培养和药敏试验结果，有针对性地选择敏感的抗生素治疗。

二、常见的护理问题

1. 排尿障碍 尿频、尿急、尿痛，与尿路感染有关。
2. 社交障碍 与窘迫、异味、尿频有关。

三、护理措施

1. 休息 发作期卧床休息，适当活动，以不感觉疲劳为度。

2. 饮食及饮水指导 进食清淡并富含营养的食物，补充多种维生素。每天保证 2000～3000ml 饮水量，饮茶水或淡竹叶代茶饮也有一定的预防作用。

3. 保持会阴部清洁 督促患者每 2 小时排尿一次。女性在排尿或排便后应从前到后擦净会阴部，避免把胃肠道细菌带入阴道。每天至少清洗一次会阴部。

4. 用药护理 对于无症状细菌尿，一般不予治疗。为避免老年人药物蓄积中毒，减少用药剂量、延长用药时间。如反复发作，可采取长程抑菌疗法，使尿中细菌数控制在较低水平而不会引起复发。

5. 病情观察 监测体温、尿液性状变化，有无腰痛加剧。如发生病情变化，及时通知医生。

6. 心理护理 老年人尿路感染复发率及再感染率较高，讲解预防复发的知识及预

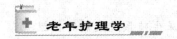

后，使患者保持情绪稳定，避免因情绪激动而导致并发症的发生。

四、健康教育

1. 生活指导　教会患者生活规律，劳逸结合，避免受凉、淋雨、过度疲劳、吸烟、酗酒等，避免诱发因素。适当参加体育锻炼，增强抵抗力。尿频、尿急症状明显者应注意休息。

2. 疾病相关知识指导

（1）提醒老年人及时排尿，并尽量排尽尿。大便后及时清洗肛门。每日常规清洗外阴2次。避免穿过紧的衣裤，内衣裤要使用棉制品。勤换内裤，保持床单清洁、干燥。

（2）老年人出现乏力、精神萎靡、腰骶不适、食欲下降等症状时，应及时到医院就诊，做尿常规及细菌培养等检查，警惕尿路感染。

3. 用药指导　遵医嘱按时服药，知道常用药物的作用、用法、常见的不良反应，能进行自我监测。

第三节　前列腺增生症

良性前列腺增生（benign prosaic hyperplasia，BPH）是男性老人常见病之一。随着人均寿命的提高，其发病率也呈上升趋势。良性前列腺增生简称前列腺增生，俗称前列腺肥大，是指前列腺体和间质细胞良性增生，导致泌尿系梗阻而出现的一系列临床表现及病理生理改变。虽系良性病变，但在泌尿系造成的梗阻影响排尿，直接威胁肾脏功能，对患者的健康与生活带来严重的危害。目前认为与老年性激素失衡、慢性炎症刺激、过度性生活、不良的饮食习惯有关，缺乏运动、劳累、便秘、局部受凉、久坐、久走等可诱发或加重前列腺增生。

一、护理评估

（一）健康史

了解患者吸烟、饮酒、饮食和性生活等情况；有无并发疝、痔、脱肛等，是否有前列腺、泌尿系炎症史，患者平时饮水习惯，是否有足够的液体摄入。注意评估患者排尿困难程度和夜尿次数，有无尿潴留情况，有无血尿及尿路刺激症状；是否有定时排尿或憋尿的习惯。有无劳累、便秘、局部受凉、久坐、久走，使用阿托品等诱因。

（二）身体状况

1. 症状　本病起病缓慢，早期症状不明显。

（1）尿频　是最常见的早期症状，夜间更为明显，梗阻加重残余尿量，膀胱有效容量减少，尿频逐渐加重，严重影响睡眠。

（2）进行性排尿困难　是前列腺增生最重要的症状，轻度梗阻时排尿迟缓、断续、尿后滴沥，严重梗阻时排尿费力、射程缩短、尿线细而无力，终成滴沥状。

（3）尿潴留　严重梗阻者发生尿潴留或充盈性尿失禁，因受凉、劳累、饮酒、便秘、憋尿、用阿托品等药而加重梗阻，诱发急性尿潴留。

（4）其他 前列腺增生时因局部充血可发生无痛性血尿。若并发感染或结石，有尿急、尿痛等膀胱刺激征。

2.体征 直肠指诊时可触到增大的前列腺，表面光滑、质韧、有弹性，中间沟消失或隆起。

3.并发症 若并发感染或结石，有尿急、尿痛等膀胱刺激症状。少数患者后期可出现肾积水和肾功能不全表现，出现食欲减退、恶心、呕吐、贫血等。长期排尿困难者可并发疝、痔或脱肛。

（三）心理、社会状况

良性前列腺增生是一种症状进行性加重的疾病。尿频特别是夜尿次数的增多将严重影响患者的休息与睡眠，影响身心健康，患者常有焦虑、悲观情绪。因此应了解评估患者及家属对拟采取的治疗方法、对手术及可能导致并发症的认知程度、家属经济承受能力，以提供相应的心理支持。

（四）实验室及辅助检查

1.直肠指诊是最简单且重要的诊断手段。

2.膀胱镜、B超、残余尿测定和尿流动力学等检查，用于判断前列腺的大小和尿路梗阻程度及逼尿肌的功能状态。

3.尿常规、肾功能检测。

（五）诊断及治疗要点

1.诊断要点 根据患者尿频、排尿困难、尿潴留等典型临床症状，结合直肠指诊、B超、尿流率检查结果，可做出初步诊断。必要时结合前列腺特异性抗原（PSA）测定排除前列腺癌。

2.治疗要点

（1）非手术治疗 临床症状较轻，残余尿 <50ml 者以内科药物治疗为主，可使用 α 受体阻滞剂、激素、降低胆固醇药物等。

（2）其他疗法 梗阻较重而又不适宜手术者可使用激光治疗、射频治疗、支架置入、气囊扩张等。

（3）手术治疗 症状较重者，手术治疗是最佳选择。方式有经尿道前列腺切除术（TURP）、耻骨上经膀胱前列腺切除术和耻骨后前列腺切除术。近年由于内镜技术的进步，TURP已成为前列腺增生手术治疗的首选方法，具有效果好，创伤小，患者恢复快的特点。

二、常见的护理问题

1.排尿型态异常 与膀胱出口梗阻，逼尿肌受损，留置尿管和手术刺激有关。

2.尿潴留 与尿路梗阻有关。

3.睡眠型态紊乱 与夜间尿频有关。

4.潜在并发症 TURP综合征、尿失禁、出血、感染。

三、护理措施

1.保持尿液排出通畅 观察排尿情况，鼓励患者适量饮水、勤排尿，残余尿量多或有尿潴留者，及时留置导尿引流尿液，做好留置导尿护理。为保证患者的休息和减轻焦虑的心情，可遵医嘱给予镇静安眠药物。

2. 饮食护理 适量摄入粗纤维食物，保持大便通畅。戒酒，避免辛辣刺激、高脂肪、高胆固醇食物及咖啡、浓茶等刺激性饮品；适量饮水，饮水过少尿液浓缩，易形成结石；临睡前限制饮水，以免夜尿多，影响睡眠。

3. 心理护理 维护患者的自尊，多关心患者，鼓励正常社交，解除其焦虑、悲观等情绪。

4. 手术治疗的护理 术前积极治疗合并症，控制感染，与患者多沟通，使其以积极的心态接受手术。术后严密观察伤口情况、生命体征和水电解质变化；保持膀胱引流通畅，观察引流液颜色、性质；每天进行膀胱冲洗，冲洗液适当加温，水温不超过36℃；术后保持大便通畅，不用力排便，5天内不做灌肠治疗，以免创面出血，一周后离床活动。

5. 并发症的护理

（1）TURP综合征 行经尿道前列腺切除术的患者，因术中大量的冲洗液被吸收可致血容量急剧增加，出现稀释性低钠血症，患者可出现烦躁、恶心、呕吐、抽搐、昏迷，严重者出现肺水肿、脑水肿、心力衰竭等。一旦出现，遵医嘱给予利尿剂、脱水剂，减慢输液速度，对症处理。

（2）尿频、尿失禁 为减轻拔管后出现尿失禁或尿频现象，一般术后2~3天嘱患者练习收缩腹肌、肛门括约肌，也可辅以针灸理疗等。

四、健康教育

1. 生活指导 应避免久坐、久走、受凉、劳累、便秘等诱因，养成定时排尿的习惯，不憋尿，前列腺增生术后1~2个月内避免剧烈活动，如提重物、跑步、骑自行车、性生活等，防止继发性出血。

2. 用药指导 坚持遵医嘱用药，不随意减量或停用。慎用阿托品、颠茄、异丙肾上腺素等药，以免加重排尿困难。

3. 康复指导 指导患者若有溢尿现象应有意识地经常锻炼肛提肌，以尽快恢复尿道括约肌功能。术后前列腺窝的修复需要3~6个月，因此术后可能仍会有排尿异常现象，应多饮水。如有尿失禁现象，应指导患者进行肛提肌锻炼，以尽快恢复尿道括约肌功能。定期行尿液检查，复查尿流率及残余尿量。

第四节　老年性阴道炎

老年性阴道炎（senilevirginities），绝经后的老年妇女因卵巢功能衰退，雌激素水平和局部抵抗力降低，致病菌容易入侵繁殖而引起炎症。妇女绝经、手术切除卵巢或盆腔放射治疗后，雌激素水平降低，阴道上皮萎缩，黏膜变薄，上皮细胞糖原减少，阴道内pH值增高，阴道自净作用减弱，致使病菌易入侵并繁殖引起炎症。

一、护理评估

（一）健康史

了解老年女性白带性状、量、气味，有无外阴及阴道内瘙痒、灼热感及程度；询问患者月经史、闭经时间，有无卵巢手术史或盆腔炎症病史。

（二）身体状况

1. 症状　阴道分泌物增多，分泌物稀薄，呈淡黄色，伴严重感染时白带可呈脓性，有臭味。分泌物可为血性或点滴出血，可伴外阴瘙痒、灼热、尿频、尿痛、尿失禁等症状。

2. 体征　阴道检查可见阴道皱襞消失，表面可有散在小出血点，严重时可形成表浅溃疡，还可引起阴道粘连或闭锁。

（三）心理、社会状况

评估患者是否有忧虑、自卑心理以及家属对患者的关心程度等。

（四）实验室及辅助检查

1. 妇科检查　观察阴道皱襞的弹性，有无出血点、溃疡或粘连。

2. 阴道分泌物涂片检查　可见大量白细胞和少量基底层细胞，无滴虫及假丝酵母菌。

（五）诊断及治疗要点

1. 诊断要点　根据绝经、卵巢手术史或盆腔放射治疗史及临床表现可诊断。可结合阴道分泌物检查，必要时行分段诊刮术。

2. 治疗要点　0.5% 醋酸或 1% 乳酸阴道灌洗，局部应用抗生素，抑制细菌生长；针对病因给予雌激素制剂。

二、常见的护理问题

1. 舒适度改变　与阴道瘙痒、白带增多有关。

2. 知识缺乏　缺乏围绝经期妇女、老年妇女保健知识。

3. 有感染的危险　与局部分泌物增多、破溃有关。

三、护理措施

1. 一般护理　注意个人卫生，避免用力摩擦、抓挠阴部，以免损伤局部皮肤、黏膜。

2. 饮食护理　给予清淡、富含营养的饮食，避免刺激性食物。

3. 阴道冲洗　注意用具和手的卫生，进行阴道冲洗、阴道内纳入药物时动作要轻柔、缓慢，并安慰患者，使其放轻松，减轻痛苦。

4. 心理护理　要做好安慰工作、解释工作，并指导其亲属多关心、体贴患者，帮助他们树立战胜疾病的信心。

四、健康教育

1. 生活指导　指导患者注意增加营养，坚持体育锻炼，保持心情舒畅，提高自身防御能力。

2. 保持外阴皮肤清洁　每日大小便后清洁外阴，但不能用较热的水及刺激性大的肥皂进行清洗，以免加重外阴干燥、瘙痒症状。勤换内裤，保持会阴局部清洁。

3. 用药与疾病监测　坚持按医嘱用药，定期到医院进行妇科检查。

综合测试

A1 型题

1. 围绝经期综合征临床表现最常见的是
   　A. 月经紊乱　　　　　　　　B. 血管舒缩症状　　　　　C. 心血管症状
   　D. 泌尿生殖症状　　　　　　E. 骨质疏松

2. 老年性阴道炎治疗最主要的是
   　A. 抑制细菌生长　　　　　　B. 阴道冲洗　　　　　　　C. 局部用抗生素
   　D. 雌激素制剂　　　　　　　E. 心理指导

3. 老年人尿路感染的临床特点正确的是
   　A. 不典型　　　　　　　　　B. 膀胱刺激征严重　　　　C. 全身感染中毒表现不明显
   　D. 血尿　　　　　　　　　　E. 高血压

4. 良性前列腺增生临床表现主要是
   　A. 尿频　　　　　　　　　　B. 尿潴留　　　　　　　　C. 进行性排尿困难
   　D. 血尿　　　　　　　　　　E. 膀胱刺激征

5. 关于围绝经期综合征的临床表现的描述，错误的是
   　A. 潮热多汗等血管舒缩症状　　B. 心绞痛发生的危险性增加　C. 骨质疏松症状
   　D. 焦虑、多疑等精神经症状　　E. 泌尿生殖道萎缩症状

A3 型题

（6～10 题共用题干）

　　患者，男，60 岁。2 年来出现间歇性无痛性肉眼血尿，近半年来夜尿频繁，排尿费力、射程缩短、尿线细而无力成滴沥状，今日因小便排出困难入院。体检：患者膀胱高度膨胀至脐部，叩诊实音，有压痛。患者食欲减退、睡眠不佳、精神萎靡。

6. 该患者最可能的诊断是
   　A. 良性前列腺增生症　　　　B. 尿路感染　　　　　　　C. 膀胱结石
   　D. 急性膀胱炎　　　　　　　E. 前列腺炎

7. 诊断该疾病最简单的方法是
   　A. 直肠指诊　　　　　　　　B. 膀胱镜　　　　　　　　C. B超
   　D. 残余尿测定　　　　　　　E. 尿常规

8. 患者目前存在的主要护理问题
   　A. 尿潴留　　　　　　　　　B. 排尿型态改变　　　　　C. 知识缺乏
   　D. 睡眠型态紊乱　　　　　　E. 潜在并发症

9. 为该患者导尿时，尿量不应超过
   　A. 2000ml　　　　B. 1500ml　　　　C. 1000ml　　　　D. 800ml　　　　E. 400ml

10. 患者行手术治疗后的护理措施哪项不正确
    　A. 每天进行膀胱冲洗，冲洗液适当加温　　　　B. 术后保持大便通畅，不用力排便
    　C. 术后 5 日若有便秘，可行灌肠治疗　　　　　D. 加强心理护理
    　E. 严密观察伤口情况

（张　琼）

参考答案

第一章

1. E 2. C 3. A 4. E 5. B 6. E 7. E 8. E 9. B 10. E

第二章

1. D 2. D 3. A 4. B 5. B 6. D 7. B 8. C 9. E 10. E

第三章

1. A 2. B 3. D 4. D 5. C 6. E 7. C 8. E 9. E 10. C

第四章

1. A 2. C 3. E 4. C 5. C 6. D 7. B 8. E 9. E 10. D

第五章

1. D 2. A 3. D 4. E 5. C 6. E 7. E 8. B 9. A 10. C

第六章

1. B 2. C 3. A 4. B 5. D 6. C 7. B 8. D 9. E 10. C

第七章

1. E 2. B 3. D 4. C 5. D 6. C 7. B 8. A 9. D 10. D

第八章

1. E 2. B 3. A 4. B 5. C 6. C 7. A 8. A 9. D 10. A

第九章

1. A 2. D 3. D 4. A 5. C 6. C 7. A 8. A 9. D 10. C

第十章

1. A 2. B 3. A 4. A 5. E 6. A 7. C 8. D 9. C 10. C

第十一章

1. C 2. C 3. B 4. D 5. A 6. C 7. E 8. C 9. D 10. B

第十二章

1. C 2. C 3. A 4. D 5. C 6. A 7. D 8. E 9. B 10. B

第十三章

1. C 2. E 3. E 4. A 5. A 6. A 7. B 8. D 9. C 10. B 11. D 12. D

第十四章

1. D 2. E 3. A 4. B 5. C 6. E 7. C 8. D 9. D 10. A 11. A 12. B 13. C 14. D

第十五章

1. A 2. A 3. B 4. C 5. B 6. A 7. A 8. A 9. C 10. C

参考文献

[1] 陆再英，钟南山．内科学．7版．北京：人民卫生出版社，2009

[2] 范荣兰，何利．老年护理学．西安：第四军医大学出版社，2010

[3] 李法琦，司良毅．2版．老年医学．北京：科学出版社，2004

[4] 罗悦性．老年护理学．2版．北京：人民卫生出版社，2011

[5] 倪居．内科护理学．上海：同济大学出版社，2008

[6] 李秀艳．精神科护理学应试向导．上海：同济大学出版社，2008

[7] 王秀华．老年护理学学习指导．长沙：中南大学出版社，2009

[8] 孙建萍．老年护理．2版．北京：人民卫生出版社，2006

[9] 谢兆霞，贺石林．老年血液病的诊断与治疗．长沙：中南大学出版社

[10] 倪居．内科护理学．上海：同济大学出版社，2008

[11] 张小燕．老年护理．2版．北京：人民卫生出版社，2008

[12] 尤黎明，吴瑛．内科护理学．4版．北京：人民卫生出版社，2009

[13] 曹伟新．李乐之．外科护理学．4版．北京：人民卫生出版社，2010

[14] 化前珍．老年护理学．2版．北京：人民卫生出版社，2007

[15] 殷磊．老年护理学．北京：人民卫生出版社，2005

[16] 陈长香．老年护理学．北京：人民卫生出版社，2009

[17] 赵秋利．社区护理学．2版．北京：人民卫生出版社，2007

[18] 尤黎明．老年护理学．北京：北京大学医学出版社，2007

[19] 黄学英．老年护理学．西安：第四军医大学出版社，2007

[20] 孙建萍．老年护理学习指导．北京：人民卫生出版社，2006

[21] 王志红，詹林．老年护理学．上海：上海科学技术出版社，2004

[22] 周郁秋．护理心理学．2版．北京：人民卫生出版社，2011

[23] 张贵平．护理心理学．北京：科学出版社，2010

[24] 井西学，刘隆祺．医学心理学．北京：科学出版社，2007

[25] 张建，范利．老年医学．2版．北京：人民卫生出版社，2009

[26] 张蕴，杜卫京．老年护理学．北京：清华大学出版社，2007

[27] 王海霞．老年护理学．上海：同济大学出版社，2008

[28] 吴丽文，史学敏．老年护理．北京：科学出版社，2007

[29] 邵子明．老年护理学．北京：高等教育出版社，2004

[30] 全国护士执业资格考试用书编写专家委员．2011全国护士执业资格考试指导考试
    指导．北京：人民卫生出版社，2011

[31] 全国护士执业资格考试用书编写专家委员．2011全国护士执业资格考试指导要点
    精编．北京：人民卫生出版社，2011

致　　谢

由第四军医大学出版社组织开发的"全国医药类高职高专护理专业'十二五'规划教材"第二轮编写及出版工作现已完成。本轮教材的成功建设，得到了全国 50 余所医药院校的大力支持和帮助，在此，谨向支持本次教材建设的院校表示诚挚的谢意。

致谢院校名单如下（排名不分先后）：

湖北医药学院护理学院、乐山职业技术学院、宝鸡职业技术学院医学分院、平凉医学高等专科学校、张掖医学高等专科学校、江西护理职业技术学院、重庆医药高等专科学校、重庆三峡医药高等专科学校、山西医科大学汾阳学院、商洛职业技术学院、盘锦职业技术学院、黔东南民族职业技术学院、辽宁卫生职业技术学院、青海卫生职业技术学院、随州职业技术学院、汉中职业技术学院、咸阳职业技术学院、宁夏医科大学高等卫生职业技术学院、长沙卫生职业学院、桂林医学院、昆明学院医学院、成都医学院护理学院、九江学院护理学院、长春东方职业学院、吉林医药学院、遵义医药高等专科学校、成都职业技术学院、雅安职业技术学院、黑龙江护理高等专科学校、忻州职业技术学院、佛山科学技术学院医学院、安徽医学高等专科学校、漯河医学高等专科学校、江西中医药高等专科学校、陕西能源职业技术学院、宜春职业技术学院、辽宁医学院护理学院、白城医学高等专科学校、海南医学院国际护理学院、安顺职业技术学院、商丘医学高等专科学校、枣庄科技职业学院、淮北卫生学校、贵州省人民医院护士学校。